失智症长期照护

名誉主编 严　静

主　　编 金肖青　许　瑛

副主编 邓世雄

主　　审 陈怀红

编　　者（以姓氏笔画为序）

邓世雄　刘彩霞　许　瑛　严　静

李　君　吴万振　宋中伟　陈怀红

陈春英　林　坚　金肖青　徐赛珠

人民卫生出版社

图书在版编目（CIP）数据

失智症长期照护 / 金肖青，许瑛主编 . —北京：
人民卫生出版社，2019

ISBN 978-7-117-28587-2

Ⅰ.①失… Ⅱ.①金…②许… Ⅲ.①阿尔茨海默病
– 护理 Ⅳ.①R473.74

中国版本图书馆 CIP 数据核字（2019）第 120658 号

| 人卫智网 | www.ipmph.com | 医学教育、学术、考试、健康，购书智慧智能综合服务平台 |
| 人卫官网 | www.pmph.com | 人卫官方资讯发布平台 |

失智症长期照护

主　　编：金肖青　许　瑛
出版发行：人民卫生出版社（中继线 010-59780011）
地　　址：北京市朝阳区潘家园南里 19 号
邮　　编：100021
E - mail：pmph @ pmph.com
购书热线：010-59787592　010-59787584　010-65264830
印　　刷：中农印务有限公司
经　　销：新华书店
开　　本：787×1092　1/16　　印张：12　　插页：4
字　　数：292 千字
版　　次：2019 年 8 月第 1 版　2020 年 4 月第 1 版第 2 次印刷
标准书号：ISBN 978-7-117-28587-2
定　　价：58.00 元
打击盗版举报电话：010-59787491　E-mail：WQ @ pmph.com
（凡属印装质量问题请与本社市场营销中心联系退换）

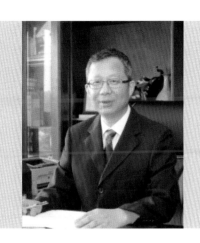

名誉主编简介

　　严静，博士研究生导师，主任医师，现任浙江医院党委书记，兼任中国老年学会副会长和中国医师协会老年医学科医师分会常委、浙江省医学会老年医学分会原主任委员、浙江省心脑血管病防治研究中心专家委员会主任委员，为国家临床重点专科、浙江省医学重点学科群老年医学带头人。担任《中华老年病研究电子杂志》《心脑血管病防治》杂志主编，《中华内科杂志》《中华老年多器官疾病杂志》《浙江医学》等杂志编委。近年来共获得科研项目十余项，主持国家"十二五"重点专项"老年病新药临床评价 GCP 平台建设""十二五"支撑计划"基层常见多发病防治适宜技术及产品评价与推广研究"和国家科技部港澳台合作项目"老年痴呆患者长期照护体系建设关键技术研究"等，牵头制定《治疗阿尔茨海默病创新药的临床试验中国专家共识》，研究成果先后获得浙江省科技进步奖 3 项、浙江省医药卫生科技创新奖 8 项，发表论文 100 余篇，主编学术著作多部，参编学术著作 10 余部。

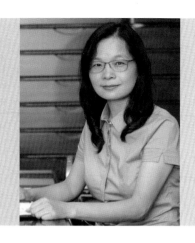

主编简介

金肖青，博士研究生导师，主任中医师，第六批全国老中医药专家学术经验指导老师，浙江省名中医，现任浙江医院副院长、浙江省中西医结合老年医学重点学科带头人、浙江省老年病防治技术指导中心副主任，兼任世界中医药学会联合会手法专业委员会委员、中国药理学会临床药物试验专业委员会委员、中国针灸学会理事、浙江省针灸学会副会长、浙江省医学会临床流行病学与循证医学专业委员会副主任委员、《中华老年病研究电子杂志》编委。主持和参与国家级、省部级等科研项目10余项，包括国家"十二五"重大科技专项、科技部港澳台合作项目、浙江省重大科技专项、浙江省自然科学基金项目等。在国内外核心期刊发表论文80余篇，出版专著4部，主持的研究成果获浙江省科学技术奖三等奖2项。

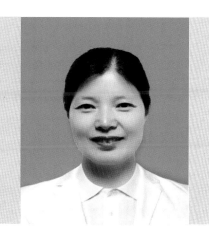

主编简介

许瑛，主任护师，原浙江医院护理部主任，兼任中华护理学会老年专业委员会委员、中国老年医学学会医疗照护分会委员、浙江省护理学会副理事长、浙江省护理学会老年专业委员会主任委员、浙江省老年学会护理分会副理事长，担任《护理与康复》《心脑血管病防治》等期刊的审稿专家，主持和参与国家级、省部级、厅级等科研项目近10项，在国内外核心期刊发表论文20余篇，参编书籍多部。近年来致力于老年护理相关研究，作为主要研究骨干参与了国家科技部港澳台合作专项"老年痴呆患者长期照护体系建设关键技术研究"等项目研究，率先在省内开展了以区域医院为核心的医院—社区—养老机构/家庭的多学科团队协作的整合照护模式，在国内首次开展了医养护一体化长期照护之居家护理师的培训。

序

随着我国老龄化的快速发展，失智老人人口数量也在急剧增加，其疾病过程中发生的精神行为问题等，给个人、家庭、社会造成沉重的照料负担。面对庞大的照护群体，不仅缺乏大批的专业照护人员，针对失智症患者长期照护的培训也几乎是一片空白，更无相关的书籍可供参考。

本书作者植根于基层，长期以来致力于老年医学和护理服务工作第一线，他们在老年医学和护理领域进行了大量探索、实践和总结，结合作者在失智症医养护一体化长期照护中的实践经验，借鉴国外关于失智症长期照护领域的先进护理理念和经验，编写和出版了国内第一本《失智症长期照护》。该书结合理论和实践，以"失智症长期照护"为主线，融合老年医学的观点和"全人照顾"的护理理念，全面系统地介绍了失智症临床医疗、护理与照护服务等相关内容，相信无论是医院还是社区护理人员及养老机构从业人员、失智症家庭和照料者，均可从中获益。

随着我国医养结合工作的推进，失智症长期照护体系构建和资源整合将日益完善，本书的出版将为失智症长期照护人员培训教材增添新色，对提升失智老人的整体照护水平，营造良好的失智老人关爱环境，有很大的实用价值和指导意义。

2018 年 1 月

前　言

随着社会人口老龄化的迅猛发展，罹患失智症的人数也在急剧增加。失智症疾病过程中出现的认知功能障碍、人格变化、问题行为等问题，给个人、家庭、社会造成巨大的压力。国际上发达国家和地区对失智症患者的照护，已形成了以区域医疗中心为主导的日间照顾（护）、居家护理、居家服务、喘息服务、护理之家、养护机构等各项兼具医护与照顾整合的服务体系，以维持患者的健康与照护质量。我国的"医养护结合"模式刚刚起步，尚未形成运作体系，需要培训大批专业照护人员；而我国的老年护理教育相对滞后，与国际上发达国家和地区水平相比还存在很大差距，尤其是针对失智症患者长期照护的培训很少，缺乏专业的教材。因此，加强老年护理教育，培育失智症长期照护领域的专业人才迫在眉睫，出版科学性、可操作性强的专业性实用教材，成为当务之急。

本书的出版为失智症家庭和照料者提供了理论和实践的样板，弥补了国内失智症长期照护方面专业图书的不足。全书共分为十二章，内容既包括失智症照护个案的系统评估策略、失智症的精神行为症状及处理、失智症患者日常生活照顾技巧，也注重失智症的非药物治疗和干预，同时还涉及失智症照护环境的规划与设计及失智症长期照护机构的行政管理，并关注失智症老人照料者的压力和支持及相关伦理问题，凸显护理工作的人性关怀。本书在编排上重点突出实用性，文中配有实用的表格和操作性很强的综合评估量表，使读者在阅后能够效仿和灵活运用于临床实践；书中配有案例分享，通过理论与案例的结合，加深读者对知识点的理解和掌握。

本书可作为临床护理人员继续教育、专科护士培训教材使用，书中附有失智症长期照护机构的行政管理内容，也可作为养老机构管理人员、社区护士居家照护的参考用书。

本书在编写过程中得到同仁们的大力帮助和热情指导，在此一并表示真诚的谢意！

由于编者自身的专业能力和学术水平及编写时间受限，难免存在疏漏和错误之处，恳请广大读者、专家和同行谅解并惠予指正。

编　者

2019 年 1 月

目　录

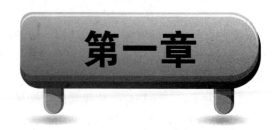

第一章

绪　论

随着人口老龄化的快速发展和人类平均预期寿命的延长，老龄化已成为世界众多国家普遍面临的社会问题。"失智症"这一类与增龄密切相关的疾病，日益成为影响人类社会发展的重大风险因素。目前对于失智症尚无确切有效的治愈方法，其长达几年到十几年的照护，无论从社会、经济还是卫生角度而言，疾病负担非常重，其成本远远超过了其他慢性病，给家庭和社会造成沉重的压力和负担。

第一节　失智症概述

失智症是老年期最常见疾病之一，是造成老年人失去日常生活能力的最常见疾病，也是导致老年人死亡的第 5 位病因。它不仅降低患者的生活质量，给患者带来巨大的痛苦，还给家庭和社会带来了沉重的精神压力和医疗、照料负担。

一、失智症称谓的缘由

失智症（dementia）是一种进行性发展的致死性神经退行性疾病，临床表现为认知和记忆功能不断恶化，日常生活能力进行性减退，并可伴有各种精神行为症状。它是一种严重的智力致残症，患者从轻度记忆与认知障碍到最后的植物状态，可经历几年甚至十几年，这对患者和家属都是一个漫长而痛苦的过程，而良好的心态、悉心的生活护理，能够延缓患者的病程，改善他们的生活质量。

失智症在我国内地俗称"老年痴呆症"，现在也有人主张称为"认知症"。许多调查表明，老年痴呆症患者及家属对该疾病存在病耻感，羞于就医。在我们传统的文化中，一提及老年痴呆症，似乎是一个贬义词，有一定的歧视，实际上对于很多患者确有可能会造成自尊心的伤害，这是不少患者及家属产生病耻感、不愿就医和接受社会援助的根源。随着人类对这一疾患的不断了解和认识，以及民众关注度的提高，人们越来越认识到消除这种歧视感的重要性，因此，日本已将其更名为"认知症"，中国香港更名为"认知障碍症"或"脑退化症"，我国台湾地区则更名为"失智症"。我国大陆在几年前就有专家呼吁更名，引发了以"失智症"替代"老年痴呆症"的大讨论，认为改"老年痴呆症"为"失智症"不但很有必要，而且很是文明，人们越来越多地将"失智症"替代"老年痴呆症"使用到研究的语境当中；在国内多年的养老服务实践中，也已将各种认知障碍病症的患者概括为"失智"人员，将不能自理的老人统称为"失能失智"老人；即将出台的扩大长期护理保险保障范围试点的政府部门文件，也已使用"失智症"这一名称。鉴于社会影响在不断扩大，本书中使用"失智症"的概念，不仅是为了在称谓上体现对这一人群的尊重，也是顺应对这一群体研究的趋势。

二、失智症的流行病学

世界卫生组织（WHO）估计，全球 65 岁以上老年人群失智症的患病率为 4%~7%。失智症患病率与年龄密切相关，年龄增长已被确认是老年失智的主要危险因素。据有关调查表明，老年失智的患病率随年龄的增长而升高，年龄平均每增加 6.1 岁，患病率升高 1 倍；在 85 岁以上老年人群中，失智症患病率可高达 20%~30%。老年人口的不断增加，使失智症患者的人数大幅度上升，失智症患者不断增加是全球趋势，2015 年全球失智患者为 4 680 万人，预计 2030 年将达到 7 470 万人，2050 年更突破 1.315 0 亿人。全球每年有 990 万新增病例，也就意味着每 3 秒钟就有一人患病。目前将近 60% 的失智人群集中在低收入和中等收入国家，未来这一比例还将增加。中国是目前世界上老龄化发展最快的国家，也是失智症患者增长最快、人数最多的国家，患病率已达 4.8%，患病人数已超过 1 000 万，占世界总患者数的 1/4，居世界第一，并且每年有近百万新发病例。据国际失智症协会中国委员会统计数据，预计至 2050 年我国失智症患者数将达到 2 700 万。

非盈利组织国际阿尔茨海默病联盟（Alzheimer's Disease International）最新报告指出，失智症情况恶化的速度比之前预期的还快，全球失智症患病率比 2005 年发表的预估数据高出 10 个百分点。随着失智症人口比例增加，这必然对各国医疗保健体系构成一定压力，联盟呼吁各国政府正视这个问题，并及早制定方案应付人口需求，并热切呼吁，所有相关机构都应积极行动，让卫生和社会照护体系日益认识到这一迫在眉睫的威胁，并做出响应。中国老年人群的患病率已达到或者接近发达国家水平，有研究者提出，国家应重视并加大对老年人群认知疾病的关注和投入，在我国开展失智症的流行病学调查，明确我国老年人群中失智症的患病率及主要危险因素，是制定和完善我国失智症防控体系的基础，对国家医疗、养老、经济和社会发展诸多政策的制定有重要价值。

医学上有关失智症的病因至今仍不明了，有研究指出文化教育程度高、良好稳定的婚姻生活会减少失智症的发生，受教育越低，患病率越高。饮食不当、性格内向、独居者易患老年失智；此外，心理和疾病因素也是重要因素之一，高支持水平的老年人的智能状况和日常生活能力明显高于低支持水平的老年人，有抑郁症、高血压、动脉粥样硬化、头部外伤、血管性因素和相关疾病等病史的老年人更易患失智症。在性别上，女性易患认知障碍，并且失智症有家庭聚集性，受遗传因素的影响较大。同时老年失智的患病率还具有地区差异性，农村高于城市；南方高于北方。

尽管世界各国对失智症治疗药物的研发投入了大量人力物力，仍未能研发出延缓或阻止失智症进展的药物，到目前为止还没有治疗本病的有效方法。许多专家认为，轻度认知障碍阶段是防治失智症的关键时期，失智症预防已逐渐转向失智症前期阶段——轻度认知障碍（MCI）。

MCI 是从认知正常到失智症发病的一个重要的过渡阶段，患者有轻度记忆力损害，但日常生活能力基本保留，尚未达到失智症诊断标准。随着病情加重，患者逐渐出现认知和日常生活能力进一步下降，依赖他人照料，转化为失智症患者。MCI 患者是失智症发病的高危人群，针对 MCI 开展预防和治疗对于延缓失智症发病、提高患者生活质量具有重要作用。

MCI 的大型流行病学研究主要在欧美发达国家开展，65 岁以上老年人群 MCI 患病率为 7.7%~18.8%。美国衰老、人口统计学和记忆研究（失智症 AMS）显示，MCI 人群中失智症年发病率是 12.02%，远高于该研究中正常老年人失智症年发病率（2.29%）。另一项美国高龄老人（≥ 90 岁）社区队列研究结果显示，MCI 向失智症的年转化率为 31.4%，而正常认知组失智症的年发病率为 8.4%。这两项研究结果以流行病学数据证实了 MCI 是失智症高危人群，年龄是 MCI 向失智症转化的重要因素。除高龄、女性、教育程度低、遗传因素外，血管性危险因素和不良生活习惯等都是加快 MCI 向失智症转化的危险因素。

我国的研究数据表明，目前我国 65 岁以上老年人群中 MCI 患病率为 20.8%，其中，血管因素相关 MCI 最多，占所有 MCI 的 42.0%。依此推算，我国 65 岁以上老年人约有 2 400 万 MCI 患者。MCI 患病率在农村地区、低教育水平及体力劳动为主的老年人群中增加；卒中是老年人群 MCI 的独立危险因素。

第二节　失智症长期照护现状与模式

失智症病程呈进行性，一般为 2~8 年，也可见生存 15 年以上者，但较罕见。在长达几年甚至十几年的疾病过程中，照护人员、照护硬件的投入要比自理老年人大得多，照护成本巨大，无论家庭还是社会都将面临十分沉重的长期照护和服务的压力。

一、失智症对照护成本的影响

2010 年，全世界用于失智症的费用估计为 6 040 亿美元，已成为影响全球公共健康和社会可持续发展的重大问题。据国际失智症协会《2015 全球失智症报告》的估测，2015 年全球失智症人数已超过 4 680 万，且仍在快速增长，每 20 年翻一倍。应对失智症的成本巨大，2015 年，全球用于失智症医疗和照护的成本占 GDP 总量的 1.09%，且仍处在一个上升的趋势。据该报告披露，英国每年用于治疗和照护失智症的成本（含家庭及非正式照护成本）已超过癌症、心脏病、卒中等慢性疾病成本的总和。据美国阿尔茨海默病协会最近公布的研究报告，550 万失智症患者每年使用的医保和医疗辅助支持基金 2 590 亿美元，人均 47 000 美元，失智症成为美国最为昂贵的疾病。

鉴于上述严峻的形势，不少先期进入老龄化的发达国家，都把应对失智症风险纳入了国家长期发展战略规划。据国际阿尔茨海默病协会统计，目前已有 26 个国家（地区）制定了失智者照顾计划。英国在 2009 年发布了首份《应对失智国家战略》，之后又于 2012 年、2015 年、2016 年连续发布三份《首相承诺》，确立了失智照护的基本战略、总体目标和阶段性指标，以持续推动失智照护体系的建设。日本政府于 2004 年将"痴呆症"更名为"认知症"，并以此为契机，构建社区认知症支援体系，并逐步在介护保险制度中设立了专门针对认知症的评估、管理和支付政策体系。美、英、法、德、日、意、加等七国集团于 2013 年发起"全球对抗失智症行动"，此后又接连召开四次会议推动国际"对抗失智症行动"的发展。2015 年，世界卫生组织接替七国集团举办了"首届全球对抗失智症行动部长级会议"，一致通过了《行动召唤》决议，提出了 8 大原则和 11 个行动要点，真正成为了一个全球性的战略行动。2016 年世界卫生组织制定了《2017—2025 年公共卫生领域应对失智症全球行动计划草案》，旨在推动各国政府真正付诸应对失智症的行动。

中国是目前世界上老龄化发展速度最快的国家，也是失智症患者增长最快、人数最多的国家，患病率已达 4.8%，患病人数已超过 1 000 万。面对如此庞大的失智症群体，应对失智症的医疗和社会照护资源极度缺乏，公众对这一疾病的认知也很贫乏，防治意识淡薄。目前巨大的照护成本主要是由家庭承担，政府和社会的投入还严重不足。随着中国独生子女政策的后续影响，年青一代数量骤降，现在照护老人的独生子女父母的一代将进入失能失智高发期，届时社会将面临严峻的财政压力和考验，失智症所引发的严重社会问题将会逐步显现。2017 年国务院办公厅发布的 12 号文件《中国防治慢性病中长期规划（2017—2025 年）》中，将癌症、心脑血管疾病、高血压、糖尿病等都列入了防治范围，确定了策略，制定了措施，提出了明确的目标，相信在不久的将来，政府也将制定出从健康教育、疾病防治到环境治理、社会保障的关于失智症防治照护的中长期战略规划。

二、失智症长期照护模式

国外已建立多种形式的失智老人服务机构，如喘息服务机构、家庭护理站、照顾者联谊互助协会等，提高失智症患者的生活质量，减轻照顾者的负担，为照顾者提供沟通、交流的平台。

（一）国外失智症患者长期照护模式

1. 美国 美国的养老机构针对失智症老人的特殊照顾需求，发展出了失智症患者特别照顾单元（dementia special care units，DSCUs）。很多研究也显示，相对于普通照护单元，DSCUs 可以给失智症患者提供更好的、满足其需求的照护。DSCUs 与以往养老机构内传统的照护单元相比，主要的不同点在于建立宗旨，照护单元的环境设计，工作人员的组成及培训，以及家庭成员参与度等方面。各地区在设置 DSCUs 时都会遵循美国国会技术评估部（Office of Technology Assessment，OTA）在 1992 年所提出的 6 个核心理念。这6 个核心理念是由在失智症患者特别照护单元中患者照护领域的多位资深专家，经过仔细深入讨论而得来的。这 6 个核心理念是：①与普通老人的照料相比，照料方同样可以为失智症患者做很多事情。②很多因素可以导致失智症患者的功能过度丧失。通过确认和改变这些因素，可以减少失智症患者的功能过度丧失，促进和维持个体的功能，提高其生活质量。③失智症患者仍有其残留的能力。在其残留能力的基础上，提供适宜的照顾可以促进失智症患者的功能，提高失智症患者的生活质量。④失智症患者所产生的行为问题，意味着患者有某些特殊的需求或者情感需要，确认这些需求和情感需要，并对其做出适当的反应，将会减少行为问题的发生。⑤很多物理和社会环境因素可以影响失智症患者的功能，提供合适的物理和社会环境，可以促进患者的功能，提高其生活质量。⑥失智症患者和其家庭成员是一个整体，了解家庭成员的需求，并将家属纳入到失智症患者的个体照护活动中，将使患者和其家庭双重受益。

这些概念也进一步体现了为什么DSCUs与养老院中的普通照护单元不同，同时也常常被用于指导和调整DSCUs的物理环境设计，以及照护方案的修正。另外，这些概念还可以指导DSCUs中的工作人员的配备和培训，也为制定个体化的照护方案提供方向。DSCUs其特殊的环境设计、工作人员组成及培训内容可以为患者提供更优质的护理服务，有效减少患者的异常行为，降低患者的走失率和受伤率，减少失智症老人对照顾机构中其他老人的干扰，同时单元内部的工作人员稳定性较高，离职率较低，是值得借鉴的形式。

2. 日本 日本有专门针对特殊人群的服务机构，包括家庭护理站、中间照护机构、老人院、成人健康诊断中心和残疾人福利中心等。其中，中间照护机构服务的主要对象就是失智症老人，是介于医院与家庭之间的中间机构，能为患者与照顾者提供必要的帮助和服务，例如日托服务、短期入所服务等。为防止失智症老人被社会孤立，减轻失智症老年人家属的照护负担，日本政府尝试建立"失智症老年人家庭型共同生活机构"，简称"小组家庭"，由5~9名老年人和数名专业工作人员组成。该机构建筑仿照普通民宅，除客厅和厨房公用外，每位老年人都拥有自己独立的房间；机构在提供生活照料的同时，还提供基本生活能力的训练，以期延缓病情的进展。日本的卫生法规和卫生保障体系健全，面向所有人群的服务，它的宗旨是即便患上失智症，也要让老年人实现在熟悉的环境中生活的愿望，并开始面向失智症老人推广"地区密切结合型服务"，开展持续照护，包括"失智症患者日间照料机构"，给老年人提供娱乐、午餐、洗澡、康复训练等服务。

3. 英国 英国政府将国家医疗卫生服务体系的重点转向社区卫生服务，其中就包括面对失智症患者的卫生政策，如应对失智症国家战略。目前，英国的大部分社区都开展了社区专门的失智症门诊，主要提供早期诊断及干预，团队主要由精神科医师、护士及社会工作者组成，并配备先进仪器。

4. 瑞典 瑞典注重发展社区服务，社区老年失智症护理具有系统性并已形成规模，除了建立长期照护中心接收老年失智症患者外，还设有日间护理中心。马里兰州规定社区护理机构人员必须接受不少于12小时的失智症护理培训，包括精神健康与行为管理方面的培训，所有工作人员在入职3个月内必须接受至少8小时的失智症专业培训。

（二）我国台湾地区失智症患者长期照护模式

1997年，台湾天主教康泰医疗教育基金会鉴于当时我国台湾地区缺乏失智症的专属机构及整合性服务，由台湾地区失智症权威医师叶炳强带领相关医疗团队成立"失智老人服务组"；1998年，单独成立天主教失智老人基金会，开始进行失智症的教育倡导，并提供专业的医疗与社会照顾服务。2001年3月，基金会附设的圣若瑟失智老人养护中心成立，这是我国台湾地区第一家专门照顾失智老人的养护机构，开创了失智症特别照顾的先河。同年，台湾失智症协会成立，协会联合我国台湾地区各界失智症专业服务人员，进一步加强与其他地区与国家进行失智症临床照顾与政策发展的交流。

随着民间非营利组织多年来的积极倡导，并且借鉴日本失智症照顾发展的历史经验，失智症特别照顾在我国台湾地区已成为发展主轴，让失智症老人有尊严且自在地在小规模照护服务组织内生活，已是逐渐达成的共识。

我国台湾地区自 2007 年起推动"长期照顾十年计划"，其服务包括机构式照顾、居家式照顾和社区式照顾三种类型，这三类服务的比例设定为 6∶3∶1。其服务项目包括：失智症机构（或在一般的长期照顾机构内设失智症专区）照顾、失智症居家服务、失智症老人日间照顾中心、失智症老人团体家屋、家庭照顾者喘息服务、早期失智症患者瑞智学堂、专业人员培训及教育倡导、中低收入老人家庭照顾者特别照顾津贴等。此外，成立家庭照顾者支持中心，设置咨询专线"0800580097"（"我帮您您休息"），为家庭或个体提供洽谈、咨询、福利资源转介服务，开展支持性团体活动及减压活动，以减轻家庭照顾者的压力。2014 年，我国台湾地区委托家庭照顾者关怀总会开展"建置全国家庭照顾者网络计划"，以建立整合力度更大的家庭照顾者服务网络。

"失智症特别照顾模式"需要较多的照顾人力、特殊的硬件环境设计以及针对专门照顾人员的大量教育训练及支持，因此存在"高成本、高收费"的问题。因我国台湾地区至今尚未开办长期照顾保险，除极少数中低收入家庭老人能获得政府福利补助之外，一般群众基本要靠自费才能使用失智症特别照顾服务，这给患者家庭造成了沉重的经济负担，许多家庭因无力付费而无法使用该服务。

我国台湾地区构建以社区为基础的长期照护服务体系，坚持"全人照护、全家照护、全队照护"理念，强调非营利组织与政府分工合作，同时建立长期照护保障制度以解决财源问题，成为全球失智症老年人长期照护较成功典范，为我国大陆应对失智症老年人长期照护问题提供了有益借鉴。

（三）我国大陆地区失智症患者长期照护模式

1. 家庭照护　家庭照护是指由儿女、配偶或者其他有血缘关系的亲属为在家中的失智老人提供免费日常生活照料、医疗康复护理以及精神慰藉的长期照护方式。由于失智症专业知识缺乏普及、社会医疗保障体系的严重滞后以及我国悠久的家庭养老传统思想的影响，以及在养老院一床难求的情况下，大部分失智患者的照料任务主要是由家庭承担。家庭照护模式优点在于，让患者在熟悉的家庭环境接受护理，有利延续和发展自己的兴趣爱好，唤起患者对以往生活的记忆，照顾了患者的情感需求，也节约了一部分护理成本。许多研究也表明，居家照护可有效改善患者的心理状况，延长失智症进程，降低患者激越行为，对提高生存质量，稳定患者情绪起重要作用，且减轻家庭的经济压力，这也是现在许多发达国家所提倡的。但由于家庭照顾者缺乏对该病相关的医疗知识及护理技巧，使患者难以得到系统、正规的康复训练；其次，失智老年人对照护者依赖程度高，且有精神行为异常，使照顾者的负担繁重，产生无奈、挫折等消极情绪，存在焦虑、抑郁等心理问题。长期的、单调的、看不到希望的照护，使照护者身心疲惫，承受着身体、精神和经济的巨大压力，整个家庭的生活质量低下，亟待得到社会的援助。

2. 社区照护　社区照护是指社区为失能失智老人提供日常生活照料、医疗保健和精神慰藉等长期照护的方式。随着我国高龄化、少子化、空巢化和"421"结构的持续加重，家属不能兼顾工作和家中失智症老人，单靠家庭照护已经不能满足现在老年失智的发展需求。目前，我国的社区服务体系还不完善，养老服务业发展滞后，国内社会卫生服务中心及下设的卫生服务站，由于医疗保险覆盖面局限及社区卫生服务中心资金补充机制的欠缺、卫生人力资源短缺和法规监督体制等问题，影响了社区卫生护理服务的开展，主要提供基本的医疗服务，缺少上门指导照护方法、解决照顾过程中出现的问题等社区医疗护理服务项目，失智症老人的社区管理和干预策略缺乏健康促进和慢性疾病管理策略。近几年，各地民政部门通过建设"养老服务中心""日间照料中心"等解决老人生活照料、精神慰藉等问题，但由于缺乏专业的医疗、护理、康复等卫生人才，社区层面的服务还只是处于试点阶段，尚未普及。国外发展成熟的日间护理中心为患者提供临时服务，家属可以送患者到护理中心生活，每月一周，最长一个月，以便家属有时间休息，减轻其体力和精神方面的压力，对照顾者而言，享受可以喘息的机会，最大限度地提高患者及照顾者的生活质量。中心不仅负责患者的日间护理，还为患者及家属提供康复技能指导、咨询和健康教育。家属可以根据老年人的身体情况选择日托照护服务内容、形式、时间长短。同时，日间照料中心还提供喂药、日常探访、夜间巡视服务、应急探访等上门服务（针对中度失智以上患者病情突然加重的情况，提供无需预约的紧急入住服务）。这些模式及工作内容值得我们学习和借鉴。

3. 养老机构 / 护理院照护 养老机构包括老年公寓、托老所、养老院、敬老院、老年护理院等。随着经济的发展和社会的进步，国外多种性质和形式的老年失智症长期照护机构相继涌现。包括失智症专门照护机构、或在一般的长期照顾机构内设失智症专区，由护士及专业照护人员为入住的失智症老人提供日常生活照料、医疗康复护理化及精神慰藉等优质的护理服务，有效减少患者的异常行为，改善其生活质量，提升其社会职能。我国的养老机构"一床难求"，因失智症患者的照料要求高，风险大，从业人员严重缺乏等原因，目前鲜有专门收治失智症患者的照料机构；虽然部分养老机构内设置了失智症专区，也存在结构不合理，设施不配套，缺少医疗室及活动场地，不能满足老人的需要；一些机构往往只实施日常生活照料服务，康复、日常保健等服务功能没有得到有效发挥，精神关怀度缺失。许多文献报道了专门为老年失智症患者设计或修缮的生活环境能带来良性作用，但目前国内还没有一套统一的、能被广泛应用的失智症照护环境评估工具。近年来，随着外资的引进，部分外资企业尝试在中国大陆开设针对失智症老人的专业养护机构，但因费用过高，机构的入住率并不高，其效果尚有待评价。

4. 整合型长期照护体系 国际上一些发达国家或地区已形成较为完善的包括家庭、社区、社会养老服务机构和医院等多层面的失智老人长期照护体系。我国香港地区在当地政府的主导下，构建了"医院－社区－家庭"老年照护网络体系，为老年失智症患者提供多样化、多元化服务。我国台湾地区的老人长期照护服务体系由家庭－社区－各类照护机构等组成，强调"服务项目多元化"。对纳入照护体系的对象有严格的收案标准和结案标准，并对不同病程阶段提出不同的照护要求；且开展了长期照护专业人力的培训。

我国大陆地区尚未形成关于失智症长期照护的体系。有研究者提出开展老年失智症患者延续护理模式，基于患者的需求开展医院－社区－家庭三元联动延续护理服务，可以整合医疗资源、提高患者的生存质量、减轻家庭照顾者的负担。一些医院与国外合作，构建"老年医学示范病房"，推出一站式整合门诊，并与养老和护理机构建立联系，试图建立医院－社区－家庭－护理院之间无缝转诊。如浙江省成立了由浙江医院牵头的"老年医学联盟"（联盟内包含医疗机构、社区卫生服务中心、养老机构），在联盟内构建了以区域综合医院主导的医院－社区－家庭 / 养老机构整合型长期照护体系。该体系借鉴我国台湾地区失智症患者长期照护的经验和模式，以区域综合医院为核心机构，与社区、家庭及养老机构形成联合整体，由医疗机构的跨专业团队对失智症老人进行综合评估，依照失智的严重程度，提出失智症老人养护场所的安置，培训失智症照护者及社区医护人员，并借由医院多学科团队成员定期到家关怀访视，提供失智症用药、营养、康复活动及照护建议等指导和咨询，让患者能发挥最大自我照顾能力，并提供长期照护优质整合性服务，以提升患者生活质量，减轻照顾者及家庭负担；当患者发生病情变化时，在联盟内实行远程会诊和双向转诊，降低社会成本及提高医疗资源使用率。这种模式和体系充分发挥区域综合医院在教育、培训及自身学术研究的优势，在失智症老人长期照护体系中起着重要的指导作用，值得进一步实践和推广（图 1-2-1）。

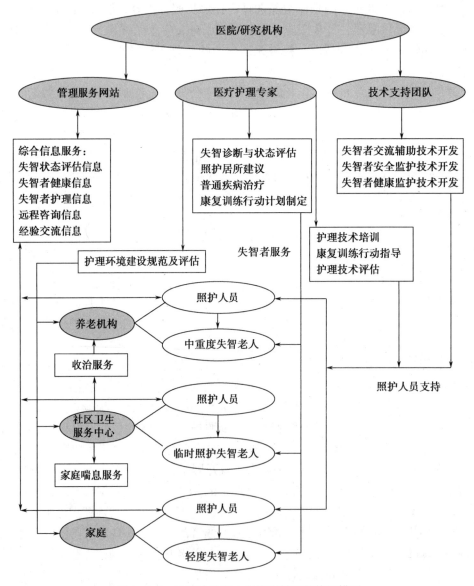

图 1-2-1 区域失智老人长期照护网络体系模型

第三节 失智症长期照护的展望

随着我国人口快速老龄化和高龄化，照护需求快速增长，失能失智风险已经成为国家风险。未来如何设置长期照护政策规划，推进国家长期照护政策的基础建设应纳入政府战略规划。

（一）充分认识失智症对社会、经济的影响和风险，把失智症长期照护体系建设纳入政府战略规划

随着老龄化的发展和人类预期寿命的延长，失智症这一类与年老密切相关的疾病，日益成为影响人类社会发展的重大风险因素。应对失智症的成本巨大，该疾病需要几年到十几年的专业照护，其包括照护在内的总成本远远超过了其他慢性大病。鉴于失智症防控形势的严峻，欧美等发达国家都把应对失智症风险纳入了国家长期发展战略规划，26 个国家（地区）制定了失智者照顾计划。中国是目前世界上老龄化发展最快的国家，也是失智症患者人数最多、增长最快的国家，面对巨大的患病群体，我国应对失智症的医疗和社会照护资源极为缺乏，政府投入还严重不足，社会照护更是寥寥无几，巨大的照护成本主要是由家庭承担，患者的生活质量不尽如人意，照护者的压力负荷也可想而知。因此，国家首先应从健康教育、疾病防治到环境治理、社会保障等方面，将失智症的防治及长期照护，制定独立的长期照护政策规划，全力推进国家长期照护政策的基础建设。其次，应完善失智症患者治疗照护的保障政策。逐步建立以社区老年卫生服务为核心、以家庭配合与关怀照顾为基础、以老年专业性医疗卫生机构（如老年专科医院、综合医院老年科、预防保健机构等）为支持依托的老年健康的预防保健、医疗服务、失能康复、长期照护、临终关怀的完整体系；积极探索建立由政府、用人单位和个人共同分担的老年人长期照护社会保险制度，社会共筹共享，专门为个人年老时购买长期照护筹措资金。

（二）加强失智症相关知识教育和宣传，营造关爱失智症患者的良好社会氛围

我国大众对于失智症的知晓率非常低，预防意识淡薄，就诊率更低，更有部分早期患者或家属有病耻感，不愿让人知道。这种状况直接导致了就诊率的低下，影响了失智症的预防及早期干预，也对患者的专业化照护、对家属的社会支援带来了诸多不利。应组织动员各种渠道，以通俗易懂、形象生动的方式，开设有关普及"失智症"防治知识的专栏、公益性广告等，持续性地宣传失智症防治、照护知识，尽快提高大众对失智症的认识。

创建失智症友善环境，营造关爱失智症患者的良好社会氛围。由于失智症的疾病特点，失智症患者在早中期，更适宜在自己熟悉的社区和家庭接受照护，也可以大大节省照护成本，因此各国都是以社区为平台建立失智症照护体系。日本于 2005 年最先推出了"认识认知症的社区建设 10 年计划"，发展"失智者之友"，建立"失智者友好社区"，目前已有失智者之友 630 多万人，2018 年的发展目标是 800 万人。英国也采纳了"失智者之友"这一概念，并在国家战略层面推广失智者友好社区的建设，计划到 2020 年，友好社区所占人口达到总人口的 50%，失智之友达到 400 万人。我国台湾地区也正在探索一种独特的失智症社区互助照护模式。中国有传统的家庭养老观念，政府的财力又非常薄弱，更适合推行失智症社区和家庭照护模式。要发挥社区老年协会等社团的作用，发展"失智者之友"，为患者提供志愿服务；要探索在社区建立"失智者驿站""失智者咖啡屋""防走失网络"等多种对失智者的照护支持形式，探索建立志愿者照护服务储蓄或"时间银行"制度。对"失智者之友"进行登记，探讨服务回馈的方式，寻求建立一种低成本、可操作、可持续的志愿者服务机制。要关怀照料者，为患者家属和社区失智照护机构牵线搭桥，尽量为照护家属提供帮助，对家庭照护者给予免费培训和心理疏导；患者每年可免费在专业照护机构托管一定时间，为家庭照护者提供"喘息"的机会，使其在精神舒缓后有更好的精力投入到照顾中。

（三）加强失智症的防控体系，提高基层医疗机构的诊疗能力

目前失智症的防治力量相当薄弱。主要表现在专业机构和专业人员严重不足；初级（社区）诊疗基本缺失；没有筛查和预防的机制；因此造成了就诊率低、早期诊断少、提前干预和预防基本缺位的局面。随着医改工作的进展和进一步深化，以及党的十八届三中全会《关于贯彻落实党的十八届三中全会精神全面深化改革的决定》中关于"完善合理分级诊疗模式"的要求、国务院《关于推进医疗卫生与养老服务相结合的指导意见》等文件的出台，各地政府部门着力推进社区服务体系建设，医疗服务通过实行家庭医师签约、双向转诊等方法，建立"小病在社区、大病进医院、康复回社区"的新型诊疗模式，将建成以居家为基础、社区为依托、机构为支撑，功能完善、规模适度、覆盖城乡的"9073"养老服务体系格局，即90%的老年人居家养老，7%依托社区服务养老，3%的老年人入住养老服务机构养老，初步建立医养结合的政策体系。区域的县级及以上综合医院、精神病老年病等专科医院可以设置记忆门诊或失智症专科门诊，形成失智症的核心诊疗中心；同时对社区医师进行失智症诊断、预防、治疗等专业知识的培训，使他们能够承担起筛查、首诊、转诊、预防指导等职责。在社区基层医疗机构中由签约医师对签约的老人实施失智症筛查，并建立档案，为失智症的社区和居家照护提供支持。通过全面开展失智症的专业培训，逐步建立失智症筛查、诊断和预防、治疗的体系。

（四）扶持失智症专业照护服务机构的发展，逐步建立长期护理保险机制

由于失智症患者照护的成本高、风险大，又缺少护理保险的支持，一般养老机构都不愿接收，造成了目前失智症患者难以入住机构的窘况。许多养老机构中，没有失智症老人专区，大都与其他失能老人混住在一起，既得不到适宜的、安全的专业照护，又影响了其他老人的照护与安全。同时，已入住机构的失智症老人，由于缺少专业化的照护，特别是严重缺乏经过培训的专业照护人员，其生存质量也令人担忧。政府应当通过长期护理保险政策的引导，老人进行分层管理。轻中度的失智症患者仍有部分认知能力，适宜在其熟悉的社区和家庭环境中生活；重度失智症患者已完全失去自主认知能力、或者家庭已无能力照护的，更适合入住专业照护机构。考虑到社会需求和将来的运营成本，政府应布局建立以服务失智症患者为主的专业照护机构，在资金补助上应予以倾斜。一方面让养老机构为重度失智症老人划出专门区域，进行适宜化、安全性改造，配备专业照护人员，提供专业化服务；另一方面，要大力扶持社区失智症专业照护机构的发展，应在社区发展小微养老机构，可通过"公建民营"引进社会组织承接日间照料中心，具备条件的改造为失智症患者照护中心，为社区失智症患者提供日间照护和短期托养。社区小微养老机构和日间照料中心托管及日间照护的失智症患者，应逐步纳入长期护理保险的保障范围。在探索长期护理保险机制的过程中，除了将入住机构的重症失智老人的照护纳入保险以外，要考虑轻中度患者的早期照护，及其社区和居家照护，正是失智症照护体系建设的方向和重点，对于符合长期护理保险制度支付条件而由家属照护的患者，应给予照护补助，减轻失智症患者及其家属的负担和压力。

（五）加强失智症照护专业人员培训，提高照护人员的素质和能力

随着老年人口增加和寿命延长，老年失智症发病率日益攀高，其病程长、花费大，消耗卫生资源多，给加重家庭和社会增加了沉重的负担，对医疗资源提出了更大的挑战，对医疗设施、医护人员和卫生费用的需求急剧增大。目前我国大约需要养老护理人员 1 000 万左右，而全国现有养老护理员仅 30 多万人，其中取得职业资格的不足 10 万人，可见养老服务的发展任重道远。与其他失能者相比，失智症患者需要照护的时间更长、成本更高，照护技能的要求也更高，因此对照护者进行失智症知识和照护技能的培训是非常必要的。我们可以借鉴英、德等国对失智症照护人员培训的经验，在国家层面做制度性政策，在医学院、卫生学校等相关院校开设专门的老年人照护专科和失智症专门课程，提高照护人员的专业化程度。也可依托各地市区域医疗机构的技能培训中心，成立失智症技术培训与指导中心，常年开展失智症照护专业继续教育培训活动，提高照护人员的素质和能力。同时结合国家民政部门"养老护理员"培训，编制教材，设置失智症照护相关内容，加强专业化培训，培育一支能够适应失智照护需求的护理员队伍，持证上岗。

失智症长期照护是一个繁杂的体系，需要国家和政府的顶层设计，更需要社会力量的支持和投入，积极探索建立由政府、用人单位和个人共同分担的老年人长期照护社会保险制度。全社会对失智症长期照护的意识和观念还需转变，要把意识的提高、医学的进步、长期照护的发展以及养老模式的创新很好地结合起来，大力推进医养融合型养老机构建设，发展"医养结合"康复照护服务，统筹医疗服务与养老服务资源，形成规模适宜、功能互补、安全便捷的健康养老服务网络，满足独居、空巢、高龄老年人特别是失能、失智症老年人的长期照护和服务需求，帮助其重获尊重和关爱，促进失智症老人生活质量的提高。

（许 瑛）

失智症诊治

失智症除了给无数家庭造成沉重的负担以外，它还威胁到社会保障体系的可持续性，威胁人类健康和社会福祉，正因为这些紧迫的社会危机，世界各国进行了大量的临床和研究。

第一节　失智症病因及病理机制

失智症多见于老年人，是脑器质性疾病中的一类，是一种以认知功能缺损为核心症状的获得性智能损害综合征。其认知损害可涉及记忆、学习、定向、理解、判断、计算、语言、视空间等功能，其智能损害的程度足以干扰日常生活及社会职业功能，或显著差于患者以往功能水平。在病程的某一阶段常伴有精神、行为和人格异常，如失智症早期出现脾气古怪，容易动怒，猜疑，盲目游走；中晚期出现起居日夜颠倒，出现幻觉，攻击他人或自杀倾向等。失智症通常具有慢性或进行性发展的特点，大多数属于不可控性的，只有极少数失智症的病例有病因可寻属于可逆性的。

一、病因

失智症是一种老年人常见的慢性脑病综合征。引起失智症的原因很多，主要有：

1. 神经变性所致，如阿尔茨海默病（AD），路易体痴呆（LBD），额颞叶痴呆等。
2. 血管性痴呆（VaD），如多发梗死性痴呆。
3. 炎症和感染，包括多发性硬化，HIV相关痴呆。
4. 其他神经精神疾病导致的失智，如癫痫、脑积水等所致的失智。
5. 系统性疾病，如严重的贫血，代谢性疾病等。

二、病理机制

不同病因的失智症发病机制也不尽相同。

（一）AD 病理机制

AD 的发病机制目前尚不明了，研究认为其发生可能与大脑神经元 β- 淀粉样蛋白（Aβ）的异常堆积（神经炎性斑，SP）以及 tau 蛋白纤维缠结（NFTs）有关。SP 主要位于细胞外，其核心成分是含有 40~42 个氨基酸的 Aβ，周围是由变性的轴突、树突、类淀粉纤维、胶质细胞突起和小胶质细胞组成的冠状物。SP 可分为原始型或早期斑、经典型或成熟斑、燃尽型或致密斑三个阶段，这可能和 AD 从早期到晚期的发展过程有关。SP 在脑内的分布并不均匀，个体间差异较大，但总体上以海马、颞叶及额叶为集中区域；NFTs 主要位于神经元胞质内，其主要成分是异常磷酸化的微管相关 tau 蛋白。正常情况下，tau 蛋白与微管结合，维持细胞骨架的稳定，在 AD 脑内，tau 蛋白异常磷酸化，与微管结合点减少，而发生自身结合，形成双股螺旋细丝，最终形成 NFTs。NFTs 在脑内的分布以海马最多，其次是杏仁核和颞叶，晚期可扩展到额叶和颞顶联合皮层。其分布脑区和密度与失智的程度相关；各种病理过程最终导致脑内神经元丢失，尤其以海马和基底前脑胆碱能神经元丢失严重。随病情进展，颞叶与额叶皮层也出现严重的神经元减少，初级感觉和运动皮层较少受累；脑血管淀粉样改变在 AD 中也很常见，脑血管中的淀粉样物质是与 SP 中相似的 Aβ。病变血管主要位于软脑膜及脑皮质；特异性神经递质缺陷，如皮质和海马的胆碱乙酰转移酶（ChAT）减少，以致在该区域合成参与近记忆的形成过程的乙酰胆碱（ACh）减少。

（二）VaD、DLB 病理机制

VaD 发病机制研究认为其发生与出血性或缺血性脑卒中、皮层下小缺血灶、糖尿病、血脂异常，以及心脏停搏、脑低灌注、冠心病等心脑血管病变等有关。DLB 的病理则是皮层及脑皮层下神经核团广泛地存在嗜伊红染色的包涵体（Lewy 体，一种 α- 共核蛋白的蛋白质异常沉积物），尤其在扣带回、岛叶和海马旁皮质区域。

三、失智症的分类

失智症是一组临床综合征，具有较大的异质性。失智症可以从不同角度进行分类，包括病因、病变部位、治疗效果等等。

最常见的是病因分类。可分为三大类：①原发性神经系统疾病所导致的失智，如阿尔茨海默病、血管性失智、炎症性失智（Creutzfeldt-Jakob 病等）、正常颅压脑积水、脑肿瘤、外伤、脱髓鞘病等；②神经系统以外疾病所导致的失智，如甲状腺功能低下、维生素缺乏以及中毒性脑病（酒精、药物或毒物）等；③同时累及神经系统和其他脏器疾病所导致的失智，如艾滋病、梅毒、Wilson 病等。

按病变部位分类，可分为：①皮质性失智，包括最常见的 AD、FTD 等；②皮质下失智，如 VaD、脑积水、脑白质变形等；③皮质和皮质下混合性失智，如感染、中毒或代谢性疾病引起的慢性脑病性失智。

按治疗效果分为不可逆性和可逆性失智，绝大多数失智是不可逆的，一小部分，如甲状腺功能低下、B 族维生素缺乏所导致的失智经过系统治疗，认知功能可以恢复。

其他的分类，如按照发病年龄进行分类，分为老年前期失智和老年期失智；按照疾病进展程度，可以分为快速进展的失智，隐匿性起病和慢性进展性失智等。

第二节　失智症的临床表现

失智症是一种以认知功能缺损为核心症状的获得性智能损害综合征，不同类型的失智症其临床表现各异，本节主要讲述失智症的认知症状和精神行为症状。

一、失智症认知功能损害症状

（一）记忆减退

记忆损害的特点是，新近学习的知识难以回忆，事件、情景记忆受损明显；常以近记忆减退为首发症状，远记忆相对保持。AD 患者首先受损的是记忆。

（二）语言障碍

与患者深入交谈，会发现其语言功能损害，主要表现为言语内容空洞、重复或赘述。语言损害分为三个方面，找词困难、造句不完整或组织能力下降。除上述表达性语言损害外，患者还有对语言的理解困难，包括词汇、语句的理解，统称为皮质性失语。

（三）失认症

指在大脑皮质水平难以识别或辨别各种感官的刺激，这种识别困难不是由于外周感觉器官的损害如视力、听力减退所造成的。可分为视觉失认、听觉失认和体感受失认。①视觉失认表现为对物体或人物形象、颜色、距离、空间环境等的失认，可能会造成患者空间定向力障碍，如在陌生的环境迷失方向；视觉失认还会造成阅读困难，辨别人物困难。②听觉失认表现为对环境声音的意义，对语言、语调及语言的意义难以理解。③体感觉失认主要指触觉失认，患者对身体上的刺激不能分辨其强度、性质等，如用过热的水泡脚致烫伤等。

（四）失用症

指感觉、肌力和协调性运动正常，但不能进行有目的性的活动。患者不能执行命令，当其被要求完成某一动作时，可能什么也不做或做出完全不相干的动作，称为观念性失用症。运动性失用症指患者能清楚地理解并描述指令的内容，却不能把指令转化为有目的的动作，如不能完成梳头、敬礼等动作，症状发展逐渐影响患者吃饭、穿衣、洗漱等日常生活能力。

（五）执行功能障碍

指患者多种认知活动不能协调有序进行，包括动机、抽象思维、复杂行为的组织、计划和管理能力等认知功能损害。临床表现为日常工作、学习和生活能力下降，如烧饭、洗衣等完整的家务活动过程不能完成。

二、精神行为症状

失智症的精神行为症状包括：失眠、焦虑、抑郁、幻觉、妄想等，大致可归为神经症性、精神病性、人格改变、焦虑抑郁、谵妄等症状群。失智症的精神行为症状贯穿于疾病的整个过程，早期患者的焦虑、抑郁等症状多半明显，由于患者自我感知到认知功能给其带来生活的影响，尤其焦虑症状明显。当疾病进展至基本生活不能自理、大小便失禁时，焦虑抑郁等精神行为症状会逐渐消退。而睡眠紊乱、幻觉妄想等明显的精神行为症状发生率明显上升，提示失智症程度较重或病情进展较快。额颞叶痴呆早期主要表现为精神行为症状，如个人和社会意识丧失，行为失控，不讲卫生、偷窃、不合时宜的幽默、暴力行为或性行为失控。

第三节　失智症的诊断与分期

由于失智症对老年人影响较大，目前是国内外研究的热点，不同的失智症有不同的诊断标准，不同的学术组织对同一类型的失智症的标准有所差别，本节进行简要介绍。

一、失智症的诊断

目前国际上有两个主要的疾病分类系统，即世界卫生组织的《国际疾病分类（第 10 版）》（ICD-10）和美国精神病学会的《精神疾病诊断与统计手册（第 5 版）》（DSM-5）。两个系统关于失智症诊断标准均要求以下 4 点：记忆力减退；其他认知能力减退；认知衰退足以影响社会功能；排除意识障碍、谵妄等导致的上述症状。不同的是，ICD-10 强调患者认知功能损害出现的时间至少持续 6 个月（不论发生形式如何），而 DSM-5 要求起病的过程为渐进性、非特异性的过程。

中华医学会先后发布了《中国精神障碍分类与诊断标准（第 3 版）》（CCMD-3）及《中国痴呆与认知障碍诊治指南（2018 年版）》，对失智症的诊断进行了定义，可以作为参考。

（一）阿尔茨海默病（AD）

AD 的诊断标准在过去 30 多年中多次进行修订。包括 3 个方面：①首先符合失智症的标准；②失智症的发生和发展符合 AD 的特征：潜隐性起病、进行性恶化；③需排除其他原因导致的失智症。

2007 年 NINCDS-ADRDA 修订新的 AD 诊断标准，强调直接以 AD 的临床特征和客观标志物为诊断条件，有利于对 AD 的早期诊断，并提高诊断的特异性。2014 年国际工作者组织（International Working Group，IWG）和 NIA-AA 提出的 AD 标准（IWG-2）也将 AD 的临床表现和生物标志物整合进诊断标准中。但目前，MRI 定量、脑脊液 Aβ1-42 和 tau 蛋白检测、正电子发射计算机断层显像（PET）、基因检查等技术在基层医院尚难以开展。

（二）血管性痴呆（VaD）

常用的 VaD 诊断标准有：DSM-5 标准和 ICD-10 标准，包括 3 个方面：①首先符合失智症的标准，即有记忆力下降伴失语、失用、失认或执行功能异常，且有职业和社交功能损害；②有脑血管病变的证据，如局灶性体征和症状；③失智症和脑血管病之间有因果关系，即脑血管病发生后 3 个月内出现失智，突然发病或病程呈波动样、阶梯样进展。两者均不强调要求有影像学证据，但后者有病史，且要求认知损害呈"斑片状"改变。

（三）路易体痴呆（DLB）

1996 年，国际路易体痴呆工作组制定了 DLB 统一诊断标准，其内容包括必需症状、核心症状和提示症状。必需症状有进行性认知功能下降，并明显影响社会和职业功能；认知功能以注意、额叶功能和视觉空间功能损害最明显。核心症状：具备以下三个临床特征中的两个，认知功能波动、视幻觉、帕金森症状群。提示症状：快速动眼相（REM）睡眠行为异常、对安定类药物反应极度敏感、PET 显示基底神经节多巴胺转运体（DAT）摄取减少等。

（四）额颞叶痴呆（FTD）

FTD 患者性格改变和病态社会行为是发病初期及整个疾病过程中最显著的特征，对工具的感知功能、空间能力、运用和记忆功能正常或保持相对完好。FTD 核心诊断特征：隐匿起病，逐渐进展；早期出现社会人际交往能力下降；早期出现个人行为调控能力下降；早期出现情感迟钝；早期出现自知力丧失。支持诊断特征：①行为异常可有个人卫生和修饰能力衰退；精神僵化死板，缺乏灵活性；注意力涣散，缺乏持久性；口欲亢进，饮食习惯改变；持续、刻板行为；利用行为。②言语和语言：言语输出量变化；刻板、模仿、持续言语或缄默不语。体征可有原始反射、尿便失禁、运动不能、僵直或正常、血压偏低或血压不稳。

二、失智症的分期

失智症是一种慢性或进行性综合征，通常是认知功能（即处理思想的能力）出现比正常年老过程更严重的衰退。它会影响记忆、思考、定向、理解、计算、学习、语言和判断能力，但不会影响意识。认知能力损伤通常伴有情感控制能力、社会行为和动机衰退，或晚于上述几种状况出现。

失智症对每位患者的影响方式不同，取决于疾病影响和患者得病前的个人情况。与失智症相关的体征和症状可大致分为 3 个阶段。

（一）早期

由于失智症是逐步发病，其早期常常被忽略。常见症状包括：健忘，失去时间感，在熟悉的地方迷路，没有时间概念，在做决定和处理个人钱财方面有困难，做复杂的家务有困难。情绪和行为可能变得更被动，缺乏动力，对活动和兴趣爱好失去兴趣；可能表现出心境改变，包括抑郁和焦虑；可能偶尔会超乎寻常地生气或很有攻击性。

（二）中期

随着失智症发展到中期，体征和症状更为清晰，对患者的限制更大，常见症状包括：对最近的事件和人名健忘，在家里或社区迷路，个人照料需要帮助（即如厕、洗漱、穿衣），不能顺利准备食物、做饭、洗衣或购物，在不提供很多帮助的情况下无法独自安全生活。行为改变，包括徘徊、反复问问题、喊叫、缠人、睡眠紊乱、幻觉，可能在家里或社区里表现出行为举止不当（如攻击行为）。

（三）晚期

失智症晚期患者近乎完全依赖他人照顾，记忆障碍非常严重，疾病的躯体表现变得更为明显。常见症状包括：无法感知时间和地点，不认识亲戚、朋友和熟悉的物品，无人帮助时不会进食，可能有大小便失禁，可能不会走路或只能坐轮椅或卧床。行为改变，可能会加重，包括对照料者的攻击行为、非言语性激越（踢人、打人、尖叫或呻吟）。

第四节　失智症的治疗

迄今为止失智症的发病机制尚未完全明确，故多采取综合性的治疗及管理措施。本节着重介绍常见类型的失智症治疗方法，以及目前对失智症治疗的展望。治疗方法主要针对药物治疗，而其他诸如认知康复、运动疗法等，可以参考其他章节。

一、失智症认知症状的治疗

（一）AD

1. 胆碱酯酶抑制剂　胆碱酯酶抑制剂增加突触间隙乙酰胆碱含量，是现今治疗轻、中、重度阿尔茨海默病的一线药物，主要包括多奈哌齐、卡巴拉汀、加兰他敏和石杉碱甲。其中多奈哌齐、卡巴拉汀、加兰他敏，除可改善阿尔茨海默病患者认知功能、全面功能和日常功能外，对阿尔茨海默病精神症状也有一定的治疗作用。

大多数患者对胆碱酯酶抑制剂具有较好耐受性，部分可出现腹泻、恶心、呕吐、食欲下降和眩晕等不良反应。胆碱酯酶抑制剂使用中存在明确的量效关系，剂量增高疗效增加，但较高的剂量容易发生不良反应。除口服剂型，现有的卡巴拉汀透皮贴剂和多奈哌齐口腔崩解片增加了阿尔茨海默病患者服药依从性，一定程度上可降低药物不良反应。

现有的4种胆碱酯酶抑制剂中多奈哌齐为选择性脑内乙酰胆碱酯酶抑制剂，对外周乙酰胆碱酯酶的作用少；卡巴拉汀为乙酰胆碱酯酶和丁酰胆碱酯酶双向抑制剂；加兰他敏有抑制胆碱酯酶和调节突触前膜烟碱受体发生变构的作用，减少乙酰胆碱重摄取，增加突触间隙内乙酰胆碱含量；石杉碱甲为选择性胆碱酯酶抑制剂。4种胆碱酯酶抑制剂之间作用机制和药物活性的差异，支持胆碱酯酶抑制剂药物间转换治疗，即使用胆碱酯酶抑制剂治疗阿尔茨海默病中，如使用一种药物治疗无效或因不能耐受药物不良反应停药时，换用其他胆碱酯酶抑制剂治疗，仍可能获得一定疗效。

2. 兴奋性氨基酸受体拮抗剂　阿尔茨海默病患者脑内兴奋性氨基酸含量降低。N-甲基-D-天冬氨酸（N-methyl-D-aspartic acid，NMDA）受体开放是完成记忆-长时程效应的一个重要环节。阿尔茨海默病时NMDA受体处于持续的轻度激活状态，导致记忆-长时程效应缺失，认知功能受损，同时引发钙超载、细胞凋亡等兴奋性氨基酸毒性。盐酸美金刚是一具有非选择性、非竞争性、电压依从性、中亲和力的NMDA受体拮抗剂，为

FDA 批准的第一个用于治疗中、重度失智症治疗药物。美金刚（20mg/d）治疗中、重度阿尔茨海默病可改善认知功能、日常生活能力、全面能力及精神行为症状，如妄想、激越等精神行为异常。此外，研究指出美金刚还能选择性改善中、重度阿尔茨海默病一些关键认知域障碍如语言、记忆、定向力、行为、视空间能力。

不同程度阿尔茨海默病患者对美金刚治疗有较好的耐受性。服用美金刚的患者中，少数患者可能出现恶心、眩晕、腹泻和激越的不良反应。美金刚与胆碱酯酶抑制剂 2 种类型药物作用机制的差别，支持两者在治疗中联合应用。研究证实美金刚与胆碱酯酶抑制剂合用也可治疗中、重度阿尔茨海默病，能有效改善患者认知功能及日常生活能力，且与单独使用胆碱酯酶抑制剂相比，不增加不良反应发生率。

3. 其他药物　其他药物，如尼麦角林、银杏叶制剂、鼠尾草提取物、抗氧化剂维生素 E、非甾体抗炎药、他汀类、奥拉西坦和茴拉西坦等对阿尔茨海默病有一定的防治作用，但是循证医学证据需要进一步完善。

（二）VaD

1. 胆碱酯酶抑制剂　多奈哌齐对 VaD 的总体疗效可能与其对 AD 的疗效相当。但有研究指出多奈哌齐组心血管事件不良反应高于安慰剂组。加兰他敏对 VaD 疗效的荟萃分析提示加兰他敏对继发于血管损害的失智有一定的疗效，但不良反应发生率高、脱落率高。卡巴拉汀对 VaD 治疗可能无效，但对 VaD 合并 AD 的患者有一定效果。

2. 兴奋性氨基酸受体拮抗剂　美金刚显著地改善轻、中度血管性痴呆认知（ADAS-Cog）和行为，对整体功能及临床总体变化（CIBIC-plus）也有一定的改善作用，治疗的耐受性好，尤其小血管病患者。

3. 其他药物　研究发现，阿司匹林治疗组 VaD 患者第 2 年脑灌注显著改善，第 3 年治疗组认知功能有改善。但荟萃分析提示，虽然阿司匹林被广泛应用，但没有证据表明阿司匹林对 VaD 有效。己酮可可碱能改善脑微循环、增加组织氧供，用于治疗周围血管病。有研究发现己酮可可碱治疗 9 个月能较安慰剂显著地改善整体和认知功能。

尼莫地平对多发梗死性痴呆的疗效研究未发现其对认知、功能或总体结局有显著性改善。其他包括麦角碱类、益智剂、阿米三嗪、银杏叶制剂、维生素 E、抗氧化剂、高压氧、血清素与组胺受体拮抗剂、血管活性剂等许多药物治疗 VaD 也在尝试中，也有将控制血压、调脂等作为 VaD 二级预防的药物治疗手段。

（三）DLB

1. 胆碱酯酶抑制剂　多奈哌齐、卡巴拉汀及加兰他敏可改善 DLB 患者认知功能，同时也能减轻患者精神症状。胆碱酯酶抑制剂的耐受性良好，部分患者可能在服药过程中出现恶心、呕吐等胃肠道反应。多奈哌齐、卡巴拉汀治疗 DLB 可改善患者认知功能，同时能减轻淡漠、焦虑、幻觉妄想及行为紊乱等伴发精神症状。美金刚可改善 DLB 患者认知功能，但少数患者可能加重激惹、妄想和视幻觉等精神症状。

2. 锥体外系症状的治疗　多巴胺制剂改善 DLB 的运动症状的疗效不确切。胆碱酯酶抑制剂引起帕金森病锥体外系症状加重较少见，多与震颤有关。卡巴拉汀的大样本安慰剂对照的研究发现，卡巴拉汀治疗组有 10% 的患者诉有主观的震颤加重，1.7% 的患者因此而终止治疗，但在客观的运动检查上卡巴拉汀治疗组与安慰剂组的差异无统计学意义。

（四）FTD

FTD 病因不明，目前尚无有效的对因治疗，临床以对症治疗和支持治疗为主。胆碱酯酶抑制剂治疗 FTD 无效，甚至有研究提示部分 FTD 患者服用胆碱酯酶抑制剂后可能加重精神行为症状。美金刚治疗 FTD 试验正在研究中。对 FTD 患者常出现的攻击行为、激越等行为障碍者可审慎使用小剂量地西泮、选择性 5- 羟色胺再摄取抑制剂或普萘洛尔（心得安）等。应保证 FTD 患者足够的营养摄入，增强机体抵抗力，防止并发症的发生。护理中要训练患者尽可能长久地维持正常的生活能力。功能训练和家庭心理支持甚为重要。

二、失智症精神行为症状的治疗

治疗精神行为症状的目的是减轻患者症状，提高患者、家属或照料者生活的安全性和舒适性。如果症状为轻度，危险程度很小，尽可能以非药物治疗（心理治疗）来改善症状。非药物治疗以支持性心理治疗为主，医师通过语言、情感和行为来影响患者的心理和行为，进而改善或解除症状。

精神行为症状与认知功能损害有关，认知功能改善后精神行为症状也会减轻。改善认知的药物（如胆碱酯酶抑制剂和谷氨酸受体拮抗剂），精神行为症状（BPSD）的改善可作为其疗效评价的指标，而且大部分研究都表明，胆碱酯酶抑制剂和谷氨酸受体拮抗剂具有显著改善 BPSD 的效果，促认知药应作为失智症患者治疗 BPSD 的基础用药。

严重的 BPSD 需使用精神药物治疗。使用精神药物与否应根据患者的痛苦水平和症状对患者及照料者的危害程度来确定。如果症状使患者很痛苦或伴随的激越、冲动、攻击行为，使患者或他人处于危险之中，则是药物治疗的适应证。在精神药物治疗前应明确症状类型，以便选择合适的药物。由于精神药物有许多不良反应，故不管使用什么药物治疗，都必须对疗效进行认真评价并根据病情变化调整治疗方案。随着失智症的进展，BPSD 可能加重或减轻，应相应地增加或减少剂量，更换药物或停药。治疗失智症精神行为症状的药物主要有抗精神病药、抗抑郁药、抗焦虑药。

（一）抗精神病药

近年的研究表明，抗精神病药（包括传统和新型药物）治疗失智症的 BPSD 存在一定风险。抗精神病药治疗失智症患者的 BPSD 的死亡率比安慰剂增高约 1.5 倍，主要原因是增加心脑血管事件、肺部感染等严重不良事件发生率。为此，美国 FDA 要求生产厂家在说明书上以黑框警示。一般认为，抗精神病药对幻觉妄想等严重精神病性症状具有肯定疗效。因此对于严重的精神病性症状，临床医师在权衡利弊的情况下可谨慎使用。

抗精神病药主要治疗幻觉、妄想、冲动攻击行为等精神病性症状，可以分为典型（或传统）抗精神病药和非典型（新型）抗精神病药两类。常用的典型抗精神病药包括氯丙嗪、奋乃静、氟哌啶醇、氯普噻吨（泰尔登）、舒必利等。非典型抗精神病药主要有氯氮平、利培酮、奥氮平和喹硫平。典型抗精神病药的不良反应相对较多，尤其锥体外系副作用、抗胆碱能副作用、过度镇静、体位性低血压等，故已较少应用在老年患者中。非典型抗精神病药除氯氮平外，上述不良反应相对较少，比较适合老年失智症患者治疗。氯氮平虽系非典型抗精神病药，因其镇静、抗胆碱等不良反应比较严重，而且可引起致命的白细胞缺乏症，故用于老年人要特别慎重。失智症患者由于脑器质性病变和躯体衰老，代谢和排泄能力衰退，容易发生药物蓄积，对抗精神病药的耐受性较差，故治疗剂量通常只需青壮年剂量的 1/3~1/2。

（二）抗抑郁药

抑郁是失智症患者的常见表现，有效的抗抑郁治疗能改善认知功能和患者的生活质量。伴抑郁的失智症患者即使不符合抑郁症诊断标准也应考虑药物治疗。各种抗抑郁药的疗效差异不大，有效率多在 70%~80% 之间，但不良反应差别很大。三环类抗抑郁药（TCAs）常有明显的抗胆碱和心血管系统不良反应，包括视物模糊、口干、心悸、尿潴留、麻痹性肠梗阻、加重或诱发老年患者的闭角性青光眼、体位性低血压、心脏传导阻滞等，老年失智症患者应慎用。选择性 5- 羟色胺再摄取抑制剂（SSRIs）类药物不良反应较少，而且服用方便，每天只需服药 1 次，药物过量也比较安全，比较适合老年患者使用。这类药的不良反应主要有恶心、呕吐、腹泻、激越、失眠、静坐不能、震颤、性功能障碍和体重减轻等。各种 SSRIs 引起的上述不良反应的严重程度和频率可有不同，如：帕罗西汀、氟伏沙明具有一定的镇静作用，可在一定程度上改善睡眠；氟西汀引起失眠、激越的可能性较大，适合用于伴有淡漠、思睡的患者。使用 SSRIs 时还应考虑它们对肝脏 P450 酶的影响。老年患者常共患有多种躯体疾病，需要同时使用其他治疗躯体病的药物。相对而言，舍曲林和西酞普兰对肝脏 P450 酶的影响较小，安全性要好些。抗抑郁药文拉法辛为 5-HT 及 NE 再摄取抑制剂（SNRIs），对抗胆碱及心血管系统的不良反应小，耐受性也比较好，起效比较快，可酌情选用。米氮平是特异性 5-HT 能抗抑郁药（NaSSA），为双受体阻滞剂，起效快，抗抑郁作用强，为新一代的抗抑郁药，但用于老年人的临床研究比较少。

（三）抗焦虑及镇静催眠药

主要是苯二氮䓬（BDZs）类药，用于焦虑、激惹和睡眠障碍的治疗。BDZs 的差异主要是半衰期的长短和镇静作用的强弱。一般可分为长效制剂（半衰期 20 小时左右）如地西泮、氯硝西泮、氟西泮等；中效制剂（半衰期 10 小时左右）如阿普唑仑、艾司唑仑、劳拉西泮等；短效制剂（半衰期 3 小时左右）如三唑仑、咪达唑仑（速眠安）等。半衰期较短的药物多用于入睡困难，半衰期较长的药物适合焦虑、激惹和睡眠的维持治疗。BDZs 的常见不良反应有思睡、头晕、共济失调、记忆障碍、呼吸抑制、耐药、成瘾、撤药综合征等。苯二氮䓬类药能增强酒精和抗精神病药的镇静作用，突然停药可致抽搐，使用时应加以注意。半衰期短的药物记忆障碍、撤药综合征较多，半衰期长的药物思睡、运动损害较重。治疗失智患者的睡眠障碍是为了减少或减轻失眠、易醒和夜间混乱，以增加患者的舒适度，减轻家属和照料者的痛苦。药品的选择一般是根据除睡眠障碍外是否还存在其他症状而定，例如：如果患者同时有精神病性症状和睡眠障碍，一般在睡前给予抗精神病药，如无禁忌证，可选镇静作用相对较强的抗精神病药如奥氮平、喹硫平等；如果抑郁和睡眠障碍并存，可在睡前给予具有镇静作用的抗抑郁药，如曲唑酮、米氮平等。如患者只有睡眠障碍或焦虑激越，才考虑使用 BDZs。

三、失智症药物治疗相关事项

失智症患者的用药注意事项：①老年人肾脏排泄能力减退、肝脏代谢缓慢，密切观察药物不良反应，防止药物蓄积；②注意躯体疾病和药物的相互影响；③锥体外系副作用可加重运动障碍，增加跌倒风险；④抗胆碱能药副作用可加重认知损害，导致谵妄，加重心血管和前列腺疾病；⑤直立性低血压可导致跌倒；⑥镇静作用可导致呼吸抑制；⑦尽量避免多种药物联用。

失智症患者精神药物的使用原则：①评估用药的必要性，权衡用药的利弊，谨慎调整剂量。②坚持个体化用药原则，首选口服药物，并参考药物不良反应选择合适药物。③精神症状首选非典型抗精神病药，例如利培酮、奥氮平、喹硫平等；改善抑郁症状首选SSRIs类抗抑郁药，例如西酞普兰、舍曲林等；存在焦虑症状者若应用SSRIs类效果不佳，可选择苯二氮䓬类药。④低起始剂量，缓慢增量，直至症状改善。

药物治疗是目前失智症治疗的主要方法之一。研究者对失智症治疗药物疗效评价，除认知功能外，也重视失智症患者全面生活质量的改善。疗效判定方法和评测标准较先前进一步丰富，在神经心理测查方法基础上，利用单光子发射计算机断层显像（SPECT）检测脑血流，MRI测量海马、内嗅皮质或全脑萎缩率，定量脑电图、波谱核磁（MRS）、经颅多普勒超声（TCD）等方法被逐步应用到失智症疗效评价中。如Hongo等试验观察41例AD患者，利用基线期和治疗后评价SPECT和ADAS-cog评分，探讨多奈哌齐治疗后疗效，结果显示ADAS-cog评分好转患者，其右侧眶额皮质局部脑血流量在服用多奈哌齐后也有改善。

四、其他治疗

（一）营养治疗

随着年龄的增长，人体的各个组织器官功能都有所变化，尤其老年人的结构、生理功能、营养代谢都较年轻人发生明显的变化，表现为基础代谢率下降，各脏器功能下降，尤其消化系统退化明显，导致营养不良的风险大大增加，在失智症患者中表现得更加明显。

失智症患者往往面临着体重减轻及营养不良，出现这种情况主要与其病情有关系，如在临床前期的时候，患者往往出现嗅觉或者味觉功能异常，在轻中度的时候，可能由于注意缺陷或者执行功能受损有关系，到了重度的时候，往往出现拒绝进食的情况等。而营养的问题与其认知功能的恶化呈现出恶性循环的关系，也就是，营养问题会加重失智症的进程，而失智症会恶化营养状况。

对于失智症患者，应进行营养筛查。密切监护患者的体重并进行记录。尽可能提供一个令人愉悦的就餐环境。根据患者的喜好，提供充足的食物。积极鼓励患者进食，尽可能去除营养不良的原因，尽量避免限制失智症患者的饮食。尽管合并有糖尿病、高脂血症及高血压，低糖、低脂、低盐饮食对他们也是不合适的。对于进食不能提供足够的营养，口服营养制剂可以作为一个有益的补充，改善患者的营养状态，但是对认知功能没有明显的改善。由于缺少大型的临床试验，没有充足的证据证明有效或者无效，下列情况是属于不推荐的：促进食欲的药物。不要期望不饱和脂肪酸、维生素B族、叶酸、维生素E、硒、铜、维生素D或者药膳等营养制剂对失智有治疗作用。对于重度失智症的患者，不建议留置胃管进行鼻饲进食。对于终末期的失智患者，反对应用任何人工营养物质，不管肠道内还是肠道外营养，因为有可能加重患者的感染，增加患者胃肠的负担等，而终末期的患者其饥饿的感觉不明显，主要的不适是口渴，可以通过滋润口唇等方式解决。

（二）失智症的姑息治疗

世界卫生组织对姑息治疗的定义是：姑息治疗医学是对那些对治愈性治疗不反应的病

人完全的主动的治疗和护理。控制患者有关症状，并对心理、社会和精神问题予以重视。其目的是为病人和家属赢得最好的生活质量。需要说明的是姑息治疗不等同于临终关怀。姑息治疗首先是一种治疗，是一种支持治疗或者叫舒缓治疗，不仅仅治疗疾病本身，更关注患者本人。

老年失智症患者晚期或重度失智时，日常生活能力丧失，长期卧床，多伴有肺部感染、尿路感染、营养不良或压疮等多种并发症，生活质量很差。老年失智症患者认知功能受损及精神行为症状突出，其照顾者要承受体力、心理、经济等巨大压力，尤其是直系亲属照顾者（如子女、配偶）带来巨大的心理压力和沉重的生活负担。长期繁重的日常生活护理给照料者身心健康带来很大影响，很多照顾者会出现压抑、焦虑、抑郁等心理问题和生理上的不适。因此为了提高失智症患者的生活质量，减轻照料者的负担，有必要在失智症患者中开展姑息治疗。然而有一些因素在影响着失智症患者的姑息治疗。

1. 失智症患者进入姑息治疗的时机较难把握　由于该病是慢性进行性疾病，病程长短不定，使医务工作者很难准确识别患者何时处于晚期和疾病终末期，从而无法界定接受姑息治疗的时间。明确的预后可以对疾病的进展有合理的期待和准备，很多姑息照护和临终关怀的服务对象为生命在 6 个月之内的患者。相对而言，此种标准对于失智症患者较难实施。

2. 失智症患者的需求较难被感知和理解　失智症患者被诊断的那一瞬间，就意味着存在认知功能的下降，尤其重度失智的患者，有失语失认等认知缺陷，无法准确表达其需求。患者的期望和意愿是实施姑息治疗的核心，一般情况下癌症或其他慢性疾病末期的患者可以表达他们对治疗和照护的期望，但晚期失智症患者无法表达，很难达到患者的期许，不能达到姑息治疗的预期目标。

3. 家属不能接受或不能理解　姑息治疗在肿瘤患者中应用广泛，能够缓解患者的疼痛，改善生活质量，家属能够接受。而失智症患者的表达因其不能被有效感知，其治疗、护理等方案需要征求家属意见（除非事前有相关协议），当患者出现急性症状时，家属可能会希望医护人员采取积极的治疗措施，致使患者接受不恰当的处理。

4. 医护人员缺乏失智症姑息治疗的知识　因失智患者面临上述困境，相应地开展姑息治疗相对较少，加上起步较晚，照料者，甚至医务人员相应知识均较少。比如不知如何与老年失智症患者沟通，不知如何评估患者的症状和痛苦，尤其患者存在明显的兴奋躁动时，不能理解患者的需求，往往采取镇定或者镇静的方式，不能提供高质量的姑息照护。当患者出现感染、吞咽困难、持续发热等问题被转到医院治疗而非接受姑息照护是很普遍的现象。另一方面，由于医护人员面对患者死亡时会有负罪感，而且可能引起医患纠纷，使得多数医护人员将生命末期患者的处理重点放在急症或潜在可逆的症状，而不是选择姑息照护。

5. 姑息治疗的社会环境欠佳，无法满足患者需求　目前国内外医疗保健体系均缺乏足够可及的姑息照护机构，而失智症作为慢性非恶性疾病，适合的机构更少。姑息治疗的完成需要团队协作，成员包括医师，护士，社会工作等，共同讨论来决定进入姑息照护的时机，制定晚期老年痴呆症患者姑息照护方案，安排患者病情进展过程中的各种治疗和护理措施。缺少跨学科的姑息照护团队，都影响姑息治疗的利用。

尽管存在很多问题，但仍做了一些有益的探讨：

1. 姑息治疗时机的选择　姑息治疗并非临终关怀，其时机可以从下列几个方面进行选择：根据症状，如果患者处于重度痴呆的程度，就可以进入姑息治疗的阶段；其他如一些评估量表，如功能性评估量表或者死亡危险分数等。

2. 加强姑息治疗的知识的普及及团队建设　首先要普及姑息照护的观念，使广大的人民群众及医务人员能够正确认识姑息治疗，树立现代的死亡观念。建立跨学科的专业团体，强化养老院、社区服务中心、医院等机构医护人员的姑息照护和晚期失智症患者的照护知识。

3. 具体措施　积极实施高级护理计划，以患者为中心，通过医护人员、患者、家属及照顾者之间的讨论，建立治疗策略，满足患者生命末期的意愿，充分尊重患者的自主权，提高生活质量。在患者有能力时能够建立高级护理计划，当患者不能表达自己的意愿和愿望时，作为姑息治疗和护理决策的指导，可以更好地满足患者的需要。

（三）康复治疗

非常多的文献报道提示失智症患者通过团体训练、怀旧疗法等多种形式的康复治疗使患者从中获益，特别在提高生活自理能力，减轻家庭医疗支出和家庭照护的负担，对患者本人、家庭和社会都有非常积极的作用。具体可参见本书第五章相关内容。

（吴万振）

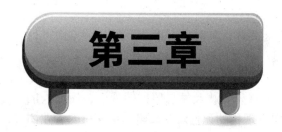

失智症照护个案的系统评估

失智症具有起病隐匿、缓慢的特点，早期症状通常并不明显。有些患者的失智前期甚至长达数年，很多患者或家人会认为这是正常的老化，而不被重视，直到记忆功能进一步恶化，出现其他认知功能如语言、空间结构等的损害，甚至出现了严重的行为问题才到医院就诊，这样往往使患者错过了最佳的诊断和干预时机。因此失智症的早期评估、早期识别、早期诊断、早期治疗显得尤为重要。

第一节　失智症的早期识别

早期明确和识别失智症，能让患者在还有最大决策能力的时候尽快做出一些重要的决定，如生活、财务以及医疗的规划等，也可以避免让患者参与一些危险的行为，如驾驶、照顾年幼孩子等；同时还可以帮助家属正确理解和认识失智症患者的各种令人困扰的行为，并在专业的指导下正确面对，不至于束手无策。

一、失智症的早期迹象

如何能够准确判断失智症的早期迹象，是临床上的一大挑战。失智症初期的变化是很轻微的，不容易被发觉，所以，除了正确的认知功能评估外，还可以通过家属了解患者目前的日常生活能力，了解可能的变化，以及患者过去与现在功能的比较等。可以从以下几个方面去识别：

（一）记忆衰退到影响日常生活

普通人偶尔会忘记事情，但经提醒会再想起来，而失智症患者忘记事情的频率则较高，主要表现为非常容易忘记最近发生的事情，而且事后很难再回想起来，即使经过提醒也无法想起，这是失智症早期最典型的迹象。如：记不住新认识的人的名字；忘记参加约好的活动；放下电话就忘记电话的内容；重复问同一个问题，或者重复说同一件事，忘了自己其实已经问过或说过许多遍；需要他人提醒本来能够自己独立完成的事情等。

（二）无法胜任原本熟悉的事物

以前能够熟练完成的事情，现在需要花费更多的时间去做，或干脆忘记如何去做。如：以前经常打牌、打麻将，现在却经常出错；以前非常擅长的家务，现在却做得不熟练了；以前文笔很好的，现在拿起笔却经常忘字；明明是厨师出身，却不知道如何炒菜等。

（三）日常生活能力受损

主要表现为不能完成日常工作，如准备一日三餐，使用家用电器，不能完成家务、清洁卫生（刷牙、洗脸、洗澡）等。

（四）语言表达能力出现问题

主要表现为经常性地想不出某个词语应该怎么说，哪怕是很简单的用词，甚至以"替代"的方式说明简单的词汇，如以"送信的人"表示"邮递员"，"用来写字的东西"代替"笔"等。因此，在和别人对话的时候可能会发生停顿，不知道如何继续，往往语句简单，词不达意；或者不断重复已经讲过的话。

（五）时间定向力障碍

主要表现为常常不能正确回答日期、时间、地点等。如：常常搞不清楚今天是几月几号；坐公交车经常下错站，容易迷路。甚至会忘记自己身在何处，或是怎么到达那儿的。

（六）判断能力变差、警觉性降低

主要表现为有时候做出的决定与以往差异很大，如一些老人花很多的钱去买一些明显与价值不符的物品，或者原本对金钱很谨慎的，现在却表现得非常大方；也有些患者会出现无视危险的存在，过马路时横冲直撞，而原来的他非常注意安全等。这些表现的存在都说明老人的判断力、警觉性和决策能力已经受损。

（七）抽象思维能力出现问题

主要表现为不能理解复杂事件中的逻辑关系，失智症患者在疾病的早期，抽象思维能力就开始受损。如：他们无法理解谈话中的抽象概念，无法看懂微波炉、遥控器等电器的操作说明；而且对数字的计算能力也会下降，无法管理家中的账务等。

（八）出现异常行为

在疾病早期，患者会出现和平常不一样的行为问题，如：平时爱干净的人却随地吐痰；拿了超市货架上的东西却不去付钱；部分患者会过于接近不熟悉的异性，甚至会去冒犯别人自己却不认为有错等。还会无端地怀疑别人偷了他的东西，或是怀疑配偶不忠等，甚至会出现比较过激的表现，如出言不逊，动手打人等。

（九）情绪发生改变

很多老人随着年龄的增长，情绪和性格可能会发生些许的改变。但是，失智症患者的情绪和个性会发生非常明显的改变。他们会变得多疑、抑郁、惊恐或焦虑，还会出现情感淡漠、情绪难以控制的现象，如暴怒、受挫、易哭泣等。

（十）人格发生改变

表现为与他人的交流减少，更加地以自我为中心，对既往喜爱的活动失去兴趣，甚至远离自己的爱好、运动或社交活动，不想做事，变得被动；原来内向的人变得过度外向等。

如果发现老人有上述早期迹象中的一种或几种，说明老人可能存在认知障碍，应该及时带老人去医院作全面的认知功能检查，尽早得到专业的评估和诊断。

二、早期认知功能筛查的影响因素

认知功能筛查是诊断失智与否的第一步，如有失智症早期迹象的老人，都应该接受认知功能筛查。

在认知功能筛查的过程中，需警惕以下几个影响因素：

1. 老化本身造成的影响 在临床上，如何区分正常的老化和失智症，是医务人员的一大挑战。在老化的过程中，失智症初期的变化不明显，不容易被察觉，故在早期筛查过程中，应正确评估老人的认知功能，通过家属了解老人目前的日常生活能力以及最近的变化，同时将老人的过去与现在的功能进行比较，结合老人同龄者的认知功能程度等情况，作为失智症诊断的辅助依据。

2. 生理、心理、环境等的干扰因素 测试评估时老人的生理情况、心理状态、测试时的环境等都可能影响一个人的认知表现。老年人由于听力和视力减退，可能存在重听等现象，或者患有慢性疾病导致个人情绪不佳、食欲减退、对周围事物没有兴趣、失眠、甚至出现抑郁等情况，都会影响老人的认知功能；当测试环境有干扰时，也会导致受试的老人容易分心，故而在测试中表现欠佳；另外，对于一些老人来说，本身对医院就存在害怕、恐惧、抗拒心理，当他身处陌生的环境中时，会紧张不安，也会影响老人的测试表现。

3. 谵妄或脑部病变的影响 有些老人因为生理或药物的问题，可能导致有急性认知功能障碍的状况，如谵妄等，故不宜在此期间进行认知功能的筛查。另外，一些脑部的病变，如脑梗死、脑炎等疾病可能会导致受试者的认知功能退化。

所以，在进行早期认知功能筛查时，应充分考虑上述因素的影响，以免造成认知评估和诊断的困难。

第二节 失智症个案的系统评估

早期准确地诊断失智症强调对患者进行客观的评估，标准化评定量表可提供评估的一致性，有效地监测疾病的整个演变过程。在临床工作中，需要具有专业知识的人员，才能进行失智症的评估。

一、评估前的准备

失智症患者的评估方式不同于一般患者，在评估前，评估者应向患者家属或照护者收集患者适应的可以理解的沟通方式方法等方面的信息，同时要评估是否有影响沟通的不利因素存在，如果条件不适合，则要选择其他的时间进行。评估者在评估前还需与患者及其照顾者建立良好的合作关系，取得彼此的信任，使评估可以顺利进行。

二、评估内容

（一）病史的评估

失智症的病史评估最先收集的信息应该是患者目前的主要问题和既往病史。通常情况下，评估者无法从失智症患者那里得到详细的信息，所以必须依靠他的家人或照顾者和医疗记录来获取所需要的信息，但这些途径的信息量通常是有限的。对当前行为的描述可能覆盖日常生活中从细小的变化到明显甚至具有破坏性的异常行为。在对失智症患者的护理评估中，护理人员应该让患者和信息提供者尽可能地表述目前存在的记忆力或思维问题，包括这些症状持续了多久，以及是否有进一步的进展等。如果得到的回答过于零散，不能体现问题的关键，护理人员应该询问更加细致的问题，如可以针对遗忘、定向力障碍、放错东西、在熟悉的地方迷路或不能认出熟悉的人或事物（再认困难）、不能完成日常工作（失用）、找词困难（失语）以及组织规划活动能力受损（执行功能）等方面展开。

在评估过程中，护理人员应尽可能地了解详细的病史，包括患者的个人史和家族史。患者的个人史可以让护理人员了解其受影响的社会功能、职业功能和智能水平。这些信息对评估患者的变化及进行前后对比有一定的帮助。如一位大学数学老师出现了认知功能障碍，评估者可能更容易发现其计算能力的改变。了解患者的家族病史，也就是家庭中的其他成员是不是患过失智症或其他精神类疾病，可以帮助评估者预测失智症患者罹患精神问题的可能性。

同时，护理人员还要关注患者的睡眠状况、食欲、精神压力等。生活中的重大事件可能会引起患者的强烈反应，如丧偶或家庭重大变故等，如果失智症患者经历了这些变故，很可能产生过度或不正常的反应。

（二）临床评估和医学检查

可通过体格检查、实验室检查、影像学和脑电图检查等来评估患者的状况。通常来说，大脑的结构影像学检查是不可或缺的一部分，它可以帮助我们发现认知功能障碍患者体内解剖学的病变部位，如进行头颅 CT、头颅 MRI 的检查等。在失智症的评估中，大脑功能影像学检查也是十分重要的，如正电子发射计算机断层显像（PET）和单光子发射计算机断层成像术（SPECT）等。这些检查的目的是排除那些可以治疗的导致认知功能损害的因素。所以，在临床评估时，医师会注意患者的每个细节以发现是否有与大脑功能损害相关的表现。不同的神经体征往往提示不同的诊断。如果临床医师怀疑患者的疾病由一些特殊情况引起，那么就需要做一系列的检查来明确诊断。尽管许多疾病可能会导致精神状态的暂时改变，但某些疾病可能继发持久的失智状态，如脑外伤、HIV 感染等。脑电图检查也可以辅助临床医师排除患者是否有癫痫发作、谵妄、睡眠障碍等。

（三）患者精神状态评估

精神状态评估与体格检查一样，在患者就诊时，护理人员就要对就诊老人的精神状态进行评估，并且一直持续到患者离开。精神状态评估的基本要素包括外貌、态度、行为、语言、情绪、思维方式等内容。

1. 外貌、态度和行为　患者直观的外表（包括衣着、步态、行动和面部表情）再加上他（她）对医务人员的态度可以提供很多线索来了解患者目前的情况和可能的诊断。如果就诊的患者衣冠不整、蓬头垢面且身上带着异味，很可能是一位失智症晚期的患者，可能存在大小便失禁等问题。患者的面部表情也可以反映其内心感受，包括焦虑、抑郁或激越等。有的患者表现为迷茫和没有耐心很可能是因为来到陌生的环境所致；有的患者会拒绝医务人员的提问并表现出敌意，这很可能是患者存在恐惧心理或有被害幻想存在；有些患者表现为多动，如有四处徘徊、东张西望、漫无目的地游走等行为，则可能提示患者存在激越或静坐不能；有的患者则缺少自主活动，表情淡漠，可能合并帕金森病。上述的一系列表现需要医护人员在进一步的评估检查中加以关注。

2. 语言 医护人员对患者进行评估时，应记录就诊患者的语言特点，包括语气、音量、内容和言谈用词的清晰度等。此外，还需要关注患者语言表达的正确性和完整性，了解患者思维和语言之间的转换。如果患者存在语言功能受损，如失语等，则可能会影响患者的语言表述能力，说出的话语可能缺乏完整性。此外，语言的变化还可能与精神情况有关，如果患者说话很大声且咄咄逼人，很可能提示患者存在脱抑制或躁狂状态；如果患者说话声音很轻，则提示患者可能有抑郁症。

3. 情绪 失智症患者常见的情绪改变包括易激惹、善变及淡漠。在失智症晚期，情绪的变化往往能精确地反映患者的心境状态。如，当你询问一个重度失智症患者情绪状况如何时，他（她）可能给你十分直接但并不准确的回答，假设你询问"你是否感到悲伤？"患者明确回答"是的"，当你换一个问题又询问患者"你是否感到快乐？"时，他（她）也明确回答"是的"。所以，这时候你就不能单纯地根据患者的回答来判断患者的情绪状态了。你可以尝试反复询问一个问题或询问相反的问题，如果患者对每一个问题都是肯定的回答，或重复询问时给出不同的答案，那么患者回答的可信度就大大降低。

4. 思维 失智症患者存在思维障碍的表现常常是重复言语，也就是患者会重复地诉说一个观点或重复一个语句，随着抽象思维的进一步受损，患者的想法会变得越来越无组织性和逻辑性，甚至不能用言语表达自己的想法，或不能辨别讨论的主题。上述改变会具体表现为对外界刺激反应的延迟，甚至缄默。最终，导致患者不能沟通。

5. 精神症状 失智症患者往往会有妄想和幻觉等精神症状存在。妄想是一种与现实不符但患者坚信的错误信念。在失智症患者中，最常见的偏执妄想是怀疑配偶不忠，或怀疑照料者会加害于他（她）。错认是另一种常见的妄想表现，患者常常把一个人当成另外一个人。而幻觉则是虚假的感官体验，大多累及听觉、视觉，较少累及触觉和嗅觉，幻听幻视是较为常见的表现类型。它可能使患者经历生动的视觉和幻觉（如看到一些小人在周围行走，或者看到有人拿刀砍过来），所以可能让患者感到恐惧和害怕。在对患者进行精神症状的评估时，需正确区别是思维错乱还是妄想、幻觉非常重要。

（四）认知功能评估

老年人的认知功能很大程度上受年龄的影响，自然衰老的过程伴随着认知功能的下降。老年人认知功能下降的过程有很大的变异性，与年龄相关的认知下降往往进展很慢，不影响老年人的日常生活能力。但是失智症的老人，这些功能的下降足以影响其正常的日常生活。失智与正常年龄相关认知改变的区别在于其引起的严重的、不可逆的、全面的退化。认知功能评估是早期发现与诊断失智症的重要手段之一。

认知功能评估可以帮助老人获得及时诊断、治疗和干预的机会。理想的认知功能评估量表应具备快速、简单、可靠的特点，不会受到评估者、患者的年龄和受教育程度及文化因素等的影响，并具有较高的敏感性和特异性。但没有也不可能有敏感性和特异性均达

100% 的量表，量表往往只能检测认知的某一方面或某几方面，不能反映认知功能的全貌，故对认知功能水平的综合评估能力受到限制，至今任何量表都不能全面满足失智症诊断的要求。我们需根据临床研究的不同目的来选择不同的量表，或多个量表配合使用。具体的评估量表详见本章第三节。

（五）日常生活能力评估

日常生活活动功能（activities of daily living，ADL）是指人们在每日生活中为了照料自己的衣、食、住、行，保持个人卫生整洁和进行独立的社会活动所必需的一系列的基本活动；是人们为了维持生存及适应环境而每天必须反复进行的、最基本的、最具有共性的活动。ADL 是个人自我照顾及生活独立程度的重要指标，包括"基本日常活动功能""工具性日常活动功能"。其评估结果可以帮助专业人员区别患者不同的失能程度，也可作为制定照护措施以及预测未来照护需求的依据，尽可能协助患者达到最高的独立程度，所以日常生活活动功能评估一直是长期照护领域临床与研究的重点。

神经精神评估中通常会对失智症患者的日常生活能力进行评估，目的是了解认知功能缺陷对患者日常生活的影响。患者的认知功能可能会影响患者的基本生活能力及对于各种工具的使用。日常生活活动的常见例子包括穿衣，打扮，保持清洁；而工具性日常生活活动量表包括食物准备，使用电器，开车，购物，付钱，算账等。ADL 评估对失智症患者非常重要，它是确立失智症诊断、评价其严重程度、提供失智症治疗和护理方案所必需的。

（六）失智症严重程度评估

临床上通常都会使用量表对患者的失智程度进行分级，以判断患者目前的功能状态，是否需要相对应的社会支持；同时还可以预测病程的进展；从长期护理角度来看，它还可以帮助临床医师参与到患者精神社会需求和护理需求的管理中，帮助患者选择合适的室友，安排合理的楼层居住，选择有益的活动，实施特定的康复治疗等。

（七）患者居住环境的评估

居住环境的评估在失智症患者的评估中占着举足轻重的地位，因为认知功能障碍的患者更容易发生伤害事件，比如自伤、伤及他人等。所以了解失智症患者的居住环境情况是非常重要的。环境的评估包括：患者家中或者居住环境是否有足够的空间，是否干净整洁，是否具备衣物，是否有足够的卫生条件，是否能提供营养支持，是否能给予适当的药物治疗；屋内的卫生间、走道楼梯、厨房及其他区域是否配备了辅助装置来帮助行动不便或有感官缺损的患者活动等。

三、评估注意事项

现实工作中对失智症患者的评估是非常复杂的，失智症患者往往有记忆错乱、模糊的情况，不会主动陈述症状或症状不典型，如果评估不正确或评估不全面，很可能延误患者治疗或者造成医护人员误诊等问题。所以，失智症的评估一定需要专业人士的参与。评估时，还需要注意以下几点：

（一）评估者的态度

评估时，评估人员的语调要温和平稳，语速要慢，但不应采取与孩子说话一样的语气和态度与其交流，这样会伤害患者的自尊心，助长患者的孩童心智和依赖心理。一次专业的评估耗时长，大约需要 1~1.5 小时，而有时失智症患者并不会按照你的期待能一次性地配合，耗时可能更久，这对患者、照料者及医护人员来说，都是一种挑战，需要保持足够的耐心。

（二）评估时有家人或照顾者陪伴

评估人员首次接触患者时，因为彼此间不熟悉，可能会加重患者的语言障碍，因此评估时，最好有熟悉患者情况的家人或照顾者陪伴，可以减少患者因陌生导致的恐惧和不安情绪。另外，在评估时，患者对问题的回答结果也需得到家人或照顾者的确认。例如，当问及患者的家庭住址时，尽管他非常清晰地告知街道、社区和门牌号，但也许那是他年轻时代的住址，现在早已搬家或已被拆迁，如果家人或照顾者不在场，医护人员难以判断真假。

（三）评估时间的控制

评估时间的长短，对测试者和受试者都会有影响。如果测试时间过长或有太多的测试项目，那么受试者就会感到厌倦和疲乏，注意力不能集中，肯定会影响到测试的效度。

（四）评估时的环境要求

尽量选择其熟悉的环境，避免嘈杂，如周围有其他人谈话或随意出入。避免闪烁的刺眼的或暗淡的光线。房间温度要适宜，保持空气清新，这将使患者感到舒适、情绪稳定、注意力集中。

（五）评估时要注意交流的有效性

评估者与患者之间尽可能避免有文化或语言差异，尽可能使用患者的母语进行交流和评估；评估患者是否有视觉或听力损伤，交流过程中是否需要使用助听器或眼镜；要避免在患者焦虑时或服用神经抑制药物的情况下进行评估。

失智症的专业评估一般在医院进行，失智症的诊断目前仍然以临床病史、临床表现和神经心理学检查为核心诊断证据。

第三节　失智症常用的神经心理学评估量表

神经心理学评估是指通过专业的评估人员经由一系列测试对患者的各种认知能力进行定性和定量的分析，包括对记忆力、执行功能、语言能力、注意力、视空间结构、精神行为及日常生活能力的评估。医师可以根据量表评估出的不同神经心理损害特点进行鉴别诊断。神经心理学评估有助于揭示患者认知功能的优劣势，并进一步与大脑结构和功能相联系，所得的分析结果可以作为失智症筛查、诊断以及疗效判定的症状学量化依据；同时评估结果也提供了一个基线标准，以方便疾病进展的随访。神经心理学评估同样也可作为评估个人决策能力的一部分。目前临床上应用的神经心理评估量表种类繁多，但不同的量表有各自的特点，如：AD8、Mini Cog、MMSE 适用于失智症的早期筛查，NPI 用于评估失智症患者的精神行为异常，ADL 用于评估失智症患者的日常生活能力等。量表的规范化和量化等优点，能提供较为客观的依据，有利于诊断的统一，病程转归的评估和疗效判定等。

一、常用的认知功能筛查量表

筛查量表简短易行，一般需时 5~10 分钟，适用于大规模的流行病学调查或繁忙的临床一线工作。

（一）AD8 早期筛查问卷

AD8（表 3-3-1）是一项非常简单易行的失智症早期筛查工具，由美国华盛顿大学编制，一共 8 个问题，通过向了解老人情况的人（如家庭成员或护理人员）询问老人在过去几年来记忆力、判断能力以及生活能力等情况，来评估老人过去几年中是否因大脑的记忆力或思考问题而导致这些能力发生了变化，从而判断老人是否存在痴呆早期的表现。整个问卷询问所需的时间不超过 3 分钟。国内外多项研究发现，AD8 问卷能够很好地发现早期痴呆的病例。如果老人出现 2 种或 2 种以上的能力改变时，高度怀疑其可能有早期痴呆的表现，应建议老人尽早到医院进行专业诊断和评估，以免贻误早期干预的时机。

表 3-3-1 AD8 痴呆早期筛查问卷

		有改变	无改变	不知道
1	判断力有困难：例如容易上当受骗、落入圈套或骗局、财务上做出不好的决定、买了不合适的礼物			
2	对业余爱好、活动的兴趣下降			
3	重复相同的事情（例如：提同样的问题，说或做同一件事，或说相同的话）			
4	学习如何使用工具、电器或小器具（例如：电视，洗衣机，煤气灶，热水器微波炉，遥控器等）方面存在困难			
5	忘记正确的月份和年份			
6	处理复杂的财务问题存在困难（例如平衡收支，存取钱，缴纳水电费等）			
7	记住约定的时间有困难			
8	每天都有思考和（或）记忆方面的问题			
总分				

操作指导：

（1）AD8 的被访对象最好是了解老人情况的人（如家庭成员、护理人员或保姆）。

（2）评估人员可以将问卷交给被访者自己填写，或者大声地当面或通过电话读给被访者听，由被访者做出选择。

（3）如果是读给了解老人状况的人听时，评估人员一定要强调，是由于老人大脑记忆或思考问题所引起的变化，而不是由于躯体疾病（如感冒、骨折等）所引起的变化。

（4）每个问题之间需要有 2 秒左右的延迟，以免被访者将前后问题搞混淆。必要时可重复问题。

（5）老人出现能力的变化不要求有固定的时间界限，可以是几个月，也可以是一两年，甚至可以是好几年。

（6）任何一个问题回答"有改变"均计 1 分，所有问题计分总和为 AD8 总分。

（7）如果 AD8 总分 ≥ 2 分，就高度怀疑老人可能有早期失智的表现，需要建议老人应尽早到记忆门诊进行专业诊断和评估。

（二）画钟测验

画钟测验（clock drawing test，CDT）常用于筛查视空间知觉和视结构的功能障碍；还可以反应语言理解、短时记忆、数字理解、执行能力，对顶叶和额叶损害敏感。常用的评分方法是：①要求被试者模仿已画好的钟，评估视空间知觉能力；②要求被试者自己画一个钟，评估执行能力。CDT 在门诊非常实用，受文化背景、教育程度影响小。但是单独应用它进行失智症筛查时效度偏低，常与 MMSE 联合使用。正确完成 CDT 需要有良好的感知觉和智能，它可以反映被试者的认知情况，如理解能力、计划性、视觉记忆、视空间能力、运动和执行程序、抽象能力、注意力和控制能力。然而，其复杂性也带来了评分和解释上的挑战。CDT 的指令通常是先画好一个圆表示表盘，再让受试者在表盘上填上所有的数字，最后让受试者标出一个具体的时点。必须严格逐字遵照指令以避免"指针"之类的词汇，因为这些词可能提示受试者一些线索而掩盖受试者抽象能力的受损。

量表使用的指导语："请画一个钟表的表盘，将所有的数字标在正确的位置上，再将指针标于 11 点 10 分或 8 点 20 分的位置。"CDT 有多种评分方法，此处介绍的是 3 分评分法（表 3-3-2）、4 分评分法（表 3-3-3）、5 分评分法（表 3-3-4）、7 分评分法、10 分评分法（表 3-3-5）和 30 分评分法（表 3-3-6）。

1. CDT 3 分评分法

表 3-3-2 CDT 3 分评分法

项目	得分
画好一个封闭的圆	1 分
正确标出 12 个数字	1 分
将指针置于正确的位置	1 分

注：评分 < 3 分表明执行功能下降

2 .CDT 4 分评分法

表 3-3-3 CDT 4 分评分法

项目	得分
画好一个封闭的圆	1 分
12 个数字均没有遗漏	1 分
数字的位置及顺序准确	1 分
将指针置于正确的位置	1 分

注：评分 <4 分表明执行功能下降

3. CDT 5 分评分法

表 3-3-4　CDT 5 分评分法

项目	得分
画好一个封闭的圆	1 分
12 个数字均没有遗漏	1 分
数字的位置及顺序准确	1 分
画出 2 个指针	1 分
将指针置于正确的位置	1 分

注：评分 <5 分表明执行功能下降

4. CDT 7 分评分法（要求被试者在已有的圆圈内画出钟面）

评分方法：用 2 条线将钟面分成 4 个象限，其中一条线通过 12 和中央点，另外一条线垂直平分第一条线，从 12 开始按照顺时针方向计数每个象限中的数字，每个数字只能计数一次。如果某个数字落在直线上，则将其归于参考线顺时针的象限。每个象限中应有 3 个数字，其中第一、二、三象限中的数字数目只要有错误，则计 1 分，第四象限中的数字数目有错误计 4 分。最高分为 7 分，得分越高表示执行功能越差，≤ 3 分为正常。

5. CDT 10 分评分法

表 3-3-5　CDT10 分评分法

项目	得分
画好一个封闭的圆	2 分
12 个数字的位置及顺序正确	4 分
指针的位置和大小正确	4 分

注：评分 <9 分表明执行功能下降

6. CDT 30 分评分法

表 3-3-6　CDT 30 分评分法

项目	得分	项目	得分
描定"12，3，6，9"四个点	4 分	中央点位置准确	1 分
写出所有数字	4 分	钟面完整	1 分
所有数字在钟面圆圈内	3 分	有时针和分针	2 分
数字顺时针排列	1 分	时针指向正确	2 分
1~12 数字次序正确	1 分	分针指向正确	2 分
"12，3，6，9"分不对称	2 分	分针比时针长	2 分
其他 8 个数字的位置正确	3 分	时针和分针都有箭头	2 分

注：评分 <19 分表明执行功能下降

CDT 能够保存可视的记录而受到临床医师的喜爱，CDT 通常也对照料者产生较深的影响。他们通常惊讶地看到受试者画钟时的表现有多差。CDT 同样受到文化程度和语言的干扰，在评估画钟的时候，关节炎和视力障碍等躯体因素也应该考虑。

（三）简明认知评估量表（Mini Cog）

简明认知评估量表由 CDT 和三个回忆条目组合而成（表 3-3-7），用于弥补 CDT 在筛查认知障碍时敏感性和预测稳定性的不足，用于区分失智和非失智人群。Mini Cog 只需要一名医师来完成，用时 3 分钟，常用于急诊的筛查。在对普通老年人群的测验中，Mini Cog 的敏感度是 76%~99%，特异度是 89%~96%。Mini Cog 不容易受教育和语言的影响，比较适用于基层人群的筛查。

表 3-3-7　简易智力状态评估量表（Mini Cog）

序号	评估内容	得分
1	请受试者仔细听和记住 3 个不相关的词，然后重复	
2	请受试者在一张白纸上画出钟表的外形，标好时钟数，给受试者一个时间让其在时钟上标出来	
3	请受试者说出先前所给的 3 个词	

评估标准：CDT 正确：能正确标明时钟数位置和顺序，正确显示所给定的时间，能记住每个词给 1 分
评估建议：0 分：3 个词一个也记不住，定为失智
1~2 分：能记住 3 个词中的 1~2 个，CDT 正确，认知功能正常；CDT 不正确，认知功能缺损
3 分：能记住 3 个词，不定为失智

（四）简易精神状态检查表（Mini-Mental State Examination，MMSE）（表 3-3-8）

MMSE 是由美国 Folstein 等人于 1975 年编制的，是最常用的筛查测试，其标准临界值为 27 分。该表是目前国内外运用最广泛的认知筛查量表。它包括对定向能力、即刻回忆、注意力和计算能力、延迟回忆、语言功能、视空间知觉等的评估，能够很好地发现早期失智症。量表总分范围为 0~30 分，正确回答一项得一分，得分愈高表示认知功能愈好。Folstein 设计时以 MMSE<24~25 分为可疑失智症。而目前国际及我国研究显示：MMSE ≥ 27 分为正常，21~26 分为轻度失智，10~20 分为中度失智，<10 分为重度失智。

MMSE 的分析指标为总分，不能把单项分值视为相应的认知功能表现，也不能仅依据低于 MMSE 总分的划界分作为失智症的诊断，必须结合其他多种测试工具以及神经影像学表现、生化表现等进行综合考虑。

MMSE 检查没有时间限制，对患者感到困难的项目，避免给予过多的压力，要与评估对象建立亲善的关系，回答正确时及时给予鼓励，评估过程要使患者感到舒适。本量表的优点在于操作简便，整个检查耗时 5~10 分钟，特别适用于老年人群。可作为大样本流行病学调查的筛查工具。它在评估中、重度认知损害时假阴性率极低；另外，MMSE 的低分及其下降速度可以作为痴呆预后的预测因素，5 年随访研究表明正常衰老是 MMSE 减少约 0.25 分 / 年，病理衰老约 4 分 / 年，也有研究报道，失智症患者 MMSE>18 分时，约下降 2.5 分 / 年，MMSE<15 分时，下降 5 分 / 年。

MMSE 量表简单，易于操作，具有良好的信度和效度。缺点是易受教育程度的影响，文化程度较高的老年人可能有假阴性，文化程度低的可能假阳性。此外，量表的语言功能主要测查左半球病变所致的认知功能缺陷，对右半球和额叶病变引起的认知功能障碍不够敏感，不能用于不同病因的鉴别诊断，作为认知减退的随访工具也不够敏感。

表 3-3-8　简易精神状态检查量表

项目	评分		项目	评分	
	对	错		对	错
时间定向力测定：			"停"为止。（若错了，但下一个答案是对的，那么只记一次错误）		
1. 今年是哪一年？	□1	□0	14. 100-7=93	□1	□0
2. 现在是什么季节？	□1	□0	15. 93-7=86	□1	□0
3. 现在是几月份？	□1	□0	16. 86-7=79	□1	□0
4. 今天是几号？	□1	□0	17. 79-7=72	□1	□0
5. 今天是星期几？	□1	□0	18. 72-7=65	□1	□0
地点定向力测定：			回忆力测定：现在请你告诉我，刚才我要你记住的三样东西是什么？		
6. 这是什么省？	□1	□0	19. 皮球	□1	□0
7. 这是什么城市？	□1	□0	20. 国旗	□1	□0
8. 这是什么区？	□1	□0	21. 树木	□1	□0
9. 这是什么地方？	□1	□0	语言能力测定：请你说出所示物体名称		
10. 这是第几层楼？	□1	□0	22. 钢笔	□1	□0
记忆力测定：现在我要说三样东西的名称，在我讲完之后，请您重复说一遍；而且请您记住这三样东西：皮球、国旗和树木，因为等一下我还要问您：			23. 手表	□1	□0
11. 皮球	□1	□0	24. 现在我说一句话，请您重复一遍，这句话是："四十四只石狮子	□1	□0
12. 国旗	□1	□0	25. （测试人员把写有"闭上你的眼睛"的卡片交给受试者）请您照着这张卡片所写的意思去做。	□1	□0
13. 树木	□1	□0	（测试人员给受试者一张空白纸，请他按照测试者说的去做，不要重复说明，也不要示范）		
注意力和计算力测定：现在请您算一算，从 100 中减去 7，然后从所得的数再减去 7，如此一直计算下去，把每一个答案都告诉我，直到我说			26. 请您用右手拿这张纸	□1	□0
			27. 请您两手将它对折	□1	□0

续表

项目	评分		项目	评分	
	对	错		对	错
28. 然后将纸放到你的左腿上	□ 1	□ 0	30. 请你按下面的图案样子画图	□ 1	□ 0
29. 请你说一句完整的、有意义的句子（句子必须有主语、动词）记录句子	□ 1	□ 0			
			总分		
			总分 = 30 分，MMSE ≤ 26 分，为筛查阳性		

操作指导：

（1）主试人员必须经过培训。

（2）面对被试，主试人员应态度和蔼、语气温和，以消除被试的不合作情绪，使其配合完成测试。检测环境应安静、通风、舒适、光线良好。室内一般只有主试和被试 2 人，即使在床边也要注意避免旁人及家属的干扰。

（3）严格按照各套量表的手册执行检测，使用统一的指导语，有时间限制的严格执行，有规定可以给予一定范围内帮助的应按规定提供。同时，主试使用的语言应能让被试充分理解。要避免超过指导语和规定内容的暗示，也不要敷衍了事，减少应该告诉被试的信息。

（4）注意向被试直接询问，不要让其他人干扰检查，老人易灰心或放弃，应注意鼓励。

（五）简易心智状态问卷调查表（Short Portable Mental Status Questionnaire，SPMSQ）

SPMSQ 为便携式问卷，检查内容包括定向力、记忆力和简单计算，可用于认知障碍的初步筛查（表 3-3-9）。有问题的需要进行更广泛的认知功能检查，此问卷中文版在中国台湾应用较广。

表 3-3-9　简易心智状态问卷调查表（SPMSQ）

序号	问题	答案（错误请画 x）
1	今天是哪年，哪月，哪日？	
2	今天是星期几？	
3	这是什么地方？	
4	您的电话号码是多少（如家里没有电话，可问家里的门牌号或小区等)？	

序号	问题	答案（错误请画 x）
5	今年多大了？	
6	你的出生日期？	
7	现任国家主席是谁？	
8	前任国家主席是谁？	
9	你妈妈叫什么？	
10	从 20 开始减 3，得到 17，再减 3，以此类推，到不能减为止	

SPMSQ 评估标准：0~2 个错误：认知正常；3~4 个错误：轻度认知障碍；5~7 个错误：中度认知障碍；≥ 8 个错误：重度认知障碍。如果受试者为小学及以下文化程度，允许错误数再多一个；如果受试者为高中以上文化程度，允许的错误数要少一个。

（六）蒙特利尔认知评估量表（Montreal Cognitive Assessment，MoCA）

2004 年由 Nasreddine 等编制的一个简短（快速）认知筛查工具，用于筛查轻度认知功能障碍（mild cognitive impairment，MCI）的评定工具。所评定的认知领域包括：注意力，执行功能，记忆力，语言功能，视空间技能，抽象思维，计算和定向力。完成 MoCA 量表检查约需时 10 分钟。量表总分 30 分，分数越高提示认知能力越好。英文原版的测试结果显示正常值为 >26 分。目前尚无大规模中国人群中文常模及信、效度分析（表 3-3-10）。

表 3-3-10　蒙特利尔认知评估量表（MoCA）

姓名：　　　　性别：　　　　出生日期：　　　　教育水平：　　　　检查日期：

命名									
[ ]		[ ]			[ ]				__/3

记忆	读出下列词语,然后由患者重复上述过程重复2次,5分钟后回忆。		面孔	天鹅绒	教堂	菊花	红色	不计分
		第1次						
		第2次						

注意力	读出下列数字,请患者重复(每秒1个)	顺背 [ ]	21 854	__/2
		倒背 [ ]	742	

读出下列数字,每当数字出现1时,请患者拍一下手,错误数大于或等于2不给分。	[ ] 52139411806215194511141905112				__/2
100 连续减7	[ ] 93	[ ] 86	[ ] 79	[ ] 72	[ ] 65 __/3

4~5 个正确给3分,2~3个正确给1分,全部错误为0分。

语言	重复:我只知道今天张亮是来帮过忙的人。[ ] 狗在房间的时候,猫总是躲在沙发下面" [ ]	__/2
	流畅性:在1分钟内尽可能多地说出动物的名字。[ ] _____ (N ≥ 11 名称)	__/1

抽象	词语相似性:香蕉—桔子 = 水果 [ ]火车—自行车 [ ]手表—尺子	__/2

延迟回忆	回忆时不能提醒	面孔 [ ]	天鹅绒 [ ]	教堂 [ ]	菊花 [ ]	红色 [ ]	仅根据非提示记忆得分	__/2
	分类提示:							__/2
	多选提示:							__/2

定向	日期[ ] 月份[ ] 年代[ ] 星期几[ ] 地点[ ] 城市[ ]	__/6

总分		__/30

操作指导:

(1)交替连线测验:指导语为"请您画一条连线,按照从数字到汉字并逐渐升高的顺序。您从这里开始[指向数字(1)],从 1 连向甲,再连向 2,并一直连下去,到这里结束[指向汉字(戊)]"。正确得 1 分,错误 0 分;当被试完全按照"1- 甲 -2- 乙 -3- 丙 -4-丁 -5- 戊"的顺序进行连线且没有任何交叉线时计 1 分。当被试出现任何错误而没有立刻自我纠正时,给 0 分。

（2）视结构功能检测（立方体）：主试指着立方体说："请您照着这幅图在下面空白处原样画一遍，并尽可能准确，"完全符合标准时计1分，错误0分。

注意：图形为三维结构，所有的线都存在，无多余的线，相对的边基本平行，长度基本一致（长方体或棱柱体也算正确），实线不能画成虚线。上述标准中，只要违反其中任何一条，即为0分。

（3）执行功能检测（画钟试验）：主试指着空白处说："请您在这画一个圆形的表，像一般钟表一样填齐所有数字，并用指针画出11点10分"。共3分，每对一项计1分。注意：轮廓（1分）：表面必须是个圆，允许有轻微的缺陷（如，圆没有闭合）。数字（1分）：圆圈内填入所有的阿拉伯（罗马）数字，不能缺少或多余，数字的顺序及位置要求正确，必须准确填写在所属象限内，可以是罗马数字；数字可以放在圆圈之外。指针（1分）：两个指针指向的时间正确，时针明显短于分针，指针的中心交点应接近表的中心。上述各项标准中，如果违反其中任何一条，则该项目不给分。

（4）命名：自左侧开始，每指一个动物图片即问被试："请您告诉我这个动物的名字"。共3分。每对一项计1分。正确回答是：①狮子；②犀牛；③骆驼或单峰骆驼。

（5）记忆力检测：主试向被试说明："这是一个记忆力测验。在下面的时间里我会给您读几个词，您要注意听，一定要记住。当我读完后，把您记住的词告诉我。可以不按照我读的顺序"。主试以每秒钟1个词的速度读出5个词，并把被试回答正确的词在第一遍相应的空栏中标出。当被试回答出所有的词，或者再也回忆不起来时，把这5个词再读一遍，并向被试说明："我把这些词再读一遍，努力去记并把您记住的词告诉我，包括您在第一次已经说过的词"。把被试回答正确的词在第二遍相应的空栏中标出。第二遍结束后，告诉被试一会儿还要让他回忆这些词："在检查结束后，我会让您把这些词再回忆一次"。评分：两次回忆均不记分。

（6）注意力检测：

1）顺背／倒背：①顺背："下面请您仔细听我说一些数字，当我说完时您就跟着照样背出来"。按照每秒钟1个数字的速度读出这5个数字。②倒背："下面我再说一些数字，您仔细听，当我说完时请您按我说的数字顺序倒着背出来"。按照每秒钟1个数字的速度读出这5个数字。复述正确，每一个数列分别计1分，共2分（注：倒背的正确回答是2-4-7）。

2）警觉性：主试以每秒钟1个数字的速度读出，并向被试说明："下面我要读出一串数字，请注意听。每当我读到1的时候，您就拍一下手；当我读到其他数字时不要拍手"。如果完全正确或只有一次错误则计1分，否则不给分（错误是指当读1的时候没有拍手，或读其他数字时拍手）。

3）连续减7：主试说"现在请您做一道计算题，计算100连续减去7，共计算5次，将每次计算的得数告诉我"。评分：共3分。全部错误计0分，一个正确计1分，2~3个正确计2分，4~5个正确计3分。从100减7开始计算正确的减数，每一个减数都单独评定，如果被试减错了一次，而从这一个减数开始后续的减7正确，则后续的正确减数要记分。例如，如果被试的回答是93-85-78-71-64，85是错误的，而其他的结果都正确，因此给3分。不要重复被试答案，不能用笔算。

（7）句子复述：指导语为"现在我要对您说一句话，我说完后请你按我说的话原样重复说出来，［暂停一会儿］我只知道今天张亮是来帮过忙的人"。被试回答完毕后，"现在我再说另一句话，我说完后请您也照原样重复出来，[暂停一会儿]：狗在房间的时候，猫总是躲在沙发下面"。评分：共2分，复述正确，每句话分别给1分。注意：如复述时出现了省略（如，省略了"只"，"总是"）以及替换/增加（如"我只知道今天张亮……"说成"我只知道张亮今天……"；或"房间"说成"房子"等）均不正确。

（8）词语流畅性：指导语为"请您尽可能快、尽可能多的说出您所知道的动物的名称。时间是1分钟，请您想一想，准备好了吗？开始！"一分钟后停止。如果被试1分钟内说出的动物名称≥11个，计1分。同时在检查表的背面或两边记下被试的答案内容。龙、凤凰、麒麟等神话动物也算正确。

（9）抽象思维：让被试解释每一对词语在什么方面相类似，或者说它们有什么共性。指导语：请您说说橘子和香蕉在什么方面类似？"如果被试回答的是一种表面特征（如，都有皮，或都能吃等），那么只能再提示一次："请再换一种说法，它们在什么性质方面相类似？""如果被试仍未给出正确答案（水果），则说："您说的没错，也可以说它们都是水果。"但不要给出其他任何解释或说明。在练习结束后，说："您再说说火车和自行车在什么方面相类似？"当被试回答完毕后，再进行下一组词："您再说说手表和尺子在什么方面相类似？"不要给出其他任何说明或启发。评分：共2分。只对后两组词的回答进行评分。回答正确，每组词分别给1分。下列的回答被视为正确：火车和自行车——运输工具、交通工具、旅行用的；手表和尺子——测量仪器、测量用的。下列回答不能计分：火车和自行车——都有轮子；手表和尺子——都有数字。

（10）延迟回忆：指导语为"刚才我给您读的几个词让您记住，请您再尽量回忆一下，告诉我这些词都有什么？"对未经提示而回忆正确的词，在下面的空栏中打钩（√）作标记。评分：共5分。在未经提示下自由回忆正确的词，每词计1分。可选项目：在延迟自由回忆之后，对于未能回忆起来的词，通过语义分类线索鼓励被试尽可能地回忆。经分类提示或多选提示回忆正确者，在相应的空栏中打钩（√）作标记。先进行分类提示，如果仍不能回忆起来，再进行多选提示。

指导语："下列词语中哪一个是刚才记过的——鼻子、面孔、手掌？"

天鹅绒：分类提示——一种纺织品；多选提示——棉布、的确良、天鹅绒。

教堂：分类提示——一座建筑；多选提示——教堂、学校、医院。

菊花：分类提示——一种花；多选提示——玫瑰、菊花、牡丹。

红色：分类提示——一种颜色；多选提示——红色、蓝色、绿色。

评分：线索回忆不记分。线索回忆只用于临床目的，为主试分析被试的记忆障碍类型提供进一步的信息。对于提取障碍导致的记忆缺陷，线索可提高回忆成绩；如果是编码障碍，则线索无助于提高回忆成绩。

（11）定向力：指导语为"告诉我今天是什么日期。"如果被试回答不完整，则可以分别提示被试："告诉我现在是［哪年，哪月，哪日，星期几］"。然后再问："告诉我这是什么单位？什么城市？"共6分。每回答正确一个计1分。被试必须回答精确的日期和地点（医院、诊所、办公室的名称）。日期上多一天或少一天都算错误，不计分。

总分：把右侧栏目中各项得分相加即为总分，受教育年限≤12年则加1分，满分30分。>26分算正常。

MMSE和MoCA等神经心理学测试的评分结果受多种因素影响，如受试者的文化程度、认知损害特点及严重程度，以及进行评测医师操作的准确性、熟练性等，尽管 MMSE 和 MoCA 均具有易操作的特点，但仍应由接受正规统一神经心理量表培训的医师完成，以保证结果的准确性和稳定性。

二、日常生活能力量表

（一）日常生活能力量表

日常生活能力量表（Activity of Daily Living，ADL）于 1963 年由 Katz S 等人最先提出并试用，后在 1969 年由美国的 Lawton 和 Brody 正式制定（表 3-3-11）。传统日常生活能力量表（ADL）主要评定被试者的日常生活能力。评分方法分 4 级。量表共有 14 项，1~6 项是躯体生活自理表，7~14 项是工具性日常生活能力量表。

表 3-3-11　日常生活能力量表（ADL）

序号	评定内容	得分
1.	行走	1　2　3　4
2.	吃饭	1　2　3　4
3.	穿衣	1　2　3　4
4.	梳头、刷牙等	1　2　3　4
5.	洗澡	1　2　3　4
6.	定时如厕	1　2　3　4
7.	使用车辆	1　2　3　4
8.	做饭菜	1　2　3　4
9.	做家务	1　2　3　4
10.	洗衣	1　2　3　4
11.	购物	1　2　3　4
12.	吃药	1　2　3　4
13.	打电话	1　2　3　4
14.	处理自己的财务	1　2　3　4
得分：		

量表指导语：现在我想问些有关于您平常每天需要做的事情，我想知道，您可以自己做这些事情还是需要人家帮助，或者您根本没办法做这些事？

评分标准：总分低于 16 分为完全正常，大于 16 分有不同程度的功能下降，最高 56 分。单项分 1 分为正常，2~4 分为功能下降。凡有 2 项或两项以上 ≥ 3 分，或总分 ≥ 22 分为功能有明显障碍。

（二）老年日常生活能力评估量表

传统 ADL 量表主要是评估老人穿衣、吃饭、洗澡、修饰、如厕及大小便控制的能力。工具性日常生活活动能力量表（Instrumental Activities of Daily Living，IADL）主要评估老人使用器具从事日常生活活动的能力，如烹饪、洗衣、清洁、使用电话、理财等。Elena 和 Wilian 对患有慢性疾病的老年人的日常生活功能量表作了修订，将 ADL 和 IADL 进行了合并，共 20 项（表 3-3-12）。

表 3-3-12　老年日常生活能力评估量表（IADL）

序号	评定内容	得分			
1.	自己搭公共车辆	1	2	3	4
2.	到家附近的地方去（步行范围）	1	2	3	4
3.	自己做饭（包括生火）	1	2	3	4
4.	做家务	1	2	3	4
5.	吃药	1	2	3	4
6.	吃饭	1	2	3	4
7.	穿衣服、脱衣服	1	2	3	4
8.	梳头、刷牙等	1	2	3	4
9.	洗自己的衣服	1	2	3	4
10.	在平坦的室内走	1	2	3	4
11.	上下楼梯	1	2	3	4
12.	上下床，坐下或站起	1	2	3	4
13.	提水煮饭，洗澡	1	2	3	4
14.	洗澡（水已放好）	1	2	3	4
15.	剪脚趾甲	1	2	3	4
16.	逛街、购物	1	2	3	4
17.	定时去厕所	1	2	3	4
18.	打电话	1	2	3	4
19.	处理自己的钱财	1	2	3	4
20.	独自在家	1	2	3	4
得分：					

量表指导语：现在我想问些有关于您平常每天需要做的事情，我想知道，您可以自己做这些事情还是需要人家帮助，或者您根本没办法做这些事？

评分标准：自己可以做得 1 分；有些困难但自己尚能完成得 2 分；需要帮助得 3 分；根本没法做得 4 分。评价标准：75 岁以下的老人，总分 ≥ 23 分，提示失智；75 岁以上的老人，总分 ≥ 25 分，提示失智。

三、精神行为症状量表

神经精神科问卷（Neuropsychiatric Inventory，NPI）（表 3-3-13）是 1994 年 Cummings 等编制的由照料者回答的量表，主要评定失智症患者 10 种常见的行为障碍。量表由照料者回答，需时少，一般 7~10 分钟即可完成，症状严重者时间可能稍长。由于量表对精神症状涉及面较广，常被用于评价药物对精神症状的疗效，同时对失智症患者的病因鉴别有帮助。该量表调查的内容包括 10 个神经精神症状和 2 个自主神经症状，每个亚项有 1 个反应其核心症状的筛检问题。如果筛检问题的回答是"否"，则进行下一项筛检问题。如果回答"是"，则需评定过去 4 周内的症状严重程度和照料者苦恼程度。

表 3-3-13　神经精神科问卷（NPI）

评测项目	评分标准
1）频率（1~4 分）	1 分 = 偶尔，少于每周一次；2 分 = 经常，大约每周一次；3 分 = 频繁，每周几次但少于每天 1 次；4 分 = 十分频繁，每天一次或更多或者持续
2）严重程度（1~3 分）	1 分 = 轻度，可以察觉但不明显，对患者几乎没有造成困扰；2 分 = 中度，明显但不十分突出，对患者造成较多困扰，但照顾者能改变患者行为；3 分 = 重度，非常突出的变化，患者的行为难以改变
3）该项症状引起照顾者的苦恼程度（0~5 分）	0 分 = 不苦恼；1 分 = 极轻度的苦恼，照料者无需采取措施应对；2 分 = 轻度苦恼，照料者很容易应对；3 分 = 中度苦恼，照料者难以自行应对；4 分 = 重度苦恼，照料者难以应对；5 分 = 极度苦恼，照料者无法应对

项目	有无	频率	严重程度	使照料者苦恼程度
1. 妄想（错误的观念如：认为别人偷他／她的东西？怀疑有人害他？怀疑配偶不忠？怀疑要遗弃他？）	0 □无 1 □有	□	□	□
2. 幻觉（视幻觉或听幻觉？看到或听到不存在的东西或声音？和实际不存在的人说话？）	0 □无 1 □有	□	□	□
3. 激越／攻击性（拒绝别人的帮助？难以驾驭？固执？向别人大喊大叫？打骂别人？）	0 □无 1 □有	□	□	□
4. 心境恶劣（说或表现出伤心或情绪低落？哭泣？）	0 □无 1 □有	□	□	□
5. 焦虑（与照料者分开后不安？精神紧张的表现如呼吸急促、叹气、不能放松或感觉紧张？对将来的事情担心？）	0 □无 1 □有	□	□	□

续表

项目	有无	频率	严重程度	使照料者苦恼程度
6. 欣快（过于高兴、感觉过于良好？对别人并不觉得有趣的事情感到幽默并开怀大笑？与情景场合不符的欢乐？）	0 □无 1 □有	□	□	□
7. 情感淡漠（对以前感兴趣的活动失去兴趣？对别人的活动和计划漠不关心？自发活动比以前少？）	0 □无 1 □有	□	□	□
8. 脱抑制（行为突兀，如与陌生人讲话，自来熟？说话不顾及别人的感受？说一些粗话或谈论性？而以前他／她不会说这些）	0 □无 1 □有	□	□	□
9. 易激惹／情绪不稳（不耐烦或疯狂的举动？对延误无法忍受？对计划中的活动不能耐心等待？突然暴怒？）	0 □无 1 □有	□	□	□
10. 异常运动行为（反复进行无意义的活动，如围着房屋转圈、摆弄纽扣、用绳子包扎捆绑等？无目的的活动，多动？）	0 □无 1 □有	□	□	□
11. 睡眠／夜间行为（晚上把别人弄醒？早晨很早起床？白天频繁打盹？）	0 □无 1 □有	□	□	□
12. 食欲和（或）进食障碍	0 □无 1 □有	□	□	□
得分		□	□	□

操作指导语：患者得病后是否有以下行为改变，如果有，请按照严重程度进行分级。评估周期为本访视近 4 周内。

四、临床痴呆评定量表

临床痴呆评定量表（Clinical Dementia Rating Scale，CDR）可以评定受试者总体或各部分的水平，是最简便的成套量表，现已成为痴呆临床试验总体评鉴的金标准之一（表3-3-14）。最初由 Hughes 等于 1982 年修订，1988 年 Morris 完成与神经病理信息相关的有效性验证，1993 年发表 CDR 修订版本，对痴呆受试者认知功能和社会生活功能损害的严重程度进行临床分级。适用于阿尔茨海默病或其他痴呆。采用临床半定式访谈受试者和知情者获得信息，评估受试者 6 方面（记忆、定向、解决问题、社区事务、家庭生活和生活自理）的表现，各部分单独进行，然后由 1 名临床医师集合相关的信息，从而得到总分。按严重程度分为 5 级，即正常、可疑痴呆、轻度痴呆、中度痴呆和重度痴呆，分别记为 0、0.5、1、2、3 分。

表 3-3-14　临床痴呆评定量表（CDR）

	健康 CDR=0	可疑痴呆 CDR=0.5	轻度痴呆 CDR=1	中度痴呆 CDR=2	重度痴呆 CDR=3	得分
记忆力	无记忆力缺损或只有轻微不恒定的健忘	轻微、持续的健忘；对事情能部分回忆；"良性"健忘	中度记忆缺损；对近事遗忘突出；缺损对日常生活活动有妨碍	严重记忆缺损；仅能记着过去非常熟悉的事情；对新发生的事情则很快遗忘	严重记忆力丧失；仅存片断的记忆	☐
定向力	完全正常	除在时间关系定向上有轻微困难外，定向力完全正常	在时间关系定向上有中度困难；对检查场所能作出定向；对其他的地理位置可能有定向	在时间关系上严重困难，通常不能对时间作出定向；常有地点失定向	仅有人物定向	☐
判断和解决问题的能力	能很好地解决日常、商业和经济问题，能对过去的行为和业绩作出良好的判断	仅在解决问题、辨别事物间的相似点和差异点方面有轻微的损害	在处理问题和判断问题上有中度困难；对社会和社会交往的判断力通常保存	在处理问题、辨别事物的相似点和差异点方面有严重损害；对社会和社会交往的判断力通常有损害	不能作出判断，或不能解决问题	☐
社会事物	在工作、购物、一般事务、经济事务、帮助他人和与社会团体社交方面，具有通常水平的独立活动能力	在这些活动方面有损害的话，仅是可疑的或轻微的损害	虽然仍可以从事部分活动，但不能独立进行这些活动；在不经意的检查中看起来表现正常	很明显地不能独立进行室外活动；但看起来能够参加家庭以外的活动	不能独立进行室外活动，看起来病得很重，也不可能参加家庭以外的活动	☐
家庭生活业余爱好	家庭生活，业余爱好、智力均保持良好	家庭生活，业余爱好、智力活动仅有轻微的损害	家庭生活有轻度而肯定的损害，较困难的家务事被放弃；较复杂的业余爱好和活动被放弃	仅能做简单的家务事；兴趣减少且非常有限，做得也不好	在自己卧室多，不能进行有意义的家庭活动	☐
个人照料	完全自理		需要监督	在穿衣、个人卫生以及保持个人仪表方面需要帮助	个人照料需要更多帮助；通常不能控制大小便	☐
总分	0	0.5	1	2	3	☐

操作指导：注意只有当能力的减退是由认知障碍引起时才记分。如果功能障碍的严重程度介于两级之间，原则上按严重的一级进行评定。最后，综合 6 个功能域的得分，根据

以下原则总结出 CDR 总体得分：

1. 记忆（M）为主要项目，其他 5 项为次要项目。

2. 当 M=0.5，CDR ≠ 0，只能 =0.5 或 1。

3. CDR=M（记忆分）

1）当至少 3 个次要项目与记忆分数相同时；

2）当 1 个或 2 个次要项目分数 =M，不多于 2 个次要项目分数在 M 的任一侧时；

3）当 3 个次要项目分数在记忆分的一侧，另 2 个次要项目分数在记忆分的另一侧时；

4）当 M=0.5，至少 3 个次要项目均为 0 时，CDR=0.5；

5）当 M=0，只有 1 个次要项目 ≥ 0.5 时，CDR=0；

4. CDR ≠ M（记忆分）

1）当 3 个或多个次要项目分数大于或小于 M 时，CDR= 大多数次要项目分数；

2）当 M=0.5，至少 3 个次要项目分 ≥ 1 时，CDR=1；

3）当 M=0，2 个或多个次要项目 ≥ 0.5 时，CDR=0.5；

4）当 M=1 时，CDR ≠ 0，此时如果其他大多数次要项目 =0，CDR=0.5。

就近联合原则：当不符合以上原则时，CDR= 与 M 接近的次要项目的分数。

多中心研究发现，CDR 具有很好的内容效度和判别效度，是国内外最常应用的失智严重程度分级量表。

随着认知障碍和失智症患者日益增多，神经心理评估已经成为神经科临床和科研中的重要工具。综上所述，各种反映认知、日常功能和精神行为的神经心理评估工具种类繁多，在临床工作和研究中要有选择的使用。

案例

王奶奶入住养老机构已经一年，最近情绪低落，平日时而一句话不讲，时而情绪暴躁，经常怀疑照护员偷她衣服，照护员感到非常困扰和委屈。机构工作人员怀疑王奶奶有早期失智症状，经与王奶奶的女儿商议后，带王奶奶到医院，进行认知功能评估。

护士小李在评估时遇到了麻烦，王奶奶对小李充满了敌意，一看到她就发脾气，还对她扔东西，并拒绝回答小李的任何问题。为此，小李无可奈何地请护士长帮忙。护士长了解情况后，首先仔细了解了王奶奶在养老机构一年以来的情况，并打电话给王奶奶的女儿，详细询问了王奶奶的生活习惯和喜好。得知王奶奶的爱人是一名志愿军战士，参加过抗美援朝战争，而且王奶奶对电影《上甘岭》情有独钟，非常喜欢片中的主题曲《我的祖国》。了解到这些后，护士长去找王奶奶时刻意用手机放了《我的祖国》这首歌，王奶奶一听到这首歌显得非常激动，护士长趁机和她聊起了上甘岭这部电影和王奶奶年轻时候的事情，还给王奶奶看了关于这部电影的画报。王奶奶非常开心，并视护士长为知己，只要护士长问什么她就答什么，在悦耳的歌声中护士长轻松地完成了所有量表的评估，为诊断疾病、评估老人的功能状态及后续照料计划的提出等提供了依据。该案例提示我们，在对失智症患者做量表评估时，应充分运用沟通技巧，关注老人的心理及情绪表现，避免老人因情绪问题对评估结果产生影响。

（刘彩霞）

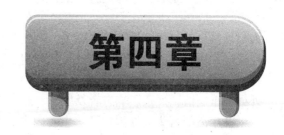

第四章

失智症的精神行为症状及处理

失智症是一种常见的慢性器质性疾病，是以脑萎缩、变性为主的脑部广泛性退行性病变，表现为进行性记忆下降、认知功能障碍，90%以上的失智症患者会发生精神行为症状（behavioral and psychological symptoms，BPDS），它是失智症患者常见的伴随症状，可以出现在失智症的各个阶段，最常见于疾病的中晚期，明显的精神行为症状提示失智症程度较重或病情进展较快，终末期患者由于认知功能的全面下降，精神行为症状常常更为突出，严重影响患者的生存质量，成为照顾者照护负担和压力的重要来源。

第一节　失智症常见的精神行为症状

国际老年精神病学学会将精神行为症状（BPSD）归纳成3组主要症状：①以幻觉、妄想为主的精神症状；②以抑郁、焦虑为主的情感障碍；③以激越、易激惹等为主的行为症状。临床上，失智症常见的精神行为症状有激越、妄想、幻觉、攻击行为、抑郁、焦虑、易激惹、淡漠、脱抑制行为、睡眠障碍、饮食异常等。61%~92%的失智症患者存在一种或多种症状，患病率随疾病严重程度而增加。

一、激越

激越行为是老年失智症患者较常出现的行为问题，也是照顾者最难以应对的问题之一。激越行为表现为攻击行为、躯体性非攻击行为和语言性激越行为3个症状群，即：重复说相同或无意义的话、反复问相同的问题、徘徊、反复走动、不恰当穿衣或脱衣、藏东西或收集废品、不恰当处理物品、乱进别人的房间或翻别人的抽屉、攻击他人或伤害自己。具体来讲，它是一种与社会标准不相符的、又不能以实际需要或错乱来解释的、以不恰当地处理物品或穿脱衣服、徘徊、打人、骂人等为主要表现的活动。失智症患者激越行为出现最多的是躯体性非攻击行为，其次是语言激越行为，打人等身体攻击行为最常发生在洗澡和更衣过程中，攻击行为虽然相对较少见，但却是照顾者们感到最苦恼的问题。失智症患者激越行为的发生率可达 50%~90%，激越行为会令患者伤害自己或他人，造成意外或加重病情，严重影响患者及家属、照顾者的生活质量。

产生激越行为的原因包括：患者内在的器质性病理损害和外在环境的条件性影响两个方面。大多数的激越行为是由于患者的需要未满足或患者不舒适而激发，表达了患者的真实需求。患者的认知紊乱会降低自身接受和处理刺激的能力，导致焦虑和应对外界压力能力的丧失；外部环境刺激过多或过少会激发患者的激越行为；感觉缺失、躯体不适、交流障碍及环境隔离、刺激过度等都会使患者错误感知外部环境，从而导致焦虑、沮丧。正常老年人会适应逐渐衰退的视觉或听觉，但对于失智症患者而言，由于脑细胞的死亡和认知功能的逐渐下降，患者的记忆力、判断力、控制力发生紊乱，这些都会使患者对环境产生错觉以及激越行为。由于失智症患者无法用语言表达感觉和需要，只能通过喊叫等类似幼儿的方式来表达饥饿、害怕和痛苦。随着失智症患者病情的发展，患者会越来越多地依赖一些早期的、甚至是幼稚的应对手段。

二、妄想

妄想是失智症患者常见的精神症状，它可以有多种表现形式，如被害妄想（坚信有人害他）、被偷妄想（坚信别人偷他的东西）、嫉妒妄想（怀疑配偶不忠、怀疑要遗弃他、坚信家中有陌生人居住等）。其中，以被偷妄想最为常见，占失智症患者妄想的 64%。如认为自己家中的物品被人偷走，这些物品有的是贵重的，有的是并不值钱的日常用品，患者为此会紧张恐惧，觉得没有安全的地方可藏匿这些物品，因而把这些物品带在自己身上，或藏在别人找不到的地方，甚至认为周围的人、亲朋好友都在偷他的东西而不信任他们，且会口口声声讲述自己的物品被人偷走，甚至引发家庭矛盾。被害妄想：患者坚信自己受到迫害、欺骗、跟踪、下毒、诽谤或阴谋对待等，往往会变得极度谨慎和处处防备，小小的轻侮可能就被患者放大，变成妄想的核心，时常将相关的人纳入自己妄想的世界中。嫉妒妄想：是一种病态型思想，认为自己的配偶或爱人不忠。患者会收集一些琐细的佐证（如衣着凌乱、床单有斑点等），就错误推论并且证实妄想内容是真实的。大部分情况下，这些指控完全是虚构的，但有时伴侣曾经有过不忠，个案通常会质疑其配偶，并且企图阻止想象的不忠事件发生。失智症患者发生妄想，可能与以下原因有关：患者的记忆力减退、认知功能损害、脑组织的损害等，特别多见于边缘系统功能障碍或颞叶病变的患者；其次，中、重度失智症患者中，被偷妄想比例反而下降，可能与患者精神、神经损害加重而导致医疗检查实施困难、无法查证有关。

三、幻觉

幻觉（hallucination）是指在没有客观刺激作用于相应感官的条件下，而感觉到的一种真实的、生动的知觉。是一种主观体验，主体的感受与知觉相似，这是一种比较严重的知觉障碍。大约 25% 的失智症患者在患病过程中会出现幻觉。幻觉主要分为幻听、幻视、幻触、幻嗅等，最常见的是幻听和幻视。

1. 幻听　指患者在没有真正的外界声音刺激的情况下，而听到的来自外界的各种声音。这些声音可能是说话声、讨论声、音乐声、自然界的声音，或者环境中的其他声音，常为言语声，其来源、清晰程度和内容各不相同。患者常常会听到空中或房间内有人对他讲话，或听到有人议论他，会产生相应的情绪和行为反应，如与幻听对骂，或侧耳谛听，或将耳中塞以棉花，甚至服从幻觉的"指令"做出一些危险动作。如自杀、自伤、冲动、出走等，患者也可以出现愤怒、忧伤、惊恐、逃避乃至产生攻击别人的情绪或行为反应。

2. 幻视　是指患者在没有真正视觉刺激的情况下，看到一些并不存在的图像。失智症患者病程早期出现幻视，提示路易体痴呆症可能。临床上，失智症患者的幻视，可以是鲜明生动的形象，亦可为支离破碎的人形或令人惊恐的怪物猛兽。如患者会看见家里有不存在的人；或看见有陌生人躲在家里某个地方，或者看见逝去的人；某些失智症患者甚至还会和不存在的人交谈；或看见环境中有可怕的物体；看见自己在光线下的影子，却以为有其他人存在；看见身边有动物，比如昆虫、蛇、老鼠等。

3. 幻触　指在没有真正触觉刺激的情况下，失智症患者感到自己被触摸了。这种触摸可能是来自于人类，也可能来自动物，如感到皮肤黏膜有虫爬、通电、火灼、手抓等异常感觉。

4. 幻嗅　是指在没有外在刺激情况下而产生的虚假感觉。失智症患者会闻到实际上并不存在的各种特殊的气味，如异香、奇臭、血腥、烧焦气味等，而且多半是难闻的气味。幻嗅在临床上较少见。

5. 幻味　较少见，常与幻嗅或其他幻觉同时存在，失智症患者感到进食或饮水时尝到特殊味道，常引起拒食。

6. 本体幻觉　较少见，包括内脏幻觉、运动幻觉和前庭幻觉。

幻觉大多是病理性，幻觉产生的原因有：

1. 疾病对大脑的影响　失智症患者发生幻觉的主要原因之一，是疾病对大脑的影响。大脑需要某种来自于环境的最低程度的刺激，而认知障碍抑制或破坏了大脑感知和接受外部刺激的能力，这就促使大脑根据过去的生活经验、人格因素等，重新构建现实与环境，从而导致了幻觉的产生。比如，某位老人曾经有过很幸福的婚姻关系，但是，老伴过世了，老人就可能出现老伴依然陪伴在自己身边的幻觉。

2. 环境因素　某些环境因素会导致失智症患者出现幻觉，比如墙壁上的图案、暗淡的光线、镜子或窗户的反射、黑暗、阴影、电视或收音机里的声音等。失智症患者的幻觉比较容易发生在光线不足的时候，比如黄昏或夜晚。

3. 身体原因　如果失智症患者存在视力和（或）听力的问题，也有可能导致幻觉发生。

四、攻击行为

攻击行为是以伤害另一生命的身体或心理为目的的行为，即对他人的敌视、伤害或破坏性行为，包括身体、心理或言语等方面。有激越、妄想、幻觉表现的失智症患者经常会有攻击行为。攻击行为常常表现为：患者为一些小事乱发脾气、经常抱怨、叫喊、骂人、打人、向人吐口水、撕毁物品等，在攻击行为中，以打人和骂人最为常见。骂人行为有时是患者被其他人或某些护理活动激惹所致，但也有时是毫无原因的。打人等身体攻击行为最常发生在日常生活护理时，如洗澡或更衣过程中。在一些情况下，攻击行为也可能表现为针对照顾者的虐待行为。攻击行为发生的主要原因是：失智症患者对是非判断能力的缺失；失去自由、被否定；患者容易误解别人的行为，产生合理及不合理的害怕。

五、抑郁

失智症患者的抑郁，起病缓慢、发展也缓慢，智能损害是全面性的，呈进行性的恶化，以显著而持久的心境低落为主要临床特征。根据忧郁心境程度不同，可从轻度心境不佳到忧伤、悲观、绝望。临床可见失智症患者心境低落与其处境不相称，情绪的消沉可以从闷闷不乐到悲痛欲绝，自卑抑郁，甚至悲观厌世；也可出现木僵状态；部分病例则表现为明显的焦虑，严重者可出现幻觉、妄想等。丧失兴趣是失智症抑郁患者常见表现之一，丧失既往对生活、工作的热忱和乐趣，对任何事都兴趣索然；体验不出天伦之乐，对既往爱好不屑一顾，常闭门独居，疏远亲友，回避社交；精力丧失，疲乏无力；洗漱、穿衣等生活小事困难费劲、力不从心。失智症抑郁患者常见表现之二，是自我评价过低，患者往往过分贬低自己的能力，以批判、消极和否定的态度看待自己的现在、过去和将来；有强烈的自责、内疚、无用感、无价值感、无助感。失智症抑郁患者常见表现之三，是显著、持续、普遍忧郁状态，出现注意困难、记忆力减退、反应迟钝、思路闭塞、行动迟缓，有些患者则表现为不安、焦虑、紧张和激越。失智症抑郁患者常见表现之四，是消极悲观，内心十分痛苦、悲观、绝望，感到生活是负担，不值得留恋。同时，失智症抑郁患者还常表现出躯体或生物学症状如食欲减退、体重减轻、睡眠障碍、性功能低下和心境昼夜波动等生物学症状。

生物、心理与社会环境诸多方面因素参与了失智症患者抑郁的发病过程，生物学因素主要涉及遗传、神经生化、神经内分泌、神经再生等方面。临床表现如情感淡漠、睡眠障碍、社交退缩等，可能是由于失智症患者心智能力下降，认知功能缺陷引起的，或因为基础神经系统疾病的直接生物学后果，即与中枢神经系统 5-HT 和 NE 功能障碍有关。失智症抑郁患者的诊断较为困难和复杂，他们通常不能清楚地表达其心境或心理。抗抑郁药物治疗效果不明显，心理治疗对轻、中度失智症抑郁患者有一定作用。

六、焦虑

焦虑是指持续的无具体原因的感到紧张不安，或无现实依据的预感到灾难、威胁或大祸临头感，伴有明显的自主神经功能紊乱及运动性不安，常常伴随主观痛苦感或社会功能受损。

焦虑是失智症患者疾病后期常见的症状，它包括攻击性、注意力不集中、易冲动、歇斯底里、言语粗暴等一组症状。患者早期有情绪不稳定，感情脆弱易流泪，遇事抑郁愁闷，为小事焦躁不安、易激惹、频繁上厕所、心慌、肢体震颤，严重时害怕、恐惧、坐立不安，无法劝解等。有的患者与照顾者分开后感到不安，或精神紧张，如呼吸急促、叹气或不能放松、对未来的事情担心。有的失智症患者表现为失眠，也有一部分患者，一到傍晚或晚上，会显得很烦躁，比如坐立不安、来回走动、大喊大叫或出现幻觉等精神混乱及急躁行为，这种现象被称为"黄昏综合征"，也叫"日落综合征"。

失智症患者的焦虑与抑郁往往共病，存在共同的生物学基础。它的发生与认知功能改变有关。失智症患者疾病早期，由于自知力、计算能力下降，患者会产生无用感，主观上的这种情绪远远高于实际躯体上的不良感受，患者疾病晚期，认知障碍更为明显，患者对于躯体不适，更加表述不清，出现明显的焦虑、激越等精神行为症状。"日落综合征"可能与缺少阳光照射引起的昼夜节律失调有一定关系。

七、易激惹

易激惹是一种剧烈但持续较短的情感障碍。当患者遇到轻微刺激或不愉快的情况，很容易产生一些剧烈的情感反应，极易生气、激动、愤怒、甚至大发雷霆，与人争执不已，会拒绝老朋友来访，言行失控。失智症患者易激惹或情绪不稳定表现为：不耐烦或疯狂的举动；或对延误无法忍受；或对计划中的活动不能等待；突然暴怒等，其发怒打骂的对象往往是亲属。失智症易激惹的病因与认知功能的损害有关。

八、淡漠

淡漠是失智症患者最常见的精神行为症状之一。约 32.1%~93.2% 失智症患者存在淡漠症状，约 42% 轻度认知功能障碍患者、80% 中度认知功能损害患者、92% 重度认知功能损害患者存在淡漠症状。临床表现为：当失智症患者语音功能、视空间技能、听力、视力受损时，引起知觉反应迟钝及感觉阻断，丧失与他人交往的能力，患者常常表现为参加活动减少、退缩、孤独，回避与人交往，对生活和周围的环境缺乏兴趣，对以往感兴趣或关心的事情失去兴趣，丧失对亲人关切或担忧的能力，如有关子女的事、家庭的变动、儿孙的造访、以往的爱好等，均显得无动于衷。

失智症患者淡漠发生的原因有：与脑的前额叶皮质及皮层下结构改变有关，与乙酰胆碱、多巴胺、去甲肾上腺素等多种神经递质失衡有关。

九、脱抑制行为

脱抑制行为指个人行为的内部约束机制被解除的状态，系失智症精神行为异常的人格改变的一种，是失智症的中期表现。失智症脱抑制行为的临床表现有：患者的社会行为显得冲动、不恰当，与陌生人讲话自来熟、说话不顾及别人的感受、说一些粗话或谈论性；有时表现为性欲脱抑制、行为有失检点等（如在公众面前暴露性器官或公开手淫，抚摸自己或他人的性器官）；饮食习惯发生改变，过度口部活动、饮食过多，有时甚至吃异物（如纸张）；人的原始行为表现得更加强烈而无法控制。

失智症脱抑制行为的发生，常与脑的前扣带回、岛叶、额眶部、外侧颞叶部的皮质功能障碍、胆碱能功能障碍以及纹状体 D2/D3 受体过度活跃相关。

十、睡眠障碍

失智症患者睡眠障碍表现为入睡困难、晨间早醒、睡眠维持能力明显下降、睡眠中频繁出现觉醒、睡眠呈片段性，即觉醒频度和持续时间的增加，慢波睡眠和快动眼相（REM）睡眠的减少。由于夜间的睡眠破坏，导致日间瞌睡或过度睡眠。患者睡眠紊乱特征性表现为日落综合征，常见于失智症后期，即多于傍晚或深夜出现神志恍惚或意识模糊、漫游、焦急、不安、激惹与好斗，严重者出现谵妄，并可呈间歇性发作。

识别和处理失智患者的睡眠紊乱和睡眠障碍是非常重要的，它们是造成照顾者苦恼的主要因素，并且与患者入住收治机构的可能性增加有关。

十一、饮食异常

失智症患者饮食异常临床表现：常有饮食习惯突然改变、拒食、贪食行为、乱吃东西等，常见有贪食症：患者的摄食欲望或行为常呈发作性，一旦产生了进食欲望便难以克制和抵抗，发作性大量进食。有的患者不知饥饱，一餐吃很多，刚刚吃过饭，还要吃；饮食习惯突然改变：以往不喜欢吃甜食，现在变得十分爱吃甜食，甚至跟孙辈抢吃；拒食：某种心理刺激或其他不明原因引起，患者话很少，呆坐很久，不愿意进食；异食：失智症患者异食表现为，抓住物品就往嘴里放，如纽扣、钥匙、针，有的喜欢啃手指，有的甚至到处找东西吃。

失智症患者饮食异常发生的原因可能与脑部功能退化，掌管饮食中枢的下丘脑功能失调有关。

十二、病态收集行为

病态收集行为也称为病态性囤积症、弃置恐惧症。失智症患者的病态收集表现为，患者违背常情地到处搜集与收藏并无多大用处的物件，如垃圾、腐败的食物、废纸等无关紧要的物件，常造成家人的困扰。它是失智症认知行为障碍早期常见的表现之一，与大脑萎缩、受伤、病变有关。

十三、迷路

失智症患者会有记忆力减退、空间感丧失等现象，迷路通常是失智症中后期出现较多的症状之一。约有六成的失智症患者有迷路、走失的经历。这些患者常忘记家中的地址及电话，丧失寻求他人帮助的能力，出现外出后不知如何返家的情形。一旦出现迷路的情况，患者病情可能出现恶化，变得不认识家人及出现大小便失禁，不仅在照料上增加了难度，也给家人增添了精神上的负担和困扰。

第二节　常见的失智症精神行为症状的处理

失智症精神行为症状（BPSD）是大多数失智症患者入院治疗的主要原因。严重的精神行为症状如攻击行为、幻觉等，可以危及患者及照顾者生命。因此，失智症精神行为症状应尽早得到识别和干预，以避免带来更多的严重不良后果。

一、评估

失智症精神行为症状中，某些症状早期不易识别。疾病早期，患者的焦虑、抑郁等症状多半不愿意暴露而不能早期识别或被误诊为其他神经系统疾病，明显的精神行为症状提示失智症程度较重或病情进展较快。因此，应加强评估、收集全面的病史，可以通过询问照顾者获得信息，确保疾病得到最大程度的治疗。

简明神经精神量表（NPI-Q）为知情人问卷，资料主要来自患者的直接照顾者，目前也广泛被采用到失智症精神行为问题的研究报告中，已被证实具有较好的信度与效度，具体可参见第三章相关内容。

二、失智症精神行为症状产生的原因

引起失智症精神行为问题的原因包括生物－心理－社会三个层面的原因。生理上，由于蛋白质代谢异常造成脑神经细胞受损而发生精神行为问题；心理层面上，失智症能完全改变或加重患者病前性格，而形成精神行为问题；环境的改变，特别是搬家或改变居住地或人际关系不佳等都是引起精神行为问题的原因。

三、失智症精神行为症状的处理

（一）药物治疗

失智症患者一旦被诊断有严重的精神行为问题，造成家属及照顾者的困扰时，则应给予药物治疗，主要有乙酰胆碱酯酶抑制剂、抗精神病药物、抗抑郁药、抗焦虑药等，已在第二章中有详细介绍，本章不再赘述。

（二）非药物治疗

非药物治疗方式的选择，有必要综合采用患者熟悉的、建立在患者兴趣爱好基础上的、具有我国文化特征的活动，用以改善失智症患者的认知功能。

1. 激越、攻击行为的处理方法　在护理中采用责备、强行制止等方法直接干预会令失智症患者激越行为或攻击行为持续存在或者以其他激越形式表现出来。照顾者态度不友善、无耐心或应对激越行为的方法不当等，会使患者的意图不能被正确解读而表现得更加激惹。有多种治疗方法可处理失智症患者的激越行为，包括识别出任何引发激越的前驱事件、确定是否可预期和缓解未满足的需求，以及避免环境触发因素如周围环境突然改变等。通过消除刺激因素和诱发因素，介入情感疗法、刺激疗法、行为疗法及认知疗法等措施，提高患者自我价值存在感和与外界交流，帮助患者提高对真实生活的体验感，从而控制失智症的激越行为的进展。护理上应注意调节患者的生活节奏，日常生活尽量简单化、有规律，避免增加不良的刺激；对患者不能做的事情应及时提供帮助，不要勉强患者做能力达不到的事情，否则会加重其心理压力和困惑，容易诱发精神行为症状；虽然患者各方面的能力随病情的发展而不断下降，但仍保存着一定的自尊心，渴望被人关注和尊重，所以照顾者要注意避免伤害患者的自尊；多鼓励和表扬患者，在患者做错事时，不要总是去纠正或指责，尽量不与患者争执，避免患者有太多的挫折感，照顾者要尽量多陪伴患者；有的患者在人多嘈杂的地方容易激动、骂人，照顾者要避免带患者出入这些场所；改良个人照料方法，照顾者需要保持耐心，不要催促患者。

2. 妄想、幻觉的处理方法　对不同类型的妄想症，应选用不同的治疗方式。心理治疗：首先治疗者需与患者建立良好的治疗关系，透过给予患者支持来改变某些行为。在压力情境下常会影响妄想强度，应避免给患者过度的压力，要针对个案情形采取适当的适应技巧，或者配合认知行为治疗，可以减少个案对压力的不当反应。鼓励患者的家人参与制定和实施治疗计划，对治疗进度有帮助。团体治疗：配合心理治疗进行。幻觉的治疗要点不仅仅是服用药物与生活调理，更重要的是子女亲属的交流与关怀，需要身边的亲人的心理上的耐心呵护。当患者出现幻觉时，企图说服出现幻觉体验的患者不相信幻觉有时是徒劳的，请不要与患者争辩，不要强迫患者接受其所看到或听到的东西是不真实的；护理人员要先耐心聆听患者的倾诉，体会患者隐藏在幻觉背后的真实感受；在患者害怕的时候给予陪伴和安慰，不要把患者一个人留在房间里，注意保护患者安全；转移其注意力，可以带患者去散步，或者换个房间坐坐，在光线充足，有熟悉的人陪伴的地方；如果患者经常"看见"自己心爱的亲人，护理人员可以陪伴患者一起回忆往事；设法将患者注意力引向音乐、谈话、小食品或者患者感兴趣的其他活动；护理人员以平静、理解的态度回应患者。消除环境因素影响：护理人员需要观察，了解环境中可能存在哪些容易引起患者幻觉的因素，并加以改善。如检查环境中是否存在可能会引起幻觉的噪声，比如电视或空调发出的声音；检查环境中是否存在容易引起幻觉的影像，比如，由于阳光在地板、墙壁上形成倒影或扭曲的影像让患者感觉不舒服时，把窗帘拉起来遮挡过于强烈的阳光；患者因为看见镜子里的人影而感到害怕，可以用布或贴纸遮住镜子或者移走镜子。室内光线柔和，避免在浴室和卧室内安装镜子，以免患者认为有他人在房内而恐慌。对于患者的攻击行为，仍以疏导、解释、转移注意力等方法为主，并可在医师的指导下，短期应用镇静药物控制，同时应分析并找出引起异常精神行为发生的原因，防止再发生。

3. 抑郁、焦虑的处理方法　对有明显心理社会因素作用的忧郁发作患者，在药物治疗的同时常需合并心理治疗。常用的心理治疗方法包括支持性心理治疗、认知行为治疗、人际治疗、婚姻和家庭治疗、精神动力学治疗等，其中认知行为治疗对抑郁发作的疗效已经得到公认。照顾者采取分散注意力和改变注意焦点的策略，并在患者看起来焦虑时给予使患者平静、使之安心的回应。运动训练（目标：每日最少运动30分钟）联合照顾者教育（照顾者在处理行为问题方面接受培训）可以改善患者抑郁。焦虑的心理治疗方法有：解释性心理治疗、放松治疗、行为治疗、认知疗法及催眠疗法等。

4. 易激惹的处理方法　①帮助患者制定每日活动计划表，每日活动计划表就是为了促使患者活动起来，原则是循序渐进，从易到难，逐渐增加患者的作业活动量和复杂性；②促进患者愉快体验，让患者每天晚上将当天的活动内容的愉快体验程度作出评价，如患者根据计划表行动，参与活动的动机就会增加，而促使患者成功的自信心增加，以及愉快感觉也将随之而增加；③进行转换法处理，即换一种方式来解释患者自己的体验，或通过讨论而使患者发现自己能够解决原来不能解决的问题；④采用认知重评法，由医师和患者共同进行评价，主要是找出认知沮丧及自暴自弃的关系，从而矫正这些认知障碍。

5. 淡漠的处理方法　针对患者对以前感兴趣的活动失去兴趣、对别人的活动和计划漠不关心、自发活动比以前少等表现，护理人员可以采取：①鼓励患者正视自我的身心变化，积极参加各项活动，规律生活；②关心体贴患者，鼓励患者说出内心的感受，给予心理安慰，精神支持；③安排一些患者之前感兴趣的事情，鼓励患者参与；④与患者建立良好的关系，鼓励家属多陪伴，使患者感到关怀和尊重，使之心情舒畅；⑤开展健康教育，让患者家属及照顾者进一步了解失智症的有关知识，了解患者异常行为问题及处理方法，提供照料计划和应付技能；⑥尊重患者人格，理解患者的行为问题，避免冲突。

6. 脱抑制行为的处理方法　行为干预治疗（改变注意焦点、分散注意力、避免刺激物），同时可以辅以药物治疗。干预措施有：①对轻症患者首先采取非药物性措施，查找原因，调整环境，增加交流，给予情感支持。尊重患者的人格，千万不要伤害患者的自尊心。要给予更多的同情，要经常用抚摸动作和亲切的话语，给予患者关心和爱护。对重症患者，在加用药物的同时，尤其应强调改善患者的生活环境等，为家属提供心理咨询及护理技能帮助。②对于有脱抑制异常行为的患者，要反复进行强化训练。如果患者有随地大小便现象，家人应掌握患者大小便规律，定时督促患者上厕所。帮助患者养成有规律的生活，活动时间不宜过长，周围环境要相对清静；当患者有不合理要求时，如：抚摸照顾者的乳房，拍臀部，脱衣服，裸露生殖器等，要认清这是患病所造成的行为，要分散患者的注意力，转向去做别的活动。③合理安排患者日常生活。照顾者要经常协助患者搞好个人卫生，让他们做一些泡茶、洗碗、扫地、买东西等简单家务。通过看电视、听音乐、看报纸、读杂志，给患者以视听方面的外界刺激，经常有意识地让患者记忆、判断，以达到锻炼大脑思维活动的目的。④加强防护，防止意外。病情轻的患者需要在患者活动多的时间里加强看护，病情重的患者要做到 24 小时有人陪伴。⑤记录患者的行为和精神症状表现。对护理人员进行相关知识培训，训练护士掌握失智症患者的行为和精神症状的术语和概念，学会临床观察行为和精神症状的表现做出正确判断和记录。

7. 睡眠障碍的处理方法　失智症睡眠障碍患者使用非药物治疗策略通常优于药物治疗。睡眠障碍非药物治疗指认知行为和精神教育策略，以及生理节律疗法。干预具体措施包括：①改变饮食习惯。限制晚上喝饮料，戒除晚上饮酒和咖啡。②改变生活方式。限制日间瞌睡的频度和时间，给患者安排适当的锻炼和体力活动，使患者夜间精力不那么充足；强化白天、黑夜的更替概念，安排患者在安静的环境下按时休息，睡前让患者先上洗手间；若患者以为是白天，不可与患者辩解或争执，可轻声安慰促进入睡；鼓励患者增加社交往来，适当参加一些户外活动，如：散步、做操和跳舞等，有助于夜间的睡眠。③良好的睡眠卫生教育。在正常的睡觉时间督促患者上床，每天准时起床；卧室尽量温暖舒适，晚上关上窗帘，在卧室开一盏不太明亮的小灯，并安慰和告知患者，照顾者就住在隔壁。④环境重建。解决环境问题可消除外在因素，保持环境夜晚黑暗和白天明亮、减少晚上噪音，最大程度减少睡眠中断，避免因测量生命征和给药导致的非必要的夜间觉醒；提供足够的光线暴露、安排患者接受早晨的阳关或亮光照射、增加暴露于光线的时间。⑤针灸治疗和日间工娱治疗。

8. 日落综合征的处理方法　褪黑激素和（或）光照疗法对失智症患者有潜在益处，可以从改善失智症患者的周围环境入手，让老人白天多晒太阳，早上、傍晚各半小时，避免阳光强烈的时段。认真观察患者一天不同时间点的情绪、精神状态、体能、思维功能、方向感和认知功能的变化，把每天需要患者完成的事情尽量安排在早上或者下午完成。失智症患者往往失去学习的能力，很难适应新的环境，应尽可能维持患者原有熟悉的环境，避免环境触发因素而引发的精神行为异常，如不得已要改变熟悉的周围环境，房间的布置、家具的摆放、纪念品和照片的摆放，尽量维持原有的位置和样貌，以避免加重患者的心理压力和困惑，诱发精神行为症状。保持定时、有规律的作息，在保证安全的前提下，在尽可能大的范围内让患者自由活动。

总之，在面对一个有精神行为问题的失智症患者时，首先应认清是什么样的精神行为问题，并找出原因，从而采取药物治疗与非药物治疗相结合的方法加以干预，并重视非药物干预的效果。

案例

患者女性，70岁，3年前脑CT提示脑萎缩，后诊断为失智症。曾服药治疗一年，效果不明显。由儿子在家照顾老人。老人身体行动自如；1年前开始，在为人处世，生活方式等各方面，出现行为语言怪异、格格不入；整天寻找身份证、户口本、工资卡、医保卡、钱等，经常怀疑是家属或邻居偷了，邻居看见老人绕道走。姐姐们对弟弟也产生了想法，认为弟弟侵吞了母亲的财产。儿子觉得很委屈，表示很无助，很煎熬，不知如何应对。

该患者有妄想症状，试图与有妄想症状患者讲道理是徒劳的。对此类患者，早期诊断和治疗很重要，可以给予适当的药物控制，加上非药物治疗干预，如认知疗法、怀旧治疗、团体活动等可以减轻临床症状，防止意外发生。同时，对照顾者加强心理支持也非常必要，对家属加强关于失智症相关知识的教育，让家属了解这是失智症的症状之一，理解老人的行为；在疾病诊断时，要召开家庭会议，了解病情的发展过程，理清各自的职责，从而避免不必要的误会。同时，可以结合老人的日常生活起居习惯、兴趣爱好、性格特点，根据老人的具体情况及残存的功能设计一些职能治疗的活动，进行非药物干预措施，配合药物治疗，可以缓解精神行为问题。

（徐赛珠）

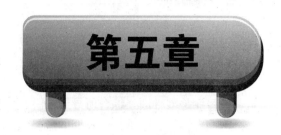

失智症的康复治疗

目前针对失智症的治疗可简单分为药物治疗和非药物治疗两部分，虽然各种治疗方法都没有办法恢复已经受损的大脑神经细胞，但通过针对性的治疗，特别是各种非药物治疗方法，可以有效延缓患者病情的进程，通过提高患者的日常生活能力来改善生活质量，减轻照护者的负担，并且延后患者被送到医疗机构的时间。

第一节 概 述

康复治疗是非药物治疗的重要内容之一，通过康复治疗，可以增强药物的作用，减少药物的使用及不良反应的发生。同时，失智症康复治疗通过团体训练、怀旧疗法等多种形式，灵活应用，让患者从中获益，特别是提高生活自理能力，减轻家庭医疗支出和家庭照护的负担，对患者本人、家庭和社会都有非常积极的作用。

一、失智症康复治疗定义

失智症康复治疗指治疗师借助环境调整，各种认知、记忆能力训练，团体活动性治疗，沟通方式的改进，针对性的体力训练等各种手段来改善失智者各种功能障碍状况的一种治疗方法。

二、康复治疗沟通形式

康复治疗沟通形式有语言沟通、非语言沟通。语言沟通方式是与失智老人相处最重要的特殊治疗方法。良好的语言沟通，是建立信任和合作的基础，工作人员或家属与患者说话时要看着老人的眼睛，保持适当的距离，声音平和不急躁，可以重复，但要耐心。非语言沟通是在语言沟通无效或低效时采用；包括采用肢体语言、书面交流等。行为举止保持自然，不夸张，充分尊重患者的习惯，有利于良好沟通的进行。

三、失智症康复治疗原则

失智症是多种因素综合所导致的一种神经功能退行性变，因此治疗上特别是康复治疗上必须综合多种手段进行，长期的康复实践证明，单一的治疗手段往往很难取得良好的效果；在失智症治疗时我们特别要注意在针对各种神经认知功能障碍进行训练的同时，一定要加强患者心肺、肌力、运动能力的训练，努力改善患者的活动状态，这对改善患者的失智状态是非常重要的。

在疾病早期，应注重沟通和交流，建立良好的生活方式，如戒烟、戒酒等，随着年龄增加，存在不同程度的大脑生理性衰退，脑细胞一旦受损伤，就很难再恢复如前，所以在疾病早期应该有意识地加强脑功能锻炼，多观察思考。坚持有规律的生活，积极参加集体活动，定期体检等。

在疾病中期，应积极防止失用，防止人为制造的长期卧床，卧床休息后要强调早活动早下床，避免过度安静，以改善生活质量为目标，定期康复评估，针对性的康复治疗。

在疾病晚期，康复治疗应以提高日常生活活动能力为主要目标。借助各种形式的康复治疗，最大限度维持或改善日常生活活动能力。

四、常用的康复治疗方法

临床上常用的康复治疗方法有认知治疗、怀旧治疗、职能治疗、行为治疗、运动训练和其他疗法等。为了达到最佳疗效，临床上做这些治疗时往往需要先进行专业的评定（表5-1-1），如 MMSE 量表、MOCA 量表等，体适能评定、身体活动量表等，再制定个体化的治疗方案（表5-1-2），进行针对性的训练。其中治疗性团体活动是失智症康复治疗非常重要的一部分。

表 5-1-1　患者功能评估表

评估日期：　　年　月　日　　　　　　　资料提供者/关系：

一、基本信息		
姓名：	性别：	年龄：
文化程度：	婚姻：	职业：
婚姻、家庭情况：		
相关疾病：□卒中 □高血压 □糖尿病 □心脏病 □退行性关节炎 □肺部疾病		
二、认知功能与问题行为评估		
认知状况	MMSE___/30，　　MO-CA___/30 定向力：□人物（可/否）□时间（可/否）□地点（可/否） 注意力：□集中 □涣散 记忆力：□记得以前的事 □记得现在的事 理解（语言/文字）：□理解 □部分理解 □无法理解 　　（情境理解）：□能正确辨认物品用途 □能做出符合场所的　□完全无法理解 　　（表达能力）：□正常 □口齿不清 □文不对题 □语意不清 　　□其他_____		

续表

| 情绪状况、精神行为症状 | 情绪表现：□平稳 □焦虑 □忧郁 □其他 _____ |
| | 精神行为症状：□妄想 □错认 □幻觉 □谵妄 □攻击行为 □睡眠障碍 □漫游 □重复现象 |

三、日常生活能力

进食	进食方式：□自行进食 □喂食
	餐具使用：□筷子 □汤勺 □两者皆可
	食物形态：□普食 □软食 □剁碎 □打泥 □流质 □鼻饲
	饮食禁忌：□无 □有 _____
	吞　咽：□正常 □含着不吞 □呛咳
梳头刷牙	□自理 □部分帮助 □完全帮助 □其他 _____
穿衣	□自理 □部分帮助 □完全帮助 □其他 _____
行走	步　态：□正常 □缓慢 □碎步 □跛行 □步态不稳 □其他 _____
	辅　具：□无 □拐杖 □助行器 □轮椅 □其他 _____
	移　位：□正常 □起身困难 □行走脚交叉 □其他 _____
	跌倒史：□无 □有，最近一次跌倒（日期、受伤程度）_____
	走　失：□无 □有，描述 _____　其他情况说明 _____
如厕	□自理 □部分帮助 □完全帮助 □其他 _____
洗澡	□自理 □部分帮助 □完全帮助 □其他 _____
睡眠	午休：□无 □有，时间：_____，约 _____ 小时
	夜眠状态：□正常 □不易入睡 □断续睡眠 □浅眠/易惊醒
	□日夜颠倒
娱乐与活动	静态：
	□看电视 □听音乐/广播 □唱歌 □阅读 □绘画 □书法
	□打麻将/下棋 □园艺 □聊天
	□泡茶/咖啡 □其他 _____
	动态：
	□做家务 □烹饪 □散步 □逛街/购物 □舞蹈 □打球 □游泳 □健身 □登山
	□其他 _____
疼痛	□无 □有，部位 _____

四、功能评估小结

评估者签名：　　　　　　　　　　　　　　　　　　日期：　年　月　日

表 5-1-2　患者康复计划表

康复项目　"打√"	康复时间	责任 OT 师
治疗性团体活动□		
认知治疗□		
怀旧治疗□		
职能治疗□		
行为治疗□		
运动治疗□		
其他治疗□		

第二节　治疗性团体活动的运用

团体活动是指在治疗师的指导或帮助下团体成员部分或全部参与的各种活动项目的总称。治疗性团体活动直接来源于生活、工作及休闲活动，患者在反复实施和完成活动的过程中获得认知、身体、心理方面的康复，有利于发挥患者的积极性和主动性。

团体活动内容与患者日常生活密切相关，符合患者兴趣和需求，能被患者接受。治疗环境的设施与气氛接近家庭和社会环境，具有现实性与生活气息。通过团体活动的形式进行认知训练等非药物治疗，特别是模拟情景互动，有利于患者之间互相交流，促进社会交往功能的恢复。在团体治疗中，治疗师、辅助人员或家人需要明确团体活动的目的，精心设计并组织实施，这不但能提高患者的兴趣，也能提高治疗效果；而功能的改善，劳作的成果，又进一步激励患者训练的信心和热情。

一、治疗性团体活动特点

治疗性团体活动有以下特点：

第一，有一定的治疗目标。工作人员会根据小组患者的认知水平和能力，结合日常生活、家庭生活、社会活动等方面需要，选择有目的的活动进行治疗和训练。如团体手工、团体传球等。

第二，根据专业知识和专业经验指导团体活动开展。选择的团体活动性质及其作用是以科学知识作为依据，在活动分析和功能评定的基础上制定。

第三，符合患者的兴趣。团体活动内容与患者日常生活相关，设计安排能被患者接受或是患者感兴趣的活动，让患者主动参与完成，并从活动中得到一定的满足，通过努力体会成功的感觉。而且环境的设施与气氛可以与家庭接近，具有现实性、实用性和生活气息，能充分激发患者的积极主动性。

第四，活动量可以调节。可根据患者的年龄、功能情况，从活动时间、活动强度、间歇次数和时间等方面循序渐进的增减。

二、治疗性团体活动的应用原则

1. 团体活动只是一种手段而不是目的，团体活动的真正意义在于活动结束后的讨论与分享，避免为了活动而活动。

2. 充分考虑团体的目标、阶段、主题、特点、时间、成员、气氛等因素的基础上，决定运用什么类型的活动。

3. 了解团体活动的可能后果。

4. 最好运用自己熟悉的活动，对于不熟悉的活动要在开始活动之前进行预演。

5. 需要进行多个团体活动时，做好之间衔接和过渡。

6. 进行团体活动的时机要认真选择。

三、团体活动实施的要求

团体活动种类繁多，执行时需要根据患者的功能障碍情况，进行有目的的选择。

首先要进行基础评定，包括基本情况（年龄、性别、文化程度等）、躯体功能（肌力、关节活动度、平衡、协调等）、认知功能（注意力、记忆力、解决问题的能力）、心理功能、兴趣爱好、职业情况、康复需求等。

然后进行详细活动分析，了解活动所需的功能要求，把认知能力相近的患者组成一组，便于大家相互沟通和交流。同时考虑到团体活动的气氛和情节，每组人员5~10人为宜，必要的时候可以家属一起参与（表5-2-1）。

每次团体活动前，要明确单次团体活动的目的。工作小组要进行精心的设计、准备道具、熟悉流程。活动任务分工明确，环境要求整洁，注意安全合理的布置环境，创造轻松的氛围，引导患者参与，鼓励患者自己独立完成。团体活动中要鼓励患者多交流互动、避免替代完成任务。当然要注意安全监护，防止患者跌倒、受伤等情况发生。

每次活动要有计划、有总结、有反馈，并在下次活动开展中持续改进，也能保持每次活动的延续性（表5-2-2、表5-2-3）。

下面通过一个具体案例的设计和实施，来详细介绍团体活动实施的过程。

1. 团体活动名称　水果超市（买卖水果）。

2. 治疗作用和目的

（1）改善认知和注意力、记忆力、思维能力。

（2）改善心理状态，提高生活兴趣，使精神放松。

（3）通过水果超市各种角色扮演，提高患者生活自理能力。

（4）通过模拟水果超市，促进交流，增强自信心，改善社会交往能力。

3. 参加人员及人数　经评估后，选择认知得分接近的失智症患者5~10人。

4. 活动组织者及助理　康复治疗师1名，护士1名，及社会工作者1名。

5. 活动地点　治疗中心多功能室。

6. 所需道具　桌子、椅子、模拟纸币、模拟收银台、计算器、喇叭、篮子、水果名称和价目表、水果（香蕉、苹果、梨、西瓜、葡萄、桃、猕猴桃、荔枝、芒果、橘子、山竹、菠萝）。

7. 活动分工

（1）"收银员" 1 名。

（2）"售货员" 2 名。

（3）"顾客" 2~7 人。

8. 活动流程

（1）工作人员介绍本次团体活动的要求和流程。

（2）工作人员帮助下，患者各就各位，水果超市准备开张。

（3）售货员介绍水果的种类，夸夸自己的水果。

（4）顾客提着篮子挑选水果，询问价格，讨价还价。

（5）挑选自己喜欢的水果，水果交易成功。

（6）"顾客" 拿着水果去收银处，"收银员" 计算水果的价格，收费，找零。

9. 大家改变角色，再进行 2~3 轮。

10. 患者进行交流和分享本次团体活动的感受　"售货员" 总结出售水果情况，顾客介绍自己挑选的水果，收银员介绍收入情况。

11. 工作人员总结本次活动，并点评每个患者的表现。

附：活动计划样表

表 5-2-1　活动签到表

活动名称		
姓名	病区	床号

表 5-2-2　团体活动计划书

一、团体名称：＿＿＿＿＿＿＿＿＿＿＿＿＿＿＿＿＿＿＿＿＿＿＿＿

二、活动目的：＿＿＿＿＿＿＿＿＿＿＿＿＿＿＿＿＿＿＿＿＿＿＿＿

三、活动时间 / 地点：＿＿＿＿＿＿＿＿＿＿＿＿＿＿＿＿＿＿＿＿＿

四、团体带领人 / 助理：＿＿＿＿＿＿＿＿＿＿＿＿＿＿＿＿＿＿＿＿

五、团体名单：＿＿＿＿＿＿＿＿＿＿＿＿＿＿＿＿＿＿＿＿＿＿＿＿

六、活动流程及用品：

时间	主题	内容	备注
活动前	材料准备		
	分工		
	场景布置		
活动中	暖身		
	主题活动		
	总结、分享		

表 5-2-3　团体活动总结反馈

年　月　日

主题：		
总结与反馈：		

第三节　认 知 治 疗

近年来，有关失智症患者认知功能障碍的康复治疗越来越得到重视，其目的是通过开发残存的能力维持或改善患者现有的功能。即用各种功能恢复训练方法通过代偿和适应来改善认知功能，以延缓功能恶化，提高日常生活能力和生活质量，减少并发症。认知康复治疗适用于脑部各种变性病（如阿尔茨海默病）、脑外伤；腔隙性梗死、脑梗死和脑出血等脑血管病后；脑炎后；一氧化碳中毒等脑缺氧后等。

康复训练之前应根据认知评定结果，对认知功能障碍进行分析和分类，然后再针对性地制订康复计划。一般将认知功能障碍分为以下几类：定向障碍、注意障碍、记忆障碍、计算障碍、思维障碍等。

一、定向训练

定向力指一个人对时间、地点、人物以及自身状态的认识能力。定向力障碍是失智症患者常见的障碍。定向训练是以恢复定向力为中心的综合认知功能康复方法。可利用定向训练板，训练板可以是黑板或其他写字板，可以随时擦写。每天更新训练板的内容，对患者进行空间、时间的问答刺激，让患者能区别上下、左右、知道自己所处的位置、地点和时间。给房间里的抽屉和橱柜贴标签也有助于增加患者的定位能力。大指针的时钟、以日期为分页的日历等有助于患者的时间定向力训练，给患者提供报纸可刺激患者对新近发生事件的兴趣。

二、注意训练

注意力的康复训练主要以内部和外部的补偿策略为主。

1. 改善觉醒水平　对觉醒障碍的患者要每天记录治疗所能维持的时间长度，根据警觉持续的水平安排活动。在觉醒水平最高时安排高觉醒要求的任务或安排"最不感兴趣的"工作，任务可以经常更换。在有信息，特别是新的信息进入时提醒患者，对患者的任何进步予以赞扬。房间中避免使用单调的颜色，可以用大量照片装饰患者房间。

2. 提高集中注意的水平　改善集中注意障碍包括从新安排环境，以减少干扰因素（如噪声，活动频繁的地方）。按照要求集中或重新集中患者的注意力，当干扰即将来临时提醒患者，要求他们尝试忽视这种干扰。

3. 改善注意力分散状况　依据患者日常的任务要求安排他们的活动，一次只完成一个任务。给患者提供书面的任务菜单和指导，将任务分成各个部分来完成。在进入下一个任务之前使用记号来标记已完成的任务。

4. 提高持续注意的水平　训练时安排足够的中途休息以提高效率。发现患者注意力发生漂移，可以暗示其回到相关的任务中来。例如，"刚才我们做到某某地方了，让我们继续"。将活动的持续时间安排的短一些。将高和低兴趣的活动交错安排，这样有助于延长患者保持注意力的时间。应对持续活动方面的进步加以赞扬。

5. 改善注意加工速度缺陷　让加工速度慢的患者有更多的时间来完成任务。应给他们提供足够的时间来应答。活动安排应允许他们有自己的节奏。

三、记忆训练

对于记忆受损的失智症患者来说，根据患者记忆损害的类型和程度，针对性地进行记忆训练非常重要。可以采取不同的训练方式和内容，每次时间不宜过长，30~60分钟为宜，最好每天一次，至少每周5次，难易程度应循序渐进，并要在训练过程中经常予以指导和鼓励。

1. 瞬时记忆训练（instantaneous memory training）　因瞬时记忆与注意力密切相关，对于注意力不能集中的患者比较困难。训练前可先了解患者的记忆广度，方法是让患者复述一串随机数字，从3位数开始，如能正确复述，就依次增加数字的长度，如多次复述不能超越某一位数，即可考虑为记忆广度的极限位数。将患者记忆广度变化作为一个参照点，在此基础上进行练习，一串数字中的每个数字依次用1秒的速度均匀连续念出或背出，熟练后还可以将数字进行倒背以增加训练难度。

2. 短时记忆训练（short-term memory training）　给患者看几件物品或图片，令其记忆，然后请患者回忆出刚才看过的东西。可以根据患者的情况调整物品的数量、识记的时间及记忆保持的时间。也可以用积木摆些图形给患者看，弄乱后让患者按原样摆好。

3. 长时记忆训练（long-term memory training）　让患者回忆最近到家里来过的亲戚朋友的姓名，前几天看过的电视的内容，家中发生的事情，如果患者记忆损害较轻，也可通过背诵简短的诗歌、谜语等进行训练。

4. 无错误学习技术　针对某一点认知功能高度集中地进行训练，可以通过不同形式的反复强化改善这些认知功能。例如姓名联想学习、物体命名训练、记忆物体位置练习可以帮助学习特定的人物或功能，都可以促进记忆力的改善。其他的练习方法如重复一串数字，将东西归入某个类别，说同一个字开头的东西，读一段文章写出摘要，对于轻度认知功能障碍患者有一定的效果。如能将这种记忆策略个体化，在患者具体的实际生活中灵活应用，与患者的生活环境密切结合，更有现实意义。

5. 取消提示技术　在训练和学习过程初期，通常提供部分信息作为提示，随着学习进展，逐渐取消这个提示。这种取消提示的方法被认为是引入了尚保存的内隐性记忆过程。如在记忆苹果时，告知是一种水果，当回忆再现苹果时，通过提示"水果"这一线索，可加快患者的再忆。

6. **外部记忆辅助** 是一类代偿技术，指借助于他人或他物来帮助记忆的方法。记忆的外部辅助工具可以分为储存类工具，如笔记本、录音机、时间安排表、计算机等；提示类工具，如报时手表、定时器、闹钟、日历、留言机、标志性张贴；将环境安排有序；口头或视觉提示等。需要何种帮助，取决于患者本身的缺陷。例如，家庭用具煤气等应该和声音联系在一起，以便提醒忘记关掉。此外建立活动常规及有序的环境，培养患者养成良好的生活习惯十分重要。如果患者总是记不住手表放在哪儿了，则每摘下手表时就将其放在一个固定的地方如床头柜。反复多次，使其学会将这个固定的地方和"我的手表在哪里"联系在一起，以后每当要戴手表时就从床头柜上取表。

四、失算症训练

患者对于抽象数字的运用能力都有不同程度受损，需对数字概念和计算能力进行相应的练习。如练习 $54 + 4$，$67 - 39$，15×6，$90 \div 15$ 等简单的加减乘除，逐渐增加运算难度，提高运算速度。学习阿拉伯数字、英文字母的排列，星期、月份、年份的排列顺序，学会基本的家庭预算，例如每月工资用在房租、水电、伙食、衣着、装饰、文化、娱乐、保健、医疗、预算外支出等方面的分配等。

五、思维障碍的康复训练

1. **基本技能训练** 包括类概念训练、推理、抽象与概括、思维策略训练等。类概念训练即训练患者对不同的物品或事物进行分类，如将食品类进一步分为肉、奶制品、蔬菜、水果等。向患者出示成对的、有共同点的物品或词组，让患者回答每一对物品有何共同之处。推理训练可以采用图形和数字等非言语性推理和言语性推理。抽象与概括即各种谚语分析。

思维策略训练指从认识问题解决的目标和现有状态之间的差距着手，通过设立若干个阶段目标，通过逐个实现而不断逼近目标，直至最终消除差距，达到目标，解决问题。该策略在问题解决中的思维操作如下：首先认清问题的初始状态和目标状态，将问题的总目标分解为若干个阶段目标。然后，选择策略将初始状态向第一个阶段目标推进，达到第一个阶段目标后，再选择向第二个阶段目标推进。如果某一策略行不通，就退回原始状态，重新选择策略，直至达到最终目标。

2. **问题解决训练** 给患者提出不同的问题，如迷路了怎么办？看到一幢大楼里冒烟怎么办等，患者可依据上述策略步骤训练自己的问题解决能力。治疗师观察患者的表现并提供不同的帮助，包括分解问题解决的步骤、给予提示，让患者将解决问题的步骤写下来以便起到增强作用。

六、社会适应能力训练

根据患者的能力和身体状况，安排一些患者感兴趣的简单、安全的活动，如娱乐（棋、琴、书、画、唱歌、跳舞）；家务（洗衣、做饭、购物、清洁卫生、照料小孩）等。鼓励患者尽量多与他人接触和交流。学会利用电话、书信、电子邮件等与不同类型人物交往，不断树立自信心，通过参与各种社交活动，改善社会适应能力。例如，可以在社区通过开设棋牌室、提供文体娱乐活动场所、举办各种健康保健讲座或者召开各种联谊会等方式，营造各种社交氛围，增进与他人进行交往的兴趣。

第四节　怀 旧 治 疗

怀旧是人类重要的一种心理活动，是人之常情，是对故人、故乡和过去生活的回忆。怀旧治疗是将心理治疗原理同时作用于一组人群中，通过成员在怀旧过程中相互影响，省察对过去事件的内在感受，鼓励以正面的态度回顾过去，重新体验过去的生活片段，增加对现在生活环境的适应能力，达到自我完善的目标的一种心理治疗方法。怀旧治疗最早来源于精神医学，而现在被视为一种自我意识的情绪体验，是思念过去时复杂的情绪状态。可以是个体对过去温暖感觉，快乐回忆的正面体验，也可以是个体对过去失落，悲痛情绪的负面体验，还可以是一种有苦乐参半的情感，这种既快乐又悲伤的矛盾性可能是由于将糟糕的现在和满意的过去对比所产生的。

一、怀旧治疗的分类形式

Havlena 与 Holak 根据社会经历来自个人或集体，经验的直接或间接性两个方面，将怀旧治疗分为个人的怀旧、人际的怀旧、文化的怀旧、虚拟的怀旧四种类型。个人的怀旧是个人直接的经历，年轻时的理想、抱负、兴趣爱好；人际的怀旧是个人间接的经历，经历可来自父母、兄弟姐妹或儿孙成就等；文化的怀旧是集体的直接经历，例如过春节、元宵节、端午节、中秋节的一些传统习惯或风俗、经历、喜爱的食物、照片等；虚拟的怀旧是集体基于想象和间接经历之上，来自书籍、资料、图片、纪念物或影视作品等，叙述国家、社会的重大事件。

Baker 和 Kennedy 根据怀旧的来源将怀旧分为集体的怀旧、模拟的怀旧和真实的怀旧三种类型。集体的怀旧是对具有相似历史文化背景、相同生活年代人的怀旧，例如共忆历史重大事，如新中国的成立，2008 年北京举办奥运会、中国女排五连冠等；模拟的怀旧是怀念没有直接经历的过去，例如回忆古今物品，古董收藏，邮票收集；真实的怀旧是对过去真实经历的怀念，回忆快乐成长时光，例如年轻时候流行的歌曲，影视作品会让你感觉再次回到自己年轻时候，回忆过去并谈谈歌曲、电影，当年对自己有意义的故事。

二、怀旧治疗的功能

失智症患者的远期记忆相对保存较佳，因而能忆起儿时或早期岁月的情景。通过怀旧活动，可以促进失智症患者参与活动的动机及语言表达，改善照护者与失智者的沟通，维持失智症患者残存的能力。怀旧治疗的主要功能有：

1. 储藏正性情感。
2. 维持和提高自我积极性。
3. 增强社会联系，提高归属感。
4. 使人具有存在的意义。

5. 统一自我，适应生活。

三、怀旧治疗的实践运用

许多研究表明怀旧治疗可用于对失智者的治疗。因为失智者由于受到活动能力、认知功能衰退的影响，每天都可能遭遇无数的挫折和困难，会使他们变得沮丧，逐渐削弱他们的精力和社会活动的兴趣，怀旧治疗则能"扭转这种不利的倾向"。主要通过引导帮助失智者以个人或集体形式直接或间接经历的往事中回忆过去对其重要的生活及工作片段，不断增强自我的概念，减少了对他人的依赖和独坐时间，增强其主动参与的愿望和应对能力，减轻失落感，增强自尊感，促进失智者和引导者交流，或者失智者之间相互交流，改善其认知和人际交往的技能，促进其心理健康并提高其生活质量。

怀旧治疗实施方式如下：

（一）介入标准

意识水平清醒，情绪稳定；要求患者具有一定的认知知觉功能与表达能力，可以是言语或肢体或文字等表达；必须自愿、有兴趣参加怀旧治疗。

（二）准备阶段

团队的组建，团队主要由专门的作业治疗师或认知心理治疗师1名、护士2名和患者6~8名构成，收集失智者的个性、兴趣爱好、成长背景经历等资料，向家属了解失智者过去最喜爱、最熟悉的人物、事情及物品，兴趣爱好等。

（三）治疗阶段

作为指导者具体干预方案如下：失智者给予每周1次、每次45~60分钟、连续四个发展阶段：创始阶段、过渡阶段、成熟阶段、结束阶段的怀旧治疗。每位失智者将至少经历6~8个主题的集体或个人怀旧治疗。每次治疗时，可根据失智者的具体情况，由护士事先准备一些患者经历过的印象深刻的照片、画册、历史图片、怀旧的音乐、珍藏多年的衣物等怀旧物品或以PPT投影播放形式，以唤起失智者的记忆。在怀旧过程中如出现令人不快的回忆时，治疗师负责及时引导，有技巧地过渡至其他主题，保证整个过程在舒缓、愉悦的状态下进行，避免引发失智者的负性情绪。引导者对怀旧治疗效果起到关键的作用，必须是选择有耐心的、责任心强的治疗人员，并且对其进行包括怀旧治疗的起源、理论、流程、引导技巧等方面的培训。

下面就怀旧治疗的四个发展阶段的主题内容、引导物、预期目标和作用做详细介绍。

第一个发展阶段——创始阶段：参加者自我介绍，通过口述或采用便笺纸等引导物互相介绍了解个人基本信息、家庭及社会生活背景信息等，谈论对此活动的期待和自己的兴趣爱好，增进相互信任感，融洽关系，使每位老人都能融入团体，同时也增加认知功能和语言的表达能力。

第二个发展阶段——过渡阶段：共忆老电影，如播放一些以抗日战争和解放战争为背景的老电影或根据老人的选择播放，可以讨论电影中的英雄人物等，回忆老电影，道出自己喜欢它们的理由，并回忆当时它们对自己有意义的事情；按照年代和类别播放甄选老歌曲，鼓励哼唱一首自己最喜爱的老歌曲。通过记忆深刻的老电影、老歌曲唤起老人们对美好时光的留恋，促进老人之间进一步熟悉。也通过视、听、说等各种感官刺激诱发大脑不同功能，来提高失智症老人动脑、理解、表达强烈情感的机会能力。

第三个发展阶段——成熟阶段：通过珍藏的老照片，讲述老照片所代表的难忘瞬间，道出自己喜欢的故事，共享老照片使老人获得被同代人的认同感和引起共鸣，有助于找回一部分失去的记忆；讲述一生中经历的国家、社会重大事件，通过一些重大历史事件的资料、书籍及图片等引导物共忆重大历史事件使老人获得被同代人的认同感和引起共鸣，相互激发脑力、刺激再回忆和再学习总结能力；通过玩具、作业本、工作笔记等引导物品谈谈童年、上学及工作时的成长过程回忆成长时光的理想及趣事，舒畅心情，成员间的相互取暖，避免抑郁、或了无生趣的平淡生活无用感，找回自信与生活重心；通过节日的活动照片，食物，纪念品，音乐，诗词等引导物品来回忆节庆活动，谈谈自己最喜欢的节日及节日中的一些传统习惯，舒畅心情，共同快乐地交谈。同时改善认知功能，减轻抑郁症状；通过回忆食物的形状、颜色、味道、制作方法和对自己的意义等谈谈自己喜欢吃的或值得怀念的食物，实现食物的人文情怀，幸福满足感；通过回忆衣服、交通工具、家电等古今物品，顺应时代潮流，在新旧事物之间寻找突破口，了解并接受和学习新事物；通过获得的勋章、奖状、奖品等总结今生成就，追忆当年的辉煌经历、理想和抱负。探讨自己培育儿孙的经验及儿孙成就，从过去自己或同伴的经历和经验中获益。促进老人自我价值肯定，增强成就感，自效感。

第四个发展阶段——结束阶段：可以以座谈会形式，通过这次活动相册、视频及纪念品等引导物谈谈对此次活动的感受及对未来的期望、规划。怀着快乐的心情共同享受相聚的美好时光，同时也赋予责任感，激发和鼓励未来会更好，树立对生活的乐观态度，重拾生命意义。

四、怀旧治疗的发展

怀旧治疗简便易行、经济实用，近些年，在老年护理中有了进一步发展并得到广泛应用。随着对失智者进行心理治疗的兴趣不断提高，Jing-Jy Wang 建议失智症"长期照护机构"的健康照顾人员应该专门接受小组怀旧治疗的培训，并作为一种失智者的长期照护方案沿用下去。因此，参加怀旧治疗是一个认知障碍老年人积极而有价值的经历。

第五节 职 能 治 疗

作业治疗（occupational therapy，OT）旨在协助残疾者和患者选择（choose）、参与（engagement）、应用（apply）有目的性和有意义的活动，并通过预防、矫治或代偿的方式，提高其在自理、工作及休闲活动上的独立能力（independence），同时作业治疗也非常注重利用环境改造及辅助技术减轻残疾（disability）及残障（handicap），以增进其生活质量（quality of life）。作业治疗在我国香港地区被称为职业治疗，在我国台湾地区被称为职能治疗。在注重生活质量与病患人权的时代，作业治疗是康复照护与社会医疗福利体系中不容缺席的专业角色之一。本节失智症的作业治疗将从作业活动、环境改造及辅助技术三方面介绍。

一、作业活动

作业活动主要包括日常生活活动、工作生产劳动及休闲娱乐活动。平衡的作业活动可为生活带来适当的节奏与丰富的意义，并且与生理及心理健康息息相关，也是在失智症的康复过程中不可忽略的重要部分。

（一）日常生活活动

日常生活活动包括自我照料、家务活动及睡眠活动。随着失智症患者的日常生活能力下降，其家庭负担也会逐渐加重。通过适当的活动设计及环境安排，可使失智症患者更好地参与活动及适应环境，力所能及地为家庭做贡献，从而提高患者及其家庭的整体生活质量。日常生活活动设计思路与方法：

1. 尽量维持原有生活步调，结合每日作息规律，形成有序的活动安排。协助失智症患者制作日常生活活动安排表，并张贴于醒目处，使其容易引发注意及克服记忆障碍。同时在活动安排与环境控制中还可运用简化明确原则：简化即将不需要的东西隐藏，突显需要的，例如把画本、彩色笔、图书放在一起，组成有意义的绘画角落（corner）；明确的环境安排则包括在照明安排上避免反光叠影，适当运用颜色对比、标示等设计，以简化讯息，减少失智症患者理解及辨别选择所需的认知负荷。

2. 尽量结合现有作业能力，了解真实需求与兴趣，调整日常生活活动的内容。运用简化步骤、分解活动、预备半成品、提供口语及肢体引导等策略，提高失智症患者的活动参与度与积极性。尤其针对执行能力较差的失智症患者，可选择步骤重复性高的活动或尝试找出活动中某个能胜任的步骤。例如邀请其参与煮饭活动，结合现有能力选择量米、洗米、加水、按键等步骤中任一步。日常生活活动可设计的内容还包括列购物清单、外出点餐、梳妆打扮、撕日历、择菜、洗菜、擦桌子、擦窗户、扫地、洗塑料杯、整理床被、浇水等。

（二）休闲娱乐活动

休闲娱乐活动包括主动式休闲（如体操、球类、下棋、麻将等）、被动式休闲（如看电视、读报、听音乐等）、交际活动（如约会、聚会等）及艺术活动（如摄影、美术、乐器等）。

1. 结合休闲娱乐活动的认知训练　失智症以认知功能障碍为主要症状，包括记忆力、判断力、定向力、言语表达、问题解决等能力退化。认知训练思路与方法：认知训练需要符合失智症患者的现有能力、兴趣及过去的职业背景，并结合不同的元素如怀旧、感官、节日主题等，使其在团体活动中调节负面情绪及实现自我价值。失智症患者常见主观能动性下降，活动设计时可预先向家属了解其职业及兴趣，甚至是年轻或早期的爱好，也可观察其日常生活表现，了解使其笑得最开心或者最能够放松投入的特定活动，避免活动带来挫折感和被强迫感。认知训练可设计的内容包括旧照片整理、老歌欣赏、写日记、下棋、剪报、麻将、着色、纸牌、拼图等。

2. 结合休闲娱乐活动的肢体训练　适当的肢体活动不仅可维持失智症患者的运动机能与心肺功能，也有助于激活运动中枢与稳定精神状态。肢体训练思路与方法：肢体训练应持之以恒，建议延续过往习惯，并附以活动意义，减少因强迫而带来的拒绝和争执。肢体训练应定时间如早操，更能强化失智症患者的定向感，建立生活规律。肢体训练可设计的内容还包括遛狗、太极拳、踢球、登山健行等。

3. 结合休闲娱乐活动的社交训练 随着记忆力、言语等功能的退化，失智症患者会出现交流困难与社交障碍。有时很难找到合适的词来表达自己的意思，同时也很难理解其他人说的话，从而与家人朋友的互动逐渐减少。社交训练可设计的内容包括陪伴、家庭聚会、探访亲友、寄送贺卡、团体活动、打招呼、握手、拥抱等。

（三）总结

作业活动的作用：建立生活规律、平衡生活节奏；带来成就感；提供生活乐趣；建立或维系人际关系；维持或提升认知及肢体功能。作业活动的设计步骤：了解失智症患者的能力及兴趣；找出适当的活动，以赋予活动意义；调整活动的难度及方式；合适的环境安排及引导；强调过程中的成就及刺激；给予肯定和鼓励，加强活动的意义。

二、环境改造

失智症患者学习与适应新事物的能力日益弱化，居住环境的改造会使其不知所措，加速自理能力的下降，改造时必须采用缓慢渐进的方式进行。

（一）居住环境的改造目标

确保安全；保护隐私；保留熟悉感；保障活动空间；加强空间辨识度与方向感；提供社交机会；适应需求变化。

（二）居住环境的改造对策

增加庭院景观及设计能够眺望户外的视觉空间，以引导失智症患者感知当下季节时令。起居厅等生活空间应要求较好的采光，方便其进行日间活动，睡眠空间则要求保持较暗的环境，以暗示夜间睡觉时间，进而帮助失智症患者克服日夜颠倒的行为障碍。走廊的灯光设计也可分为两种，一种是日光灯，另一种是小灯。日间尤其阴天下雨天气，应开日光灯，引导患者日间概念，而夜间开小灯，引导患者睡眠意识。墙面上可增置字体较大的挂历及时钟，也可鼓励患者出门时把"今天出去了""什么时候回来"等信息记录在日历上，以强调时间概念。在空间定位方面，可于墙上、门上、地板上标记引导方向，避免患者由于无法判断方向而产生焦虑。回型走廊相较有十字路口或丁字路口的走廊，可降低对方向判断力的要求，减少迷路。居室及庭院出入口应突显设计，以增强患者认知与把握空间。男女厕所应加强区分标识，可在地面色彩、入口的帘子等各方面进行区别，帮助其通过自主判断做出选择。同时要注意保证安全，窗和大片玻璃应该有防撞提示或用植物遮挡。

另外，失智症患者普遍存在徘徊行为，常见表现形式主要有空间的定向障碍、走动增多且缺乏指向性、按固定路线走动及尾随他人。过多的徘徊会过度消耗体力，导致饮食无度或产生其他的问题。因此，设计时应尽量将无意义的徘徊转化为有意义的活动，比如在回游的走廊边布置一些社交空间、安排一些桌椅，可供休息、聊天、喝茶等有意义的活动。

（三）居住环境的改造要求

1. 房间入口处改造要求 房间门的色彩应予侧重强调，且与墙壁的色彩区分。同时可增置记忆箱即存放失智症患者年轻时的照片或有代表性的纪念品，据此认清房门及唤起回忆。

2. 卧室改造要求　卧室应营造出家一样的环境，摆设自己原有的物品，从而使患者的内心感到平静与温暖，更加适应新环境。

3. 半公共空间改造要求　半公共空间可以给失智症患者提供相对安定、又与他人有一定交流的场所，该空间应尽可能开敞设置，并与其他空间自然过渡。可在公共空间边上用格栅、矮柜等分隔出半公共空间，也可利用转角处、楼梯下的小空间，甚至可以将走廊边上凸窗的窗台或庭院边上的露台做成半公共空间。在半公共空间设置一些座椅、台面，失智症患者就可以在这样的空间做些力所能及的事，比如叠毛巾、叠衣服、做小手工等，让其能够有做事的可能，同时提供大家在一起交流的机会。

4. 公共空间改造要求　公共空间的视线最好都是互通的，以方便家属安全防护。餐厅可以设置开敞式小厨房，作为分餐、倒水、盛饭的区域。

5. 户外空间改造要求　树木种植高度要求乔木树冠高于两米，灌木高度不应超过五十公分，以保持视线的畅通，方便家属或监护人观察失智症患者的活动状态，避免危险发生造成救助不及时。庭院布置应有适宜的休憩空间，但不能太过空旷，显无私密感，也不能太过复杂，易迷失。

（四）总结

失智症患者居住环境的改造，应充分结合其身心特点，了解其对空间的需求，创造出安全、愉悦、舒适的生活环境。

三、辅助技术

辅助技术（assistive technology，AT）指通过使用特殊用具或设备，充分利用残存功能，补助或替代身体某一受损功能，预防损伤，帮助残疾人在生活中达到最大限度的功能独立的技术。辅助技术用品分为低技术含量的简单辅助用具和高科技辅助设备两大类。简单辅助用具是提供给有能力障碍的患者使用的生活辅助具，以辅助患者独立或部分独立完成自理、工作或休闲娱乐等活动，又称自助具。高科技辅助设备指科技含量高、较复杂的电子设备。

（一）进食方面

1. 多功能固定带即万能袖带或者勺、刀、叉手柄加粗　用于握力减退的失智症患者。

2. 勺、刀、叉手柄加长或成角　用于肩肘关节活动受限的失智症患者。

3. 筷子加弹簧　用于手指伸肌肌力低下的失智症患者。

4. 勺、刀、叉手柄呈转动式　用于取食过程中食物易滑落的失智症患者。

5. 防滑垫或吸盘　用于不能单手固定餐具或食物的失智症患者。

（二）修饰方面

1. 牙刷、梳子手柄加长或成角　用于肩肘关节活动受限的失智症患者。

2. 牙刷、梳子手柄加粗　用于握力减退的失智症患者。

3. 电动牙刷、电动剃须刀　用于上肢和颈部协调障碍的失智症患者。

（三）穿上衣方面

1. 拉链上加拉环　用于手指对捏无力的失智症患者。

2. 纽扣牵引器手柄加粗、增加重量　用于上肢和躯干协调障碍的失智症患者。

3. 尼龙搭扣替代扣子、挂钩、拉链　用于一侧上肢或身体障碍的失智症患者。

（四）如厕方面

1. 可调节便器　用于下肢关节活动受限的失智症患者。

2. 助起式坐圈　用于便后起立困难的失智症患者。

3. 自动冲洗及烘干器　用于卫生纸使用困难的失智症患者。

（五）预防走失方面

1. GPS 防走失追踪器　失智症患者携带 GPS 定位器，其家属可在电脑或手机上追踪位置，以防走失。

2. 腕带电子标签　通过随身佩带的腕带电子标签，能实时让家属了解患者所在的位置。

3. 远程监护　通过各种传感器实现远程实时监控和交流，有助于管理独居风险。远程监控系统可以监控失智症患者的活动，如果出现问题就会触发报警器。报警器也可以与电话线相连，一旦出现问题直接通知家属或呼叫中心。同时传感器可提示潜在危险如锅里的食物是否煮干或煤气阀是否忘关等，温度传感器会发出警告信号。另外，传感器放置于床垫上利用压力激活警报，当失智症患者夜间起床时，可以提醒家属帮助其去厕所。门禁读卡器系统可通过红外遥控功能操作完成监控，也可在系统中设置指定的门禁时间。

（六）总结

辅助技术应尽量在疾病早期引入，使失智症患者更好地学习和接受新事物，达到最佳效果。有些失智症患者愿意尝试新事物，有些却会持谨慎态度或者认为学习新的技能很困难，所以辅助技术引入前应先了解其真正需求，尊重其真实意愿。如果暂时无法安装使用新型辅助技术，可以采取一些传统简单的办法辅助记忆：如记事本或小黑板，帮助提醒患者的日常活动，记录重要的电话号码；选择一个特定的地方保管重要物品，如钥匙等。另外，辅助技术的应用除了考虑患者的认知功能障碍及精神行为症状外，还应考虑其各种主要的躯体疾病所带来的困扰，以便更好实现其独立参与作业活动。

第六节　行　为　治　疗

行为治疗是 20 世纪 50 年代兴起的一种治疗方法。它是基于巴甫洛夫的条件反射原理和斯金纳操作条件反射原理来认识和处理临床问题的一类方法。行为治疗强调，患者的症状即异常行为或生理功能，都是个体在其过去的生活历程中，通过条件反射作用即学习过程而固定下来的。大多数治疗方法是用自发反应方法，通过改变目前行为的情景或通过积极的（强化）或消极的（惩罚，撤销）方法后出现的行为反应方式来影响行为。

行为治疗强调解决问题，针对目标和积极面对未来，对患者的病理心理及有关功能障碍进行行为方面的确认、检查，以及对有关环境决定因素的分析；然后确定操作化目标和制订干预的措施，旨在改善患者适应功能的质量和总体水平。

一、基本特点

行为治疗的基本特点有：

1. 行为治疗的对象是个体的非适应性行为，通常把要矫正的行为称为问题行为或靶行为。

2. 行为治疗强调环境事件的重要性，行为治疗的目的是识别这些事件，对与非适应性行为有关联的环境事件进行评估。

3. 行为治疗不对行为的潜在动因进行假设。

4. 行为治疗是一种系统的、可操作性很强的方法。

二、基本原则

1. 通过行为分析确立患者的靶症状或靶行为，以便能够有的放矢地帮助患者解决其主要问题。

2. 循序渐进，由简单到复杂，逐步给予一系列的练习作业，患者在处理比较简单的问题中获得信心后，再处理比较严重问题。

3. 强调时间或练习，通过自我练习，达到目的，表明治疗成功，没有达到目的则可能存在其他问题，需要进一步分析和认识，重新考虑治疗方案。

三、主要方法

具体方法有：系统脱敏法、厌恶疗法、行为塑造法、代币治疗法、暴露疗法等，但目前应用于失智症的行为治疗主要有以下几种：

1. 代币奖励强化法 代币奖励属于行为治疗中的阳性强化法，是建立在操作性条件作用的原理之上，系统地应用强化手段去增进某些适应性行为而减弱或消除某些不适应性行为的方法。它通过某种奖励系统，在患者做出预期的良好行为表现时，马上就能获得奖励，即可得到强化，从而使患者所表现的良好行为得以形成和巩固，同时使其不良行为得以消退。

代币作为阳性强化物，可以用不同的形式表示，如用记分卡、筹码和证券等象征性的方式。代币应该具有现实生活中"钱币"那样的功能，即可换取多种多样的奖励物品或患者所感兴趣的活动，从而获得价值。例如，集中时间读报、看电视、听音乐及开展娱乐活动。每天训练1次，30分钟。治疗中要求患者做到的各项内容每天予以检查评分，达到标准的患者根据不同情况予以加分或发给代币券，患者可凭得分或代币券定期换取一些食品或日常生活用品；对完成任务较好的患者除给奖励外，进行阳性强化法。经常给予表扬和鼓励，并让其担负一些负责指导和督促其他患者完成训练任务的工作；对不能达标的患者给予阴性强化法，予以扣发一定数量的代币券或暂停其参加某些活动，如会客、外出游玩等。

用代币作为强化物的优点在于不受时间和空间的限制，使用起来极为便利，还可进行连续的强化；只要患者出现预期的行为，强化马上就能实现；用代币去换取不同的实物，从而可满足受奖者的某种偏好，可避免对实物本身作为强化物的那种满足感，而不至于降低追求强化（奖励）的动机。并且在患者出现不良行为时还可扣回代币券，使阳性强化和阴性强化同时起作用而造成双重强化的效果。

2. 光照疗法 明亮光线疗法主要用于失智症伴睡眠节律失调性睡眠障碍的患者。它是以光照的方式控制褪黑素的产生、调整人类的生物钟，有提前或延迟睡眠周期的效果，使患者恢复正常的睡眠。这种高强度光，通过视觉通路而与机体节律调整功能相关联，能较容易地调整节律。因此，光照疗法被广泛用于老年人不眠和失智症患者的睡眠节律障碍。

我们可以使用自然光或是光照装置发出的人造光。将光箱放于桌面，能够与眼平视，置于患者面前约 1m 的地方，最佳的暴露时间因人而异。一般推荐光照强度为 1 000Lx，持续时间约 30~45 分钟。1~2 周即可见效。

3. 综合（劳动）技能训练法　综合技能训练主要从日常生活行为训练入手，其作用一方面在于评价患者以往的社会技能，另一方面在于训练靶目标行为。例如：规定具体时间，督促打扫室内、外卫生及完成一些简单的手工劳动。从提高患者内在活性和培养患者外在生活能力与习惯入手，不但能提高患者生活、劳动、社交等基本生活能力，而且能培养患者表现力、结合力、欣赏力等高级思维活动。

4. 艺术行为训练法　艺术行为治疗，是指应用各种艺术手段，结合心理治疗等技术，以矫正不良行为，促进康复为目的的治疗方法。主要体现艺术活动与心理治疗、文艺表演与康复训练、体力锻炼与智力活动、完成作业与创作作品、传统艺术与现代技术的结合。和语言表达不同，艺术表达给人一种创造感，实实在在地创造一个产品可以有机会增加人的能力水平，从而帮助来访者处理情绪矛盾，让他们对自己的感受更有知觉，有助于减少孤独感，增加一致性和自信心。

用于失智症干预的艺术疗法主要有音乐、绘画、舞蹈等。通过艺术活动使患者与外部环境进行沟通交流，在艺术创作过程中转移患者注意力、宣泄负面情绪、缓和情绪状态。

（1）音乐治疗：音乐是一种社会性的非语言交流的艺术形式，是强有力的感觉刺激形式和多重感觉体验。音乐包括声音（听觉刺激）和可以感到的声波震动（触觉刺激）。它可直接作用于大脑皮质，使兴奋与抑制趋于平衡，使心理防御机制得到改善。音乐结构的体验可以长时间地吸引和保持人的注意力集中，音乐的一些特点会要求、引起、促使和影响人的行为，例如：音乐的次序和结构因素会帮助一个人组织自己对外在世界的感知，不同的音乐可以对人的生理产生不同的反应，明显地影响人的行为节奏和生理节奏。

音乐治疗的目的是通过帮助失智症患者发展其听觉、视觉、运动、语言交流、社会自救能力和技巧，提高患者正确的自我表达能力和活动。让患者聆听能唤起愉快体验的熟悉音乐、歌曲、亦可辅导患者以卡拉 OK 的方式哼唱青年时代喜好的歌曲。在患者生活的环境中播放舒缓的背景音乐，可以稳定患者情绪。Brotons 等研究证实，这种干预形式对改善社会技能和情感状况以及行为控制是有效的。

（2）豢养动（宠）物：让患者参与豢养动（宠）物的治疗方法，可以减少患者的孤独感、保持正性情绪。也有人发现在看护者在场的情况下让失智症患者与儿童共同游戏和彼此照料生活，对失智症患者有改善情绪、减轻孤独退缩的良好效果。研究证实，将宠物运用在治疗上时，它对特殊的病患有着明显的效果。例如：人对着宠物说话和轻抚宠物的时候，血压会显著降低，有助于松弛神经和情绪。当失智症老人与小狗接触时，小狗可提供多样的感觉刺激，增加失智症老人的社会行为，使失智症老人的自我概念、生活满意度、精神稳定、社交能力、个人整洁、社会心理功能、情绪等，都有一定程度的改善。宠物可以带给病患生活的动机、运动的刺激，打破冷漠，带来欢笑，宠物可作为和病患沟通的催化剂。根据我国台湾狗医生协会（社团法人台湾动物辅助活动及治疗协会，简称台湾狗医生协会）网站资料，狗医生的服务大多在活化高龄者智力发展及促进肢体上的肌肉运动；许多案例也证实，高龄者在狗医生的鼓舞下，心情较为开朗，复健效果也比预期好。

（3）园艺疗法：园艺疗法是一项带有积极意义的休息活动，可起到镇静作用，以恢复大脑功能。通过园艺种植或盆景制作，患者注意力集中，受到一定程度的良性刺激，从而有效地减少与控制幻觉、妄想等症状出现的强度频率和持续时间。具体方法：由工疗室提供花卉种子，品种根据患者各自喜爱自行选择。从育苗或栽种幼苗开始，由其全程负责施肥、浇水、剪枝、除虫等工作，要求包种包干，并挂上自己名字，以示负责。盆景制作造型也由患者自行确定，每周工作时间不少于5小时。自开始栽培至花开盛期止为一个观察期，约3个月左右：选择盆景制作者，从整枝开始到艺术定型期为一个观察周期，约2~3个月。在种植过程中，园艺师和工疗人员不断给予患者鼓励与指导，提高自信心。最后开座谈会小结，对积极参加且种植花卉较好或盆景制作较精美者给予一定的物质奖励。

行为治疗的发展已有上百年的历史，具有针对性强、易操作、疗程短、见效快等特点。

目前行为治疗已成为AD治疗中重要的治疗手段，但有效性尚缺乏证据。为了探索有效的行为疗法，不仅需要专业治疗师而且还需要有愿意参加的护理人员来进行训练和治疗协作。如何更客观有效的选择利用现有的治疗方法，制定出个体化的治疗方案，提高治疗效果，应作为今后AD治疗的临床和研究中探索的方向和重点。

第七节　运 动 疗 法

为减少正常65岁以上老人认知能力下降的风险，世界卫生组织（WHO）建议每周至少150分钟中等强度或75分钟高强度有氧运动，并结合适量肌肉力量训练（WHO，2010）。此指南亦适用于神经退行性疾病的患者。运动疗法如有氧运动，步行，瑜伽，太极，力量训练等有可能成为药物无效的患者的有效治疗方法。

一、运动前评估

当患者开始运动前，必须综合考虑患者的年龄、能力、失智类型以及患者的需求。如年龄较小的失智症患者一般情况下可以承受大剂量的运动。若患者平时没有运动的习惯，或有心脏病、高血压、不明原因的胸痛、头晕或眩晕、骨关节病、呼吸系统疾病、平衡障碍、最近频繁跌倒等情况，可能影响运动的，必须事先经医师，治疗师的检查评估。当然患者不能因为这些身体问题而停止运动，相反，很多问题可通过运动有所改善，但运动前一定要有专业的安全性评估。

为了让失智症患者长期持续规律的运动，选择合适有趣的运动方式非常重要。运动可以单独完成，也可以治疗师一对一或小团体。

二、早-中期失智症患者的运动

适合早-中期失智症患者的运动方式有很多。社区或健身中心通常会有团操课，譬如各种球类运动、太极、广场舞及游泳等。患者也可自己在家运动，如散步，做家务等都是很好的日常活动方式。对于此阶段的患者，通常运动中不会遇到困难，因此家人和医务人员应鼓励他们长期坚持下去。

运动量需要根据患者具体情况确定。通常我们以世界卫生组织建议的每周150分钟以上中等强度运动量为标准。建议患者每天运动30分钟，一周至少5天。每天的30分钟也可分次完成，例如，早晨15分钟散步，下午15分钟家务劳动。下面列出几种运动方式：

1. 跳舞 跳舞有很多种类，可一对一（如探戈）或团队（广场舞）。跳舞可提高肌肉力量，改善关节灵活性，有助于保持稳定和敏捷，并减少压力。同时跳舞也是种社交活动，患者乐在其中。

2. 坐位训练 失智症患者可以单独在家或在社区内团体进行坐位训练。在单独开始练习前，建议由教练示范一次或观看相关视频。坐位训练是一系列的重复动作，旨在训练肌肉力量及平衡能力，如：坐位踏步运动、旋转上身、翘脚跟，踮脚尖、手臂向上举、手臂向上举同时对侧下肢抬高、膝关节伸屈、双手臂打圈运动、坐位到站位练习。

3. 游泳 在专业监管下游泳，对于老年失智症患者来说是一种很好的运动。很多患者在水中感觉平静安稳。一些研究也表明，游泳可改善平衡，减少老年人跌倒的风险。

4. 太极和气功 太极和气功是中国传统武术形式之一，结合简单的身体运动和冥想，改善平衡，保持身体敏捷，并可能降低跌倒的风险。

5. 步行 步行适合大部分患者，它无需专门的设备，可在任何地方做。步行的距离、时间可根据患者自身情况调节。有些社区会定期组织团体步行活动，所以步行也可以是一个社交活动。

三、失智症晚期患者的运动

运动亦可能有益于晚期失智症患者，保持一定的活动量，可减少患者对看护者的依赖。运动可以是从坐姿到站姿的改变，从一个房间步入另一个房间的短距离行走，或者从一张椅子换到另一张椅子坐下。

失智症晚期患者的运动量也是因人而异。通常情况下，看护者或家人尽可能的鼓励他们定时更换座位，例如喝水和用餐时更换座位。这些日常活动可以帮助患者保持肌肉力量和关节的灵活性。以下是给失智症晚期患者的一些运动建议：

1. 起床或睡觉时，坐位姿势，从床的一端挪到另一头。这有助于锻炼站立时所需的肌肉。

2. 站立平衡。如有需要，患者可扶住固定支撑物。这个运动有助于改善平衡和姿势，患者可在淋浴或者洗碗时练习。

3. 无支撑的坐位练习，至少每日10分钟。这项运动有助于加强腹部及背部的肌肉，用于维持姿势。当患者练习时，必须有人在一边保证患者安全，不会摔倒。

4. 在床上尽量躺平，减少背部曲线和床垫之间的差距，20~30分钟/天。这是一项很好的拉伸运动，同时增加腹部肌肉力量，放松颈部肌肉。

5. 定时起身走动。定期走动可有助于保持腿部肌肉的强壮，并保持良好的平衡。

四、运动中的注意事项

在身体条件允许的情况下，我们建议尽可能地多运动。但是过度运动可能会对患者的健康有害。如果患者在运动中或增加运动强度后感觉疼痛和任何不舒服时，应立即停止运动，咨询医务人员。运动开始前必须热身，结束后放松；可以尝试水中有氧运动，比较简单，对平衡要求低；在安全的环境下运动，避免湿滑的地面，灯光昏暗，地面不平整等其他潜在的危险存在；如果患者维持平衡有难度，建议在扶手下运动；如果站立或起身困难，建议在床上运动。

规律运动有助于保持健康，是健康生活方式的一个重要组成部分。运动为失智症患者创造了与他人社交的机会，可以帮助改善患者的独立性。坚持运动也可以提高患者的自尊，保持良好的情绪，反过来鼓励患者更多的社会参与，也有利于生活幸福。

第八节 其他康复治疗

一、无创脑刺激

近年来，无创脑刺激技术（noninvasive brain stimulation）被应用于提高健康及失智症老人的生理病理老化相关的认知障碍。它有 2 种主要形式：重复经颅磁刺激（rTMS）和经颅直流电刺激（tDCS）。rTMS 是一种无痛、无创的刺激方法，通过磁脉冲刺激大脑皮质，rTMS 可以在刺激区域增强或抑制皮质兴奋性。总的来说，高频率的 rTMS 增强皮质兴奋性而低频抑制兴奋性。

此外，tDCS 亦为一种治疗方法。tDCS 用微弱的电流调节神经元的膜电位产生去极化或超极化，从而改变受刺激区域的神经可塑性。增强或抑制皮质兴奋性取决于正刺激或负刺激，产生的效果不同。

大量研究认为 rTMS 可对健康或 AD 老人的各种认知功能产生有益的影响。研究证实通过单次的 rTMS 或 tDCS 刺激，对 AD 患者的认知功能产生有效影响。连续多次的脑刺激还可产生持续有效的作用，如 Boggio 等发现连续 5 次的正 tDCS 刺激后，对视觉识别记忆改善可维持 4 星期。Ahmed 等发现连续 5 次高频 rTMS 可提高 AD 患者的 MMSE 分值，同时这一效应可持续 3 个月。

二、动物辅助治疗

动物辅助疗法（animal assisted therapy，AAT），是目前正在研究的一个非药物治疗 AD 的方法。实证医学资料库（The Cochrane Database）在 2013 年出版了一篇关于 AAT 用于严重精神疾病的系统性综述（Downes et al.，2013）。2006 年，英国国立健康诊疗研究所（NICE）发表了失智症患者指南中指出，AAT 可作为非认知症状和行为的一种非药物干预方法。研究发现尽管 AAT 在认知功能方面未有明显的改善，但可安抚患者过激的行为，并对社会交往及情绪障碍产生积极有效的作用。动物的存在可增加患者微笑和视觉接触的频率及时间。

三、光疗法

AD 患者通常伴有睡眠障碍，研究证实光疗法可有效改善 AD 患者的睡眠质量，从而降低跌倒率（Hanford and Figueiro，2013）。

四、音乐疗法

音乐疗法是减轻失智症伴随的精神行为异常的非药物疗法之一。研究发现用患者熟悉的音乐可减轻焦虑。音乐可转移患者关注的焦点，提供一个引发人生中美好回忆的刺激，这将防止或减轻焦虑或激动。现场互动音乐在治疗中重度失智症患者的冷漠有个短期效应，而录制的音乐产生的效果比较有限。

案例

姚 ××，女性，78 岁，家庭妇女，丧偶。三年前曾因脑梗死住院，经治疗后好转，日常生活基本自理，与儿子同住。近三个月来记忆力下降明显，经医院诊断为失智症，MMSE：9 分，CDR：1 分；左上肢肌力Ⅳ，左下肢肌力Ⅳ，右侧肢体肌力正常。一个月前入住某福利中心，经评估能适应机构生活，每周定期参加团体活动。

该老人目前处于轻度失智状态，尚存在一些日常生活功能，照料的重点在于维持其日常生活功能，避免其功能快速下降；可以结合老人的兴趣让其参加一些团体活动，强化现实导向的训练、职能治疗、怀旧治疗等，减少老人迷失情况的发生，延缓失智的进程，同时通过活动提高老人的肢体活动，促进康复。下面介绍活动的具体设计。

团体活动之"保龄球大比拼"设计方案：

一、活动名称：保龄球大比拼

二、活动目的：活动肢体，提供互动的机会

三、活动带领人：陈 ××/吴 ××

四、活动人数：7 人

倪 ××、李 ××、徐 ××、姚 ××、戴 ××、周 ××（视力、听力障碍）、叶 ××

五、活动流程

（一）活动前

1. 材料准备　球架、保龄球、白板、白板笔。
2. 分工　带领人——陈 ××：主持、掌控流程。
　　　　　协同人——吴 ××：安排座位、搀扶打保龄球。

（二）场地布置

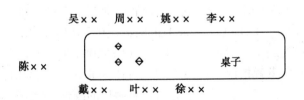

（三）活动中

1. 暖身

（1）现实导向：问安、欢迎长辈参加活动；自我介绍及团员介绍。

（2）请长辈介绍自己的姓名；开放式问长辈时间。

（3）介绍活动主题：打保龄球、分两队比赛。

（4）暖身香功。

2. 活动主题

（1）请长辈试着每人打保龄球 5 次，给他们信心。

（2）请长辈分成红队、蓝队，每队 3 人。

（3）请长辈每人投 5 个球，打倒一个保龄球计一分。

（4）请长辈算总分，看哪个队分高。

3. 总结分享

（1）询问长辈的感受。

（2）总结表扬长辈的表现。

（3）感谢长辈的参与。

（4）祝福长辈健康快乐、现实导向、邀请下次活动。

（四）活动总结

1. 活动带领人自我评价

（1）活动前对长辈的各方面信息进行掌握，对活动的顺利有效进行有着十分重要的作用，本次在活动前对各长辈的视力、认知、肢体功能、听力也做了评估。

（2）活动时间推迟，由于对照顾护理员太信任，没有提早去接长辈。倪 ×× 长辈答应参加，但是到时间没来，了解后知道她去参加麻将活动了，对于专业护士在每次活动之前去接长辈来参加活动，表现出的积极性更高。

2. 长辈的表现　本次活动中姚 ×× 奶奶表现较好，喜欢做香功、喜欢肢体类活动，和其他长辈一起很开心，经常微笑，喜欢和邻座李奶奶坐在一起，对时间的回答错误。李 ×× 奶奶表现积极，带领大家做香功，打球很积极。戴 ×× 爷爷也很开心，参与度很好。徐 ×× 奶奶容易分神，但是能配合做香功及打保龄球，计算能力特别强。周 ×× 奶奶对日期记得很清楚，由于视力和听力的原因需要有人协助，对活动比较有兴趣，倪 ×× 奶奶没有来参加。叶 ×× 奶奶参与度好，喜欢活动。通过这次活动可以看出各位长辈特别喜欢肢体类的活动，特别是将保龄球打倒时，每一位长辈都留下灿烂的笑容。

在日常照护中注意观察老人们平时存在的精神行为症状及夜间睡眠状况是否有改善。

（林　坚）

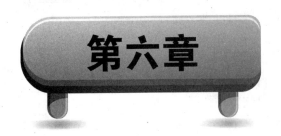

失智症患者日常生活照顾技巧

日常生活照顾是指患者受身心健康状况影响,在日常生活活动方面不能自理,需要他人照顾。"日常生活活动能力"包括两个方面,即"日常生活活动"(activities of daily living)和"工具性日常生活活动"(instrumental activities of daily living)。前者指基本的自我照顾能力,如沐浴、穿衣、修饰等;后者则是指更复杂、更高级的自我照顾能力,如做饭、洗衣、理财等。早期的失智症患者还残存一些生活能力,可以按照平时的生活习惯最大限度地维护患者的尊严,到中晚期患者的日常生活活动能力严重下降,对于日常的进食、穿衣、沐浴等都需要他人协助或完全由他人照顾,失智症患者的日常生活照护成了照护者最大的难题。

第一节　进食异常的照顾技巧

失智症患者常常会出现拒绝进食或过度进食等情况,表现为贪食、口味改变、进餐时要人提醒或协助、不会准备餐具、将不能吃的东西放进嘴巴、将吃剩的饭菜和没吃的饭菜混合在一起、已进过餐却说还没进餐等,因此,失智症患者的饮食护理往往是让照护者最头痛的事情,让照护者非常沮丧。而有效的饮食护理能增强患者的体质,减少其他并发症如感染、压疮的发病率,同时也能避免因噎食、误吸等威胁到患者生命安全事件的发生。

一、评估

首先要评估患者的咀嚼和吞咽功能,假牙是否合适,是否能自行进食,口腔卫生情况,有无口腔疾患,患者的饮食习惯,比如喜欢吃什么,什么时间进餐,什么时间喜欢喝茶或者咖啡等,也要评估进食异常的表现,以便针对性地进行处理。

二、日常照顾技巧

（一）选择合适的食物

美国哥伦比亚大学的研究发现，常吃地中海饮食有利于预防老年痴呆；如果患者有饮酒和茶的习惯，那么每天适量的红酒和绿茶也有利于预防老年痴呆。在饮食制作上，对于能自主进食的患者，可以根据患者的情况选择合适的食物，很多失智症患者味觉发生了变化，可以用调味料提高食物的风味，比如在鸡蛋饼上涂西红柿酱，在米粥里加糖，做水果色拉等。失智症患者的视觉也可能出现问题，因此在食物的选择上，需要选择有颜色的食物，并和盛食物的器具做区分，比如一碗粥，患者往往因看不清而会打翻食物，可以做南瓜粥或者在白粥里加些红糖，可以在白色的食物上撒些颜色对比度大的小装饰，如香葱、菜叶、肉松等。选择一些可以用手抓取的食物，比如一些小饼干、小面包、已经去皮的水果等，可以在任何时间当点心，一方面可以锻炼患者手部的功能，让患者体验进食的乐趣，另一方面可以提供患者一些营养。这种方法也可以在正常吃饭时间使用，比如做一些三明治、包子、鸡蛋饼等。食物的种类勿给予太多种选择，避免失智症患者混淆。若出现进食迟疑，不知道该吃哪一道菜时，可将饭菜装在同一个碗中或像西餐吃法，一道一道上给患者食用。

（二）注意进食环境的安排

进餐地点及座位尽量固定、时间充足勿催促。若患者精神不好，可延后进食，进食时要求安静，关掉电视机、收音机，餐桌布置尽量简单，只放吃饭需要的餐具，不要放花瓶、装饰品和调味瓶。经常安排一家人一起吃饭，家人可以和患者进行简单的交流，可以谈谈生活中发生的愉快的事情，最近发生的新闻等等，虽然患者只是一个被动的谈话对象，但可以让他感受到温馨的氛围，给患者提供了模仿进餐的机会，这种肢体语言的暗示，胜过口头提醒。

（三）尽量鼓励患者自行进食

患者自行进食除了可以锻炼患者手部功能外，也能提高进食的兴趣。照护人员不要太早剥夺患者进食的权利，不得已才选择喂食。要为患者选择简单的餐具，大部分失智症患者已经无法使用筷子，可以选择用勺子进餐；若不方便抓握餐具，可使用安全的餐具，如长柄/粗柄的汤匙。要允许患者用手抓取食物进食，进食后协助做好手部清洁，并且尽量不要使用围兜，以免让患者失去自尊。

（四）鼓励饮水

照护者还要注意关注患者的体重变化及脱水的表现。失智症患者到一定时期会出现无法识别饿和渴的感觉，照护者应记录每日的进食及饮水量，要保证足够的液体，鼓励患者白天饮水 2 500~3 000ml，足够的饮水可以预防泌尿系统的感染。晚饭以后尽量少喝水，可以减少夜间上厕所的次数。饮食上保证营养足够，如果发现患者的体重减轻，需要查看患者的假牙是否合适，是否存在牙疼或者有其他原因，必要时应寻求医师的帮助。

（五）如果患者拒绝进食，需要了解原因

如：活动量过少、牙疼、便秘腹胀、上一餐进食太多或进食时间太相近等；患者也可能忘记自己已经用过餐，进食完毕后会说自己没吃饭而要求再吃东西，此时不要与其争辩。可顺从患者的意见，如"好！您想吃什么，我去准备，你先看一下电视……"（此时

顺势选择患者有兴趣的主题，转移其注意力），若仍无法改善则可先给予少量低热量的点心食用。

（六）维持口腔清洁

维持口腔清洁，以免造成牙龈发炎疼痛不适，并影响情绪、进食、睡眠等。

三、吞咽障碍患者进食方法的调整

随着病情的发展，照护者需要在饮食方面处理更严重的问题，例如，患者在咀嚼和吞咽方面出现困难。吞咽障碍是指由多种原因引起的，由于摄食－吞咽过程中一个或者多个阶段受损而导致吞咽困难的一组临床综合征。吞咽障碍可影响摄食及营养吸收，还可导致食物误吸入气管导致吸入性肺炎，严重者危及生命。所以吞咽障碍的筛查对老年人来说特别重要，吞咽功能评定方法常用的主要有三种：①反复唾液吞咽测试。被检查者采取坐位，或放松卧位，检查者将手指放在被检查者的喉结及舌骨处，让其尽量快速反复吞咽，观察30秒内喉结及舌骨随着吞咽运动越过手指，向前上方移动再复位的次数。当被检查者口腔干燥无法吞咽时，可在舌面上注入约1ml水后再让其吞咽。高龄患者做3次、中老年做5次即可。食指水平置于甲状软骨和舌骨之间，甲状软骨越过手指即为吞咽顺利越过，若无则为有吞咽障碍。对于不能配合的患者，可在口腔和咽部做冷按摩，观察吞咽情形和吞咽发生所需时间。若刺激吞咽反射引发部位至吞咽发生的时间为3秒以内，进行临床跟踪；3~5秒，进行饮水试验；5秒以上，可疑吞咽障碍；仅以此项就发生呛咳为有吞咽障碍。②洼田饮水试验。让患者取坐位，喝1~2勺水，如无问题，将30ml温水递给患者，让其像平常一样喝下，记录饮水情况，Ⅰ级5秒内饮完，无呛咳停顿；Ⅱ级1次饮完，但超过5秒，或分2次饮完，无呛咳停顿；Ⅲ级能1次饮完，但有呛咳；Ⅳ级分2次以上饮完，有呛咳；Ⅴ级常常呛咳，难以全部饮完。Ⅰ级为正常，Ⅱ级可疑，Ⅲ级以上为异常。③才藤氏吞咽障碍7级评价法。7级（为正常）：摄食吞咽没有困难；6级（摄食咽下有轻度困难）：摄食时有必要改变食物形态，口腔残留少，不误咽；5级（口腔问题）：吞咽时口腔有中度或重度障碍，需改变咀嚼形态，吃饭时间延长，口腔内残留食物增多，摄食吞咽时需要他人提示，没有误咽，这种程度是吞咽训练的适应证；4级（机会误咽）：用一般的方法摄食吞咽有误咽，但经过调整姿势或每口的量，可以充分防止误咽；3级（水的误咽）：有水的误咽，使用误咽防止法不能控制，改变食物形态有一定效果，吃饭只能咽下食物，但摄食的能量不充分；2级（食物误咽）：改变食物形态没有效果，水和营养基本由静脉供给；1级（唾液误咽）：唾液产生误液，有必要进行持续静脉营养。

经过评估，出现吞咽障碍的患者需要根据病情随时调整护理方法，选择糊状食物或者鼻饲进食。

（1）进食糊状食物患者的护理：①患者进食时尽量采取坐位，头部前屈，利用这种体位可使食物顺利咽下，防止噎食，避免发生食物反流及残余食物误吸入气道。②食物的形态应选择密度均匀、黏性适当、不易松散、通过咽和食道时易变形的糊状食物。可以使用搅拌机将食物制作成糊状，再给患者喂食。③选择边缘钝厚，容量5~10ml的匙子，每次进食要控制一口量，每次吞咽后嘱患者多做几次空吞咽动作，确保食物全部咽下，前一口吞咽完成后再进食下一口，避免2次食物重叠入口的现象。④进食时注意力要集中，对于不能自己进食的患者，给予帮助，喂食者要有耐心，喂食时应注意食物的温度适中，一次进食量不要太多。

（2）鼻饲饮食患者的护理：①采取合适的体位，鼻饲前抬高床头大于30°，鼻饲后30分钟再恢复平卧位。②保持胃管位置正确，在胃管穿出鼻孔处做标记及早发现移位，鼻饲前回抽胃液，确定胃管在胃内。③膳食配制采用稀饭、鸡蛋、鱼、肉、高汤、蔬菜等粉碎搅拌成匀浆状，另外可以加牛奶、水、果汁，保证患者每日的能量需求，有条件的患者可以选择营养液。鼻饲液的温度保持在38~40℃，每次喂食200ml，每2小时喂食一次，每天6~8次，每次喂食前后用温开水20ml冲洗胃管。④每日两次口腔护理，保持患者口腔清洁，防止感染。⑤每月定时更换胃管，在晚上最后一次鼻饲后拔管，休息一晚让鼻黏膜得到恢复，第二天早晨从另一侧鼻孔插入胃管。⑥做好导管固定和防护，防范胃管异常拔除。

第二节　睡眠异常的照顾技巧

大约有百分之六十的失智症患者会出现睡眠障碍，其原因包括：老化引起的睡眠生理产生变化，会造成夜间时睡时醒，白天容易打瞌睡；体能活动、社交活动及阳光照射的减少等，造成白天睡觉晚上失眠的睡眠障碍状态；同时，失智症患者常出现"日落综合征"的现象，下午三点左右起就会出现精神混乱，行为躁动不安及游走，给照护者造成极大困扰。

一、评估

应该评估患者睡眠习惯和睡眠障碍的原因，比如是否和身体、情绪有关？是否疾病造成身体不适？是否有其他引起失眠的原因，如需要如厕？是否伴随精神混乱或行为异常等。

二、日常照顾技巧

根据患者的睡眠习惯安排规律的生活作息。要了解失智症患者的睡眠型态，白天可尽量安排适度的活动或运动，不让患者白天睡觉。一般而言，早上安排适合肢体型的活动，下午可安排适合静态的活动以配合生理周期稳定情绪，兼顾消耗过多的体力，帮助失智症者晚间的睡眠。同时，避免午休时间过长，建议至多一小时即可。饮食方面应限制刺激性饮料的摄取，例如咖啡、巧克力、茶、可乐、甜食等。如果失智症者原来有喝咖啡的习惯，应尽量让其在上午享用，到了下午或晚上则应避免，睡觉前可安排其喝一杯热牛奶，并且在睡前1小时沐浴或者泡脚，协助患者更换舒适的衣物，留意灯光不宜太明亮，配合患者喜好也可播放轻音乐，营造良好的睡眠气氛，让患者更容易入睡。

三、夜间睡眠异常行为的处理

出现"日落综合征"的患者，一到傍晚时分就会出现精神混乱，躁动不安及游走、吵闹、大叫，甚至攻击他人等精神行为问题，使照料者苦不堪言。对于这类患者，白天应多安排户外活动及治疗性活动，避免让患者在家中睡觉，导致日夜颠倒等情形，入夜时也要提供适当的光线，减少患者的混乱及不安的情绪。下午4~5点尽量给予患者享受阳光浴；每日作定向感提醒，安排熟悉的人照料，傍晚时，可以播放轻音乐，让患者可以舒缓情绪，并且避免过多的声音，包括人声、机器声、电视声等，或是太多的访客到访，降低对失智症者的过度刺激。

如果患者夜间很"闹"，照护者要保持平静的方式接近他，努力了解他需要什么，避免和他争吵，温和地抱抱他，或者轻柔地和他说说话。如果尝试了一切办法让他睡觉但都不奏效时，则需寻求精神科医师的帮助，必要时可按医师的医嘱选择合适的安眠药和精神类药物，并注意观察药物的药效及副作用，并注意患者服药后的睡眠状况有无改善，白天有无嗜睡的情况，记录患者服药后的病情变化，帮助医师合理调整药物剂量。

第三节　排便行为异常的照顾技巧

排便行为异常的问题可能在病情的早期就已经出现，常表现为不会表达要上洗手间而造成大小便失禁、找不到洗手间在哪里、不会穿脱裤子、上完洗手间后在马桶内洗手……很多家庭照护者提出在照护过程中，患者不能及时在卫生间排便的情况成为日常照护中棘手的问题。

一、评估

首先我们要仔细评估患者的排尿情况：如排尿方式，白天小便次数，夜间小便次数，发生失禁的次数、量，有无并发症发生。找出尿频及尿失禁的原因，治疗相应的疾病，如前列腺增生、便秘、尿路感染、糖尿病、卒中等；对于大便异常的患者，首先我们也要对患者做简单的评估，患者是否有相关疾病，先要治疗相应的疾病，如慢性肠炎、痔疮等，评估患者大便次数，性状及间隔时间。

二、日常照顾技巧

1. 做好卫生间环境的布置。在疾病的中晚期，某些词语诸如"洗手间""厕所"等对患者不再具有意义，许多失智症患者无法辨别其意义而常找不到洗手间。因此，为了让他们能顺利找到洗手间，在装修卫生间时，不能按以往的习惯选择白色的坐便器、浴缸、洗手池，白色会让患者不能马上识别，所以应选择一种与周围环境不一样的颜色，如绿色、咖啡色、土黄色、紫红色等，把洗手间的门刷成和墙壁不同的颜色；在门或墙壁上可放置显眼图案或标识；马桶周边颜色鲜明，让患者容易辨识，便于患者及时找到便池。

2. 定时引导上厕所、预测需要。照护者要注意观察患者如厕前习惯动作、身体语言和表情，辨认患者有尿意的讯号，如：拉扯裤子、坐立不安、不停踱步等，可适当地提醒，但同时也要尽量维护患者的尊严。

3. 选择容易穿脱的衣物。如以粘扣代替纽扣等。

4. 摄取足够水分及纤维素，每天活动身体以利排便。

5. 傍晚即开始减少饮水量，以降低半夜上厕所频率或失禁的机会。

6. 对失禁的失智症患者一定要有耐心，并顾及尊严、减少尴尬。若出现失禁情形，不能呵斥，而是要给予语言上的提醒和帮助，协助完成清理。

7. 记录排便情形，长时间未排便或尿频时，注意有无便秘或尿路感染问题。

8. 重度失智者，如已无法如厕，可考虑使用吸收力较佳的纸尿裤或中单，以免污染整个被褥。

9. 对于便秘的患者，要多食纤维素丰富的食物，如粗粮、豆类、麦麸、芹菜、韭菜等，少食刺激性食物，如辣椒、花椒等。对大便次数过多的患者，要清淡饮食，及早寻求医师的帮助，治疗相应疾病，调整肠道菌群。

10. 大小便失禁会导致皮肤的问题，失禁相关性皮炎主要发生于会阴部、尾骶部、臀部、腹股沟、男性的阴囊、女性的阴唇、大腿的内侧及后侧，主要表现为红斑、红疹、浸渍、糜烂甚至皮肤的剥脱，伴或不伴有感染。应加强皮肤护理，保持会阴部皮肤清洁干燥，每日用温开水清洗会阴部、龟头、阴茎及臀部皮肤，及时更换衣裤，减少潮湿、尿液和粪便的刺激。对长期卧床患者，可以选择使用男性尿套、女性集尿器、成人尿片、尿不湿、成人纸尿裤等尿失禁产品。

第四节　穿衣、沐浴日常问题的照顾技巧

由于认知功能障碍，失智症患者常常无力应对扣纽扣、拉拉链、系皮带、佩戴首饰等精细的手部动作，不能胜任日常生活而需要依赖他人照料。

一、穿衣问题的照顾技巧

失智症患者的穿衣问题主要表现为：不知冷暖，衣着无常，不能随着季节、气候的更替而增减衣物，如天气转冷时穿得很少，不知增加；天气转热时却不知减少；分不清穿衣的顺序等。有时他们把自己弄得很邋遢，让照护者哭笑不得，而照护者脸上的生气、愤怒、嘲笑等表情又会直接影响患者的情绪。针对这些情况，照护者应该保持足够的耐心，留给患者充分的穿衣、梳妆时间，帮助他们维护整洁的外表可以让他们生活得更有尊严，只有让他们充满自信，才能让他们愿意去参加各种活动，去接触新的朋友，这对维持他们的生活能力是非常重要的。

1. 衣着种类选择要简单、易穿脱。随着患者手部精细功能与自我照顾功能减退，避免有绑带的鞋子或需拉链及扣环的裤子，可选择松紧鞋或松紧带的裤子替代。①衣服要容易穿脱，可选择套头的上衣或是正面的开衫。②选择比正常大一号的衣服，更易穿脱。③面料舒适、款式简单。④尽量选择患者喜欢的颜色，选择容易搭配的颜色。⑤选择患者平时经常会喜欢穿的衣服，若患者喜欢穿同款式或同颜色的衣服，而不愿换洗时，可多准备几套做替换。⑥裤子应选择松紧带宽松裤子，避免有拉链、系皮带的裤子。⑦鞋子选择便鞋或搭扣的旅游鞋，避免选择系带鞋。⑧衣服裤子袜子围巾等各类物品要分类放置，每样放一个抽屉，并且只放当季的衣服，在抽屉上标明物品名称，贴上物品的图片，以方便

患者取用，避免患者选择困难。

2. 尽量维持独立穿脱衣裤与选择衣物搭配的能力，如：可将穿脱衣顺序排好，让失智患者自己穿。要赞美患者自己的选择，肯定患者，使患者更容易接受后面的建议。

3. 患者在穿着衣物的过程中，可将步骤拆解提醒下一个阶段要如何穿脱衣物。给予充足的时间，勿催促。引导患者做一个动作，如果患者不能完成引导的动作，照护者可以通过自身示范，让患者想起怎么完成穿衣。在患者穿衣服的时候要有足够的耐心，催促可能会引起他焦虑和挫败感，只会让患者更加抗拒，甚至不愿出门。只要患者还有自己穿衣服的能力，照护者需要做的是在一旁协助，而不是为了方便或赶时间替患者穿衣服、系扣子，这样只会让患者觉得自己没有用，生活能力也会衰退得更快。

4. 注意天气变化，协助患者做衣物的增减与保暖。

二、沐浴问题的照顾技巧

随着病情的进展，失智症患者往往会遗忘为什么要沐浴，或忘记沐浴的步骤，而变得不爱沐浴，或沐浴时不配合甚至出现尖叫、抵抗或者攻击行为，因此，在日常生活照顾中，对照护者来说，如何顺利地帮助患者沐浴，维持清洁也成为非常困扰的问题之一。

首先要评估患者过去的习惯，留意患者心情好的时间或评估最适合沐浴的时间并顺着过去的沐浴习惯。

1. 预先营造安全舒适的沐浴环境。如使用安全暖炉使浴室内温暖、有止滑设施、墙上有扶手、遮盖镜子（如果害怕镜子）、准备好沐浴水和衣物、明亮光线（减少错觉产生）、放患者喜欢的音乐如老歌等。

2. 给失智患者和自己充裕的时间准备、进行沐浴、收拾。

3. 尽量让失智患者做能做的事情，给患者简单的选择机会，如先洗脸或先洗背、先穿裤子或上衣，分解动作，一个口令一个动作，让他觉得可控制。

4. 做任何事情及动作前应告知，让患者有安全感。

5. 多鼓励、少责备、少催促，患者不能完成时帮助患者完成；完成时立即鼓励，给予赞美。

6. 沐浴过程中，应重视隐私与舒适，动作温和，可予大浴巾包身体，或在背后协助以减少尴尬。

如果患者持续抗拒沐浴，应了解原因，可以暂时顺着患者的意思，转移注意力，过一会儿再试；实在无法配合的，可以循序渐进，先从泡脚开始，慢慢过渡到清洗下身，再全身沐浴，也可以选择用湿毛巾擦拭身体，达到基本清洁的效果。沐浴频率从一周一次逐渐增加。

案例

张奶奶患失智症多年，平时生活尚能自理。一天她的女儿带她去酒店吃饭，张奶奶穿得很漂亮。进了酒店，服务员过来帮忙脱下外套，发现张奶奶只穿了一件吊带睡裙。面对窘境，女儿没有表现出难堪及不满，而是靠近母亲，悄悄跟她说："妈妈，今天好像有点凉，我要穿上外套，你也穿上吧。"张奶奶点点头，于是请服务员帮她妈妈穿上了外套。

随着疾病的进展，失智症患者的日常生活能力逐步退化，不能胜任日常生活而需要依赖他人照料。不知冷暖，衣着无常，不能随着季节、气候的更替而增减衣物，如天气转冷时穿得很少，不知增加；天气转热时却不知减少；分不清穿衣的顺序等穿衣问题是失智症患者在中晚期常见的行为问题，有时他们把自己弄得很邋遢，让照护者哭笑不得，而增加照料者的压力。该案例中，张奶奶表现为衣着不适宜季节及场合，其女儿深知母亲的生活习惯，她没有表现出难堪和不耐烦，而是机智地维护了母亲的尊严，使进餐能顺利、愉快地进行。

在日常照护中，针对这些情况，照护者应该保持足够的耐心，留给患者充分的穿衣、梳妆时间，帮助他们维护整洁的外表可以让他们生活得更有尊严，只有让他们充满自信，才能让他们愿意去参加各种活动，去接触新的朋友，这对维持他们的生活能力是非常重要的。

第五节　与失智症患者的沟通技巧

失智症患者的短期记忆几乎丧失而长期记忆仍存，他们往往不记得 3~5 分钟前发生了什么，却记得 20 年前的事情。随着时间的推移，失智症患者对人脸的记忆经常混淆。对于照料者来说，与失智症中后期患者沟通，是一件困难和令人沮丧的事情。对于这个群体的老年人来说，仅有语言沟通是不够的，本章节介绍如何与失智症患者沟通的技巧，使患有失智症的老人感受到家人及外界对他的支持，从而减少无助或挫败感。

一、失智症患者常见的沟通障碍

失智症患者在病程的不同阶段，会表现出多种多样的沟通障碍，比如：

1. 找不到合适的词语来表达自己的意思。
2. 谈话速度缓慢，有的时候会出现交流的中断。
3. 谈话的时候，跟不上别人的思路。
4. 话说了一半儿，却想不出接下来该说什么。
5. 难以理解别人说话的意思，也难以清楚地表达自己的想法。
6. 在进行长时间的谈话时，难以专注。
7. 容易转移注意力，也很容易受到周边噪音的影响。
8. 有时候说话，会不假思索地冲口而出。
9. 重复提问，或者反复讲述同一件事情。
10. 叙述的事情不一定真实，有时甚至是没有发生过的。
11. 第二语言能力可能先行丧失，一些老人第二语言是普通话，但随着失智症病程的发展，她无法用普通话与人交流，但他仍然听得懂母语，并能简单应答。
12. 因为沟通受阻而逐渐沉默，不爱说话。
13. 因为沟通受阻而发脾气，埋怨是别人造成了此类问题。
14. 晚期失智症说话会变得含混不清，令人难以理解。
15. 最后完全丧失语言表达能力，交流只能依靠几个简单的词汇和手势。

二、与失智症患者日常沟通的技巧

作为照护者我们要理解失智症患者，学会用心去沟通。下面介绍一些实用技巧供大家学习参考。

1. 态度 保持微笑，让自己保持可以面对面的交流，让彼此处于一个物理平面上，以便进行眼神交流。经常进行自我介绍，并且每次问候时都叫患者的名字。要友好、细心周到，讲话语速要慢，讲话的时候，可以使用手势，用简单的开放式的问题，并给患者充分的时间去反应。

2. 共情 把自己放在患者的位置上，去领悟患者可能的想法和感受，学会倾听。用直觉去思考患者在说什么或感觉怎样，把那些只言片语联系起来理解，以取得患者的理解。

3. 理解 了解患者，理解患者。利用你对患者的了解去理解他在说什么，通过重复患者所说的来肯定他，通过倾听来理解患者的意思。

4. 赞同 让对方知道你明白了信息背后所传达的思想和情感，不要表达反对意见或争辩。

5. 对于视听困难的患者，在沟通时可以提议患者带助听器，并复述，以保证患者明白你的意思；让自己处在一个可以进行眼神交流的位置，这样才能让患者看到你。有些患者可能喜怒无常，心情毫无征兆地变化，你要对此有心理准备，尽量不要灰心丧气。

6. 失智症患者经常重复自己的话，尤其是他们想表达自己的观点的时候。重复是很有用的方法，能让他们表达出自己知道的东西，还能学习新事物。重复是患者能掌握的进行沟通的唯一方法，也是照护人员去建立联结的一个机会，也是通过表面现象去发现他们更深层思想的机会。

7. 音乐可以成为超越语言的交流，照护者可以用唱歌和音乐与患者交流。

8. 设置相同的情境以唤起记忆。使用相同的环境布局，可以帮助患者记起一些人和地方；安排座位时尽量保持每次都坐在那个位置并与周围的人交流。

三、早期失智症患者的沟通

随着时间的流逝，失智症患者语言功能和以前会有所不同。他们需要更多的时间找到合适的词来表达他们的意思，或者干脆说错。其实他们知道自己想说什么，但就是不知道表达。当语言表达发生问题时，他和其他人的交谈也就出现困难了。这会让患者感觉十分懊恼和尴尬，并有一种受挫感，开始退缩。甚至有时候会因为找不到词而发脾气。与早期失智症患者沟通时，注意以下几点：

1. 给患者说话的时间，尽量不要打断他们的话语，只要耐心倾听就可以，并保持良好的眼神交流，让他看到我们很关心他，也很关心他想表达的意思。

2. 不要催促患者，给患者充足的时间思考并描述任何他想要的事物，尽量给患者做出回应的时间，这样才可以让照护人员知道他们是否真正想做这件事。

3. 与患者交谈时，要想出一些交流的方法，不要问一些可能惊吓到他们或者让患者感觉不舒服的问题，避免批评、纠正或争论。

4. 沟通时尽量避免背景噪音，不要有其他干扰，如把电视机关掉等，使患者把注意力集中在谈话和倾听上。

5. 使用简单的词汇或者句子，和患者说话的时候，语速缓慢、声音清晰；一次只问一个问题，然后耐心地等待患者的回答。回答患者提问时要简单明了，避免使用冗长的推理或说服。

四、中期失智症患者的沟通

在失智症的中期阶段，患者的记忆力丧失会变得更糟，对时间和所居住的地点已失去了认识，周围的世界对他而言会变得愈发迷糊。这个时期，患者只能理解很简单的语言，一般不再能够完成 3 个步骤以上的指令。这就要求我们对交流模式进行调整，用更简单明了的句子和患者讲话，而且每次只能让患者做一件事，将任务一一分解，引导患者一步一步地去做事情。把任务分解成小的步骤，能帮助患者为自己多做事，这可以让患者感到自己还是一个有用的人，而不是包袱。

在失智症的中期阶段，患者讲话的方式与过去有所不同，会在寻找字眼方面遇到更大的困难，他们的话既简短又零乱，有时甚至语无伦次，令人难以理解。在沟通中注意：

1. 每天抽时间和患者讲话，不要让他们感觉孤独而自闭；讲话时从患者的前方接近和面对患者，让患者能够清楚地看到照料者的脸。

2. 以尊重的态度对待患者；患者讲话的时候，照料者需要停下手里的事情，仔细听他们想要说的话，保持耐心和镇静；和患者交流时声音需要大一点，但不能嚷嚷，否则患者会觉得害怕；也不要把他们当孩子一样地交流。

3. 使用身体语言，可以握住患者的手，也可以温柔地触摸，还可以不时轻轻地拥抱，让他们感受到关怀；避免交叉双臂抱在胸前，这可能会让患者感受到紧张和生气甚至恐惧。

4. 当和其他人谈论患者时，要顾及患者的感受，不要对他们视而不见，就算他们无法表达，也会感觉被议论或者被忽视。

5. 沟通时要耐心、重复讲述，并允许患者有更多的反应时间；不要和患者争吵或过分挑剔。

6. 移除周围环境中的视觉干扰。失智症患者会对镜子里的人影心存恐惧，不要站在刺眼的光线里或者明亮的窗口和他们讲话。

在疾病的中晚期，患者可能会表现出焦躁、持续性易怒、忧虑、睡眠障碍、食欲不振、回避、大喊大叫，甚至对他人表现出暴力行为，近一半的失智症患者还会出现妄想或幻觉，这些都是因为失智症患者的沟通能力已经遭到损害，他们很难或不能用言语表达而只能用症状来表达，值得照料者引起注意。

（许　瑛　陈春英　李　君）

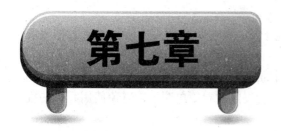

照护者压力与支持

在照护失智症患者的过程中，无论是家庭的无偿照护者，还是机构的有偿照护者，相比那些无需照料患者的家属来说，失智症照料者更容易产生抑郁、失业和健康问题。面对长期的照顾负荷，照顾者自己也常常会陷入生理、心理的疾病状态，或是社会孤立、隔绝，最终成为另一个患者或被照顾者。因此，对于与被照顾者绑在同一条船上的照顾者来说，他们同样需要获得关注和支持，而来自家人、朋友以及类似"日托中心"的暂时性的支持，可以帮助照料者缓释压力，留出时间来维持自身健康和进行正常的社交。

第一节　照护者的概念

作为一名照护者就是去帮助一些不能自我照顾的人。从某种程度上说，照护是所有人际关系的一种普通组成部分；它是一方为了另一方的身体健康而倾力奉献的真挚表现。一些人把照护体验视为一种真实的精神上的经历，然而另一些照护者却把它看作是一种负担。

一、照护者角色

照护者可以分为两种类型：主要照护者和次要照护者。如果是主要照护者，就要照护患者所有个人的、后勤的和感情上的需要，有人把它称为"这是一份全职工作"。那么到底谁在承担照护者的角色呢？

Hooyman 与 Kayak 指出美国老人的家庭照护者主要是成年子女（41%），其次则是配偶和伴侣（23%），但是如果只统计"主要照顾者"，也就是承担最多照顾责任者，则以与被照顾者同住的"配偶"占最高比率。我国台湾地区的老人生活状况调查则显示我国台湾失能老人主要照顾者以儿子占最高比率（13.39%），其次为配偶或同居人（13.20%）、媳妇（8.92%）及女儿（4.49%）。整体而言，也是以成年子女为主，其次为配偶或同居人，但如果单独分析男性失能老人的主要照顾者则以配偶或同居人占最高比率。我国尚缺乏关于主要照顾者的大样本调查，上海的一个关于 200 名城市老人主要照顾者的调研中指出，主要照顾者以配偶居多，占 40.5%，其次是保姆占 30%，而后是已婚儿女及其亲属；而从被照顾老人的性别分析，男性老人的主要照顾者，其配偶高达 60%，保姆占 20%，而后是已婚儿女及其亲属；女性老人的主要照顾者，配偶占 30%，保姆占 40%，已婚儿女及其亲属占 20% 左右。若以年龄来看，75 岁以下失能老人的主要照顾者则以配偶或同居人占最高比率，75 岁以上的失能老人则依赖子女照顾较多，这可能受到配偶同时老化的因素影响。在人口老化最为严重的日本，老年夫妻互相担任照顾者的情形则相当普通，齐藤正彦指出在日本一般都是男大女小，有些老年女性 70 岁开始照顾已届龄 80 岁的老先生，而先生照顾太太者，以九十岁的高龄照顾者居多。

　　Hooyman 与 Kayak 亦指出虽然随着男女平权意识的逐渐普及，有越来越多的男性加入日常照顾者的行列，但家庭照顾者仍然以女性为主，特别是实际提供日常生活照顾协助者。如前所述，我国台湾地区的老年男性失能者以配偶（女性）为主要照顾者，而老年女性失能者则主要以媳妇为主要照顾者。同时，女性会感受到更大的心理方面的责任，同时需要照顾子女，而放弃或调整自己的工作，并经常让照顾工作演变成终生性的责任。小泽勋指出，根据失智老人之家属互援会的调查结果，负责失智老人在家照顾的人有八成是女性，失智老人与照顾者之间最常见的关系是公婆与媳妇，比例将近一半。在我国台湾地区也有类似的状况，我国台湾的家庭照顾者中约有七成至八成是女性。

　　值得注意的是，随着我国流动人口的增加，失智症专业工作人员应充分考虑多元文化观点，虚心学习，充分了解照顾者的立场，根据不同的服务对象能采取不同的、符合患者个体的与其背景、文化、价值观相符的方式来服务，这样才能使照顾者成为彼此的好伙伴、好资源。

二、失智症对家庭压力的影响

　　当失智症降临到夫妻一方的身上时，另一方就常常要承担起主要照护者的责任。家庭的责任和地位的平衡就发生改变，相互间的关系就要承受一些基本的改变。失智症的降临打碎了夫妻一起旅游、一起终老的设想和计划，他们将面对复杂、棘手问题的出现，不再像双方过去一样能够相互扶持或依靠时，夫妻双方在身份上都经受了根本的改变，一方由于另一方的身体需要而提供了直接的照顾或者安排付费照护，经济压力的增加、感情的紧张让他们关系恶化，甚至会体会到愤怒的感觉。

　　对于子女来说，面临父母被失智症侵袭时，可能会悲伤和害怕，他们面临着父／母子关系和朋友关系中的角色转换，要满足父母或祖父母们多种的需要。在照料患者时，每个人的想法可能不同，意见可能分歧，因此，冲突就会在各种家庭发生。

　　另一方面，虽然对失智症患者的照顾可能带来许多失落与负担，但由于照顾活动包含着照顾者与被照顾者之间非常紧密的人际互动，所以也可能出现正向的收获。照顾者能在付出的同时感受到感动、被爱、满足，体会到生命的目的及意义，回馈了父母对自己的养育之恩，维系家庭重要的价值观、与被照顾者更加亲密等。此外，照顾者在执行照顾工作时，也会感受到自己能干，增强自信心，为自己感到骄傲。家庭成员之间，虽然可能因为照顾而出现紧张或冲突，但也可能因互动增加而更加亲密。

第二节 照护者的压力评估与资源利用

压力是由疲劳不堪造成的精神和生理上的紧张。当失智症患者越来越依赖照护者的帮助时，这种繁重的责任负担会给照护者带来巨大的压力。当照护者在照护失智症患者的时候，因为重复询问、不能口头或非口头的交流等，这些交流缺陷都会让照护者的责任更加大，致使照护者可能会产生焦虑等不良心理。

一、照护者的压力来源

即使照护者把失智症患者安排在护理机构疗养，仍有一些照护者会产生极大的负罪感和悲伤，这使得照护者的护理工作看似没有承担实则远远没有结束，他们将照护责任变成了不断地探访，争取现有条件下的最好的照护等，因此不管是直接照护者还是通过雇佣帮手提供照护，担心和焦虑都有可能会产生。

（一）体力与生理方面的负荷

1. 长期疲劳。

2. 出现健康问题，如肠胃病、头痛、腰背酸痛、高血压、体重问题。

3. 睡眠障碍，如失眠或浅眠。

4. 免疫系统功能下降，容易生病。

5. 出现严重疾病甚至死亡。

（二）心理与情绪方面的负荷

1. 悲伤。

2. 失落与无助。

3. 挫折。

4. 愤怒。

5. 否认。

6. 罪恶感。

7. 被过度依赖或被绑住的感觉。

8. 焦虑。

9. 忧郁。

10. 孤寂感。

11. 无助。

12. 对社交失去兴趣或社交障碍。

13. 自我价值感低落。

14. 严重者可能出现照顾疏失或自我照顾疏失。

15. 甚至自杀。

（三）经济方面的负荷

1. 照顾的直接花费。

2. 照顾设备或辅具的费用。

3. 房屋（房间）重新装修的费用。

4. 交通往返的费用。

5. 因照顾而损失的工作收入，如请假、减薪、绩效不佳。

6. 提前退休。

（四）社会性的负荷

1. 减少或没有属于自己的时间。

2. 减少或没有与朋友聚会的时间。

3. 因失智症行为所造成的尴尬。

4. 家庭关系紧张，如婚姻关系、亲子关系。

5. 休息活动减少。

6. 社交孤立。

在某种程度来说，照护者既是疾病的潜在的"牺牲者"，也是潜在的"英雄"，他们常常忽视了自己基本需要。因此，作为首要的第一照护者，那就必须要很好地计划和编制日程，协调家庭中的照顾资源，布置任务给次级照护者，既要照顾到失智症者所有的需要，也要适当满足自己的日常生活需要如会见老朋友、看电影、购物等。

二、照护者支持与资源利用

作为照护者，首先要学会照顾自己，这是一名照护者需要掌握的第一要素。很多家庭照护者，尤其是配偶，容易把自己的健康放在第二位。当你失去了健康，无法照顾患病的亲人，失智者的健康和快乐就无法得到保障。因此，照护者需要保持健康的身体，缓解照护带来的压力，做一个健康的照护者。

（一）坦然接受发生的变化，学会做一个有知识的照护者

失智症患者很多时候会变化无常，很多行为是无法控制的，可以学着接受现实，坦然接受发生的变化。早期失智症患者仍保有相当多的认知能力以及自尊心，如何让患者继续发挥现有仍存的能力是非常重要的。随着疾病的进展，不断需要有新的照护技巧，照护知识和别人的故事分享，以帮助照护者更好地了解疾病，学习实用的技巧和经验，减少在疾病面前的束手无策感。医疗机构的治疗团队、失智症团队应提供定期的简短课程，内容至少包含医学、治疗、居家与社会资源的利用等内容，帮助家属在医师诊断后有效地了解病情与照护。

（二）召开家庭会议，利用资源，懂得寻求帮助

要寻求、依靠相关组织和他人的帮助，只有获得家人、朋友和社区的支持，才能得以放松和喘息。做一个健康的照护者很重要的方法是了解一切资源，加以利用。如我国逐步兴起的社区老年活动中心、居家服务、家政服务、送餐服务、老年公寓、养老院、敬老院、老年护理院、老年病医院……这些都可以在疾病的不同阶段加以利用，得到帮助。

对于失智症照顾者来说，即使是很努力地在照顾失智症患者，但是因为疾病而造成的幻觉或妄想等精神症状，如：怀疑照顾者虐待他、要侵占他的财务等而跟家人、邻居投诉，这些不仅仅是让照顾者心里觉得委屈，甚至会演变成家庭纠纷，反目成仇。所以不论家人是否与失智症患者同住，最好能尽量集合多位家人，召开家庭会议，将患者的疾病情况与家人的担心坦诚地交换意见，并讨论如何将照顾责任进行分摊，达成共识。做好法律和经济的处理计划，如果可能的话，当患者刚被诊断出失智症的时候，就要邀请患者和其他家庭成员一起，对家庭重大的法律和财务问题做出决策。

（三）学会照顾自己和自我调节压力，保持健康的方法

失智症患者通过悉心照护可以保持晚年的生活品质和尊严，但同时也会看到不可逆转的衰退和生命的流逝，这会让人觉得悲伤。照料者要保持良好的心态，坦然过好每一天，保持自己的兴趣爱好，鼓励自己，多看看积极的一面，已经尽了自己最大的努力，不要感到内疚。注重自己的健康，每天检查自己的身体，有不适时要及时去看医师，保持健康饮食，要有足够的休息。坚持身体锻炼，也可以在有人照看患者的时候，找时间出门买东西、散步、做操和老朋友共进午餐等。

虽然照顾失智症患者痛苦难免，但也有许多办法可以减轻痛苦。针对刚开始从事照顾工作的人，个别心理治疗比支持团体更能有效减轻痛苦。如果非药物治疗如支持团体、照顾者课程、运动、喘息时间及短期休假仍无法纾解照顾者的痛苦，可以结合医师的建议给予抗抑郁药物治疗。

三、照护者自我照顾的工具

在失智症的最后一个阶段，在家里照护失智症患者往往占据了照护者所有的空闲时间。作为一名照护者，在相当长的一段时间内承担失智症患者的照护责任，在这种情况下，挤出时间照顾好自己是对自己的责任。照料者可以通过从其他有相同遭遇的人那里获得支持和帮助，同时也可以得到很好缓解压力的方法，使照护者的健康也得到了改善。

（一）提供支持的组织

1. 支持组织　通常是由一小部分照料者被一个训练有素的领导者领导，他们讨论共同关注的热点话题，即照料失智症患者。成员间的相互交流和分享是非常宝贵的，通过简单的谈话行为相互帮助，谈论它到底是什么样子，倾听他人描述他们觉得如何；可以提供一般问题的解决方法，学习处理挑战的新方法。

2. 为那些处在失智症早期的人提供支持的组织。不仅仅是失智症患者可以学到关于疾病的知识和处理他们自己的反应，而且照料者在他们学习时也有了自己的空闲时间。

（二）成人日间照料活动

1. 联系当地的民政服务机构。对于处在失智症早期到中期阶段的患者的需要，可以由一些专业人士组成的成人照料组织来满足，他们知道如何去刺激并引发失智症患者的兴趣，从而维持患者残存的一些认知功能。

2. 每日安排他人来接管自己的工作，即使仅有短短的一小时，也能散步或做会儿运动，或者和朋友喝杯茶、咖啡，这些对于缓解和释放照料者的精神压力都是很有益处的。

3. 签约家庭保健医师和护士。签约家庭保健医师和护士能够走访并提供直接的照料，照料者可以多关注当地的社区服务中心，他们可以提供相应的医疗服务及咨询。

（三）短期照料服务

短期照料指的是照顾的人能获得任意形式的帮助，包括提供的短暂的家庭护理。如果没有任何人可以替代照料者，可以考虑联系一家当地护理机构提供这种选择，这样可以放松自己也可以安排朋友、亲戚的一起照护。目前这种形式在我国内地日益被重视，期待不

久的将来可以有更多这样的资源可以被失智症家庭利用。

（四）寻求支持帮助

1. 与相关组织联系。和当地医疗机构取得联系，获取一些关于失智症医疗服务提供者的信息，可以联系并参加这些组织。

2. 寻求团体支持。当地民政中心会有一群骨干志愿者可以提供诸如做饭、购物和其他日常事务的帮助。一些团体也开始组织志愿者去帮助所有的照护者，并通过免费服务来使他们获得放松。

（五）互联网信息服务

通过聊天室、博客、各种各样的网站了解关于照顾者支持服务的相关信息，可以减少照料者的孤独感并提供关于服务的建议，而且这些服务往往都是免费的。

（六）健康的身体与良好的心态

1. 体育运动对于照料者的健康和大脑很有必要，运动能降低照料者的压力并能提高睡眠质量。

2. 继续参加自己喜欢的活动。参加通常喜欢的活动，健康饮食、精神刺激对大脑和身体补充营养很有必要。照料者应该休息并放松，参加些娱乐活动，定期和朋友一起聚会。

案例

患者，男性，78岁，诊断为阿尔茨海默病3年，目前评定为中度。平时由妻子照顾其生活起居，子女均在外省工作。其老伴表述老人完全没有病识感，夜间睡眠差，经常游走，有排便行为异常，夜间如厕频繁，可达四十余次，但并非每次都有小便；大便排在小便池内。长年如此，得不到休息，真的很累，"快疯了"。

该案例中老人处于居家养护状态，老人妻子作为主要照料者也是唯一照料者，面临着巨大的压力和沉重的负担。老人妻子面对频繁的排便异常而感到束手无策，不仅要为老人的身体清洁和室内环境的清洁付出大量的体力劳动，夜间更因为担心老人出现意外情况而不敢入睡，致使其长期得不到充足的睡眠，使老人妻子深感苦恼和疲惫，流露出悲观的情绪，"有时候真想跳楼了"，"什么时候才是个头？又怕一走了之老头又没人管，我快疯了……"，照料者存在很大的压力负荷。我们在第七章"照护者的压力与支持"中指出，长期提供主要照顾服务的家属，是"隐形的患者"，她们往往隐藏自己的需求和生活，生活中心和重心全部转移到以照料患病老人为主，当失智老人出现焦虑不安或行为异常时，她们也感到心力交瘁。也因此，在制定照护时要对这个群体提出关怀与支持的方案，她们也需要有自主的时间和空间。

照护计划：

1. 综合评估老人的情况，及时就医，借助药物协助患者睡眠。

2. 改善如厕环境，在便池上贴上醒目标识，使患者易于识别大、小便池；了解失智症老人排便习惯，做好引导，便后及时清洁。

3. 结合失智症老人的兴趣，白天可安排一些活动，如打麻将、陪同其走路、下午日光浴等，适当消耗体力，以助睡眠，避免日落综合征，减少异常行为的发生。

4. 提供一些失智症照护的课程，使家属了解相关知识，理解其行为异常的表现和处理。

5. 邀请参加与其他同性质家庭的互动，相互交流，提供情绪舒缓的平台。

6. 提供喘息服务：在现有政策下，可以建议让老人短期入住专业的长期照护机构，或者每天短期请居家护士照料，也可以多请一位护理员来分担照料任务，女儿退休后让其女儿共同照料父亲，以缓解主要照料者——母亲的压力，使个案妻子得到休整，可以更好地照料失智老人。

7. 及时评估患者妻子的心理状态，如有抑郁或焦虑，适当配合药物治疗，以免使"隐形的患者"成为真正的患者。

（李　君　许　瑛）

失智症常见安全隐患及防范

随着年龄的增长及疾病病程进展，失智症患者的认知功能全面衰退，生活自理能力逐渐下降，身体的协调性逐渐减弱乃至消失，同时患者可能出现的心理、情绪波动，精神行为症状，加之家属、社会支持方面的种种原因导致外部安全支持系统的缺失，导致失智症患者识别并规避意外风险的能力逐渐降低，控制自己行为的能力减弱，从而成为意外伤害发生的高危人群。老年人意外伤害事故包括跌倒受伤、骨折、走失、坠床、烫伤、误服、自伤、误吸窒息、噎食、压疮、猝死等。其中，跌倒致伤、骨折最为常见，据上海市福利协会一项针对养老院事故统计显示，因跌倒致伤的老年人占 40% 左右，而相对于认知功能正常的患者，失智症患者受到意外伤害的风险则更高，包括更高的跌倒受伤、更高的游荡走失风险。

第一节　跌倒的处理与防范

跌倒是指患者突发的、不自主的、非故意的体位改变，倒在地上或更低的平面上。按照《国际疾病分类（第 10 版）》（ICD-10）对跌倒的分类，包括以下两类：①从一个平面至另一个（更低）平面的跌落；②同一个平面的跌倒。跌倒是老年人最常见的意外伤害事件，世界卫生组织认为跌倒是老年慢性致残的第三大原因，每年大约 30% 的 65 岁以上老年人发生过跌倒，15% 发生 2 次以上并伴有骨折、软组织损伤和脑部伤害等。失智症患者是跌倒的高危人群，相比一般患者跌倒发生高出 4 倍。据统计，在英国，40%~50% 的失智症患者每年跌倒 1 次。在我国相关统计中失智症患者的跌倒占了老年人跌倒的 40% 以上。

一、失智症患者跌倒的危害

（一）躯体器质性伤害

失智症患者跌倒导致的伤害可以是致命的或非致命的，其对躯体造成的伤害因失智症者疾病因素更甚于一般患者。跌倒发生后的及时呼救及现场正确的处理是减轻跌倒导致伤害程度的重要措施，而失智症患者由于认知功能的下降，判断力及警觉性的下降、语言交流的困难导致跌倒后不能及时寻求帮助，甚至由于自我不正确处理导致二次伤害。很多失智症者被发现跌倒后不能准确述说跌倒发生过程、身体不适如疼痛、关节活动受限等，影响了现场判断及救治的及时性，也导致失智症患者跌倒后导致的躯体伤害更甚于普通患者。据统计，22%~60%的老年人曾因跌倒而受伤，其中引起严重器质性损伤的占10%~15%，而这个数字在失智症患者中可能更高。

（二）功能减退

跌倒导致失智症患者功能减退与跌倒致伤后患者不配合肢体制动及机体康复锻炼有关。跌倒致伤后尤其是骨折后通常需要卧床或伤残肢体制动很长一段时间，是否能很好地配合床上肢体锻炼是跌倒后康复效果好坏的关键。失智症患者由于精神行为症状及认知障碍，在治疗期间会出现被害妄想、攻击行为等，不能很好地配合肢体制动与床上被动锻炼，因此比一般患者更多的导致失用性肌肉萎缩、骨质疏松、关节挛缩等，严重影响患者活动能力，降低生活自理能力。而长期卧床导致肌少症又是引起跌倒的重要原因，由此可导致反复跌倒的恶性循环。

（三）心理障碍

不管跌倒是否导致躯体损伤，均可能会给失智症患者尤其是早期失智症患者带来心理上的创伤。跌倒恐惧心理造成失智症患者"跌倒－丧失信心－不敢活动－衰弱－更易跌倒"的恶性循环，有的甚至因此卧床不起，加速了生活自理能力的丧失。跌倒受伤需要卧床可能也会引起失智症患者担心生活无法自理、与外界隔离的自卑苦闷心理，使患者生活质量明显下降。

（四）继发损害

失智症患者跌倒受伤患者长期卧床导致其废用性功能障碍外，还可能出现压力性损伤、肺炎、泌尿系统感染、深静脉血栓形成、营养不良等并发症。失智症患者由于认知障碍、失语，无法有效地感知并表达个人感受，导致长期卧床并发症出现不能被及时发现，也使失智症患者较之普通患者更容易出现严重并发症，导致死亡或终身伤残。

（五）经济负担

失智症患者给社会和家庭造成很大的经济负担，跌倒导致的骨折、脑损伤等急症以及长期卧床导致的慢性并发症更加剧社会及家庭的经济负担。随着社会老龄化，我们每年至少有2 000万人发生2 500万次跌倒，直接费用可达50亿万以上。

二、跌倒的危险因素

跌倒的原因是多方面的，因跌倒而住院的老年人中内在因素占45%，外在因素占39%，原因不明占16%。跌倒发生地点70%以上在所居住的房间，10%左右发生在楼梯。多家机构分别就失智症患者跌倒危险因素调查得出步态异常、精神和人为因素、服用药物是失智症患者跌倒的主要内在因素，而环境不安全是导致跌倒的重要外因。

（一）身体因素

失智症发生的最大风险因素是高龄，65 岁以上老年人寿命每延长 5 年，失智症的发病率就会增长 1 倍。85 岁以上的老年人的失智症患病率高达 30% 以上。失智症患者随着年龄增长，维持肌肉骨骼运动系统的生理功能均减退，造成步态的协调性、平衡的稳定性和肌肉力量下降。另外患者视觉听觉前庭功能、本体感觉下降，判断外在环境能力下降，导致跌倒风险增加。失智症患者意外事件的发生率高达 32%，其中跌倒为最常见的意外事件。

（二）病理因素

据统计，失智症或精神病患者尤其容易发生跌倒。失智症患者不仅具有老年人生理功能退行性变化导致的步态不稳、肌肉功能减弱，平衡障碍、视力下降等跌倒高危因素，往往还伴有锥体或锥体外系运动障碍。失智症患者病程早期记忆力下降，对环境的认知、判断能力下降，对外在环境变化的安全警惕性下降，加之失用影响到行走能力，失智症患者的跌倒风险就大大增加。而中晚期患者因身体的平衡性和协助性明显下降，更容易发生跌倒。路易体型痴呆症会出现帕金森病常见症状如震颤、肌强直、运动过缓，患者行走呈小碎步，这样的走路姿势很容易导致跌倒。血管性痴呆病情进展快，因脑卒中导致的肢体瘫痪、活动障碍也是跌倒的主要高危人群。而最多见的阿尔茨海默病患者跌倒最易在中晚期发生。另外有些失智症患者同时有高血压、心律失常、冠心病等，可引起心、脑血管系统供血不足而导致头晕、跌倒。而直立性低血压是导致跌倒的常见原因。

（三）药物因素

失智症患者常因为精神行为症状、睡眠障碍被给予精神类药物及镇静类药物。巴比妥类药物可使患者发生夜间和次晨跌倒，长效苯二氮䓬类通过损害精神性运动功能而导致跌倒。很多精神类药物很容易诱发头晕和跌倒。失智症合并有高血压、糖尿病时，长效降糖药可引起低血糖而诱发跌倒；服用降压药可因直立性低血压加大跌倒隐患。研究表明，精神类药物最易引起跌倒风险，服用多种药物可增加跌倒风险。

（四）心理因素

失智症患者由于认知能力和生活功能的下降，会变得失落、担忧、恐惧或焦虑，有些则变得敏感多疑、固执和焦躁。这些心理、情绪状态是影响患者跌倒的重要心理因素。研究发现沮丧和焦虑心理可以削减患者对自己、环境和其他人的注意力，从而增加跌倒的机会。

（五）社会因素

失智症患者由于各种原因减少了与外界的接触，家庭社会支持不够等均可以增加患者跌倒的几率。尤其是照护者的支持对患者跌倒的发生起很大的影响。

（六）环境因素

环境因素是导致失智症者发生跌倒的重要原因。常见的环境危险因素包括地面光滑、光线晦暗、易绊脚物品；家具摆设不当、床铺过高过低、座椅过软过低；穿拖鞋或不合适的鞋裤、裤腿过长；地面高低不平、地面潮湿或打蜡、楼梯没有扶手、灯光照明不好、需要跨越障碍物等。跌倒多发生在浴室、变化体位、运动、站立小便时。环境因素危险性大小取决于失智症患者个人身体的平衡和协调能力、机体是否虚弱；对环境因素有无体验，是否是失智症患者熟悉的环境；照顾者是否有对失智症患者的正确评估与适宜的照护技术。

三、失智症患者跌倒的防范

（一）正确评估，确认潜在的跌倒风险等级

失智症患者入住长期照护机构后应对所照护的失智症患者进行认真的评估，包括初始评估、实时评估、周期评估及跌倒后评估，随时发现因疾病发展而变化的跌倒风险及确定风险等级。

1. 失智症跌倒风险评估时间及内容

（1）初始评估：入住照护机构 24 小时内完成失智症患者初始跌倒风险评估。初始跌倒评估内容包括失智症患者临床评估（一般状况、疾病情况），康复评估，失禁评估，精神评估检查，生活质量评估，用药情况及环境评估；收集失智症患者家属或照护者患者既往有无跌倒史、可能导致跌倒的因素，以及家庭成员之前如何进行跌倒防范。

（2）实时评估：跌倒预测因素改变时及时进行跌倒风险评估。评估内容包括失智症患者病情进展情况、精神行为状态、体能情况、睡眠、二便情况、活动情况、视力听力等认知功能情况、药物使用情况变动，对环境的适应情况等。

（3）跌倒后评估：跌倒后风险评估应在跌倒事件现场妥善处理后及时进行。除常规评估失智症患者健康内容外，需详细了解以下内容：

1）本次跌倒发生的时间、地点，跌倒发生时失智症患者所处状态，如是否在起床时、是否在排尿、是否是沐浴后，是否在其不熟悉的环境下，是否更换了主要照护者等。

2）失智症患者跌倒前是否有不舒服表现，比如突然不愿活动，本来行走无障碍的忽然走路不稳了，有无肢体抽动，有无意识障碍等，以上表现说明失智症患者可能在跌倒前有可能心脑血管方面的原因或神经系统方面的原因。

3）失智症患者是否服用了可能导致跌倒发生的药物，或更改了可导致跌倒发生的药物。引起瞌睡、头晕、步态不稳、直立性低血压、倦怠、视力模糊的药物均可能将患者置于跌倒的危险中，常见的有镇静催眠药物、抗精神病类药物、镇痛药、降糖药、降压药、抗帕金森病药等。服用 4 种或更多药物是跌倒的另一危险因素。

4）是否有饮酒，酒精急性中毒或慢性酒精性脑病均能引起跌倒。

5）跌倒后失智症患者的反应，比如有无意识丧失，有无慢性意识加重，平卧后是否很快恢复。

（4）周期评估：长期入住照护机构的失智症患者每季度进行一次全面跌倒风险评估。

2. 跌倒风险评估工具

（1）《老年综合征跌倒管理指南》推荐使用等级评定量表比如跌倒风险的评估工具（FRAT）（表 8-1-1）。该量表包括运动、跌倒史、精神不稳定状态、排便自控能力、感觉障碍、睡眠状况、用药史、相关病史共 8 项评估内容，结果评定根据最终得分情况。低危风险：1~2 分，中危风险：3~9 分，高危风险：10 分以上。该评估表内容比较直观，可由个案或家属勾选，评分越高，跌倒的危险性越高。因评估内容客观可见，也比较适合失智症患者。

表 8-1-1　老年人跌倒风险评估表

老年人跌倒风险评估表					
运动	权重	得分	睡眠状况	权重	得分
步态异常 / 假肢	3		多醒	1	
行走需要辅助设施	3		失眠	1	
行走需要旁人帮助	3		夜游症	1	
跌倒史			用药史		
有跌倒史	2		新药	1	
因跌倒住院	3		心血管药物	1	
精神不稳定状态			降压药	1	
谵妄	3		镇静、催眠药	1	
痴呆	3		戒断治疗	1	
兴奋 / 行为异常	2		糖尿病用药	1	
意识恍惚	3		抗癫痫药	1	
自控能力			麻醉药	1	
大便 / 小便失禁	1		其他	1	
频率增加	1		相关病史		
保留导尿	1		神经科疾病	1	
感觉障碍			骨质疏松症	1	
视觉受损	1		骨折史	1	
听觉受损	1		低血压	1	
感觉性失语	1		药物 / 乙醇戒断	1	
其他情况	1		缺氧症	1	
			年龄 80 岁及以上	3	

（2）《住院患者跌倒预防临床实践指南》中推荐了目前常用的跌倒危险评估表，包括 STRATIFY 跌倒危险评估表、Hendrich Ⅱ 跌倒危险评估表和 Morse 跌倒危险评估表。

STRATIFY 跌倒危险评估表（表 8-1-2）是在医院中被研究与使用最为广泛的跌倒危险因素筛查工具，是医护人员对入院患者进行跌倒风险评估的工具，内容包括跌倒史、是否躁动不安、视力障碍是否影响生活、是否有尿频，活动情况 5 个条目，回答"是"记 1 分，"否"记 0 分，总分 ≥ 2 分提示跌倒高风险。

表 8-1-2　STRATIFY 跌倒危险评估表

项目	得分
1. 最近 1 年内或住院中曾发生过跌倒	否 =0 是 =1
2. 意识欠清、无定向感、躁动不安（任一项）	否 =0 是 =1

续表

项目	得分
3. 主观视觉不佳，影响日常生活能力	否 =0 是 =1
4. 常需上厕所（如尿频、腹泻）	否 =0 是 =1
5. 活动无耐力，只能短暂站立，需协助或者使用辅助器材才可下床	否 =0 是 =1
总分	

Hendrich Ⅱ 跌倒危险评估表（表 8-1-3）适用于急性照顾病房，内容包括 8 项危险因素：混乱、无方向感、冲动行为；有症状的抑郁；排泄改变；眩晕；性别男性；服用任何抗癫痫药、安眠药；自座椅起身或行走的能力测试表现差。评分高于 5 分为跌倒高危人群。

表 8-1-3　Hendrich Ⅱ 跌倒危险评估表

项目	表现	分值	得分
混乱 无方向感 冲动行为		4	
有症状的抑郁		2	
排泄改变		1	
眩晕		1	
男性		2	
服用任何抗癫痫药		2	
服用任何镇静安眠药		1	
自座椅起身或行走的能力测试			
能一下站起——且保持步态平衡		0	
成功地一次推起		2	
多次努力之后才成功		3	
在测试中没有帮助的情况下不能起身（或者医嘱中有同样情况的书写和（或）要求完全卧床） 如果无法评估，在患者 chart 上注明，同时写上日期和时间		4	
大于等于 5 分为跌倒高危人群　总分			

Morse 跌倒危险评估表（表 8-1-4）是一个专门用于预测跌倒可能性的量表，在国外应用广泛，包括 6 项条目：跌倒史；次要疾病诊断；使用行走辅助工具；静脉输液或使用肝素钠；步态；精神状态。每个条目评分为 0~25 分不等，总分为 125 分，评分越高表示跌倒风险越大。总分 125 分，评分 >45 分确定为跌倒高风险，25~45 分为中度风险，<25 分为低风险，得分越高表示跌倒风险越大。

表 8-1-4　Morse 跌倒危险评估表

1. 跌倒史（最近或 3 个月内）
　　否 =0，是 =25

2. 次要诊断（1 个患者有 2 个或更多地入院诊断，选择"是"项）
　　否 =0，是 =15

3. 行走时帮助
　　不需要、卧床、坐轮椅、护士 =0，拐杖、手杖、助步器 =15，家具 =30

4. Ⅳ/ 肝素固定（或有 INT/ Ⅳ 的医嘱）
　　否 =0，是 =20

5. 步态 / 转运（观察步态 / 转运）
　　普通、卧床、制动 =0，差 =10，受损 =20

6. 精神状态（如患者忘记使用呼叫铃）
　　能自我认知 =0，忘记自我的局限 =15

　　总分

（3）现在很多医疗机构使用的跌倒（坠床）危险因子评估表（表 8-1-5）通过年龄、跌倒史、意识状态、视力障碍、活动障碍及肢体偏瘫、体能情况、是否头晕眩晕及存在体位性低血压、有无服用引起跌倒隐患的药物、有无陪伴等九项内容进行跌倒危险性的评估，得分越高，风险越大。高于 4 分即表示存在高危跌倒风险。

表 8-1-5　住院患者坠床 / 跌倒危险因素评分表

危险因子	分值	得分
最近 1 年曾有不明原因跌倒经历	1	
意识障碍	1	
视力障碍（单盲、双盲、弱视、白内障、青光眼、眼底病、复视）	1	
活动障碍、肢体截瘫	3	
年龄（≥ 65 岁）	1	
体能虚弱（生活能部分自理，白天过半时间要卧床或坐椅）	3	
头晕、眩晕、体位性低血压	2	
服用影响意识和活动的药物：散瞳剂、镇静安眠药、降压利尿剂、镇挛抗癫药、麻醉止痛药	1	
住院中无家人和其他人员陪伴	1	
总分		

3. 跌倒全面综合评估内容　　根据《跌倒管理指南》，要求对机构、医院的老年人进行全面综合的评估。

（1）查体：包括起立 - 行走试验、步态和下肢共济试验、跌倒恐惧症；直立性低血压判断；视力检查；认知功能检查；足和鞋的检查。

（2）检查：包括 X 线检查；神经影像学检查；尿素及电解质检验；血常规及 C 反应蛋白检验；中段尿检查；超声心动图；常规心电图或动态心电图。

（3）康复评估：包括评估表评定；移动能力评价（起立－行走试验）；前庭平衡功能评价；尿、便自控训练：包括如厕时间表；如需要进行膀胱功能训练。

（4）精神状态评估：包括记忆；判断（尤其对于涉及安全警告标志时）；简易精神状态检查；汉密尔顿焦虑、抑郁量表。

（5）临床用药评估：由临床药师或医师完成，评价药物副作用、骨质疏松风险，评价是否需要维生素 D 及钙。

（6）环境评估：包括房屋结构、家具及辅助设施、楼梯及电梯、其他环境影响因素（表 8-1-6）。

表 8-1-6 预防老年人跌倒家居环境危险因素评估表

序号	评估内容	评估方法	选项（是；否；无此内容）	
			第一次	第二次
地面和通道				
1	地毯或地垫平整，没有褶皱或边缘卷曲	观察		
2	过道上无杂物堆放	观察（室内过道无物品摆放，或摆放物品不影响通行）		
3	室内使用防滑地砖	观察		
4	未养猫或狗	询问（家庭内未饲养猫、狗等动物）		
客厅				
1	室内照明充足	测试、询问（以室内所有老年人根据能否看清物品的表述为主，有眼疾者除外）		
2	取物不需要使用梯子或凳子	询问（老年人近一年内未使用过梯子或凳子攀高取物）		
3	沙发高度和软硬度适合起身	测试、询问（以室内所有老年人容易坐下和起身作为参考）		
4	常用椅子有扶手	观察（观察老年人习惯用椅）		
卧室				
1	使用双控照明开关	观察		
2	躺在床上不用下床也能开关灯	观察		
3	床边没有杂物影响上下床	观察		
4	床头装有电话	观察（老年人躺在床上也能接打电话）		

续表

序号	评估内容	评估方法	选项 （是；否；无此内容）	
			第一次	第二次
厨房				
1	排风扇和窗户通风良好	观察、测试		
2	不用攀高或不改变体位可取用常用厨房用具	观察		
3	厨房内有电话	观察		
卫生间				
1	地面平整，排水通畅	观察、询问（地面排水通畅，不会存有积水）		
2	不设门槛，内外地面在同一水平	观察		
3	马桶旁有扶手	观察		
4	浴缸／淋浴房使用防滑垫	观察		
5	浴缸／淋浴房旁有扶手	观察		
6	洗漱用品可轻易取用	观察（不改变体位，直接取用）		

注：本表不适于对农村家居环境的评估

4. 根据跌倒评估结果确定跌倒风险分级，跌倒风险分级分低危、中危、高危。

（二）根据跌倒风险评估制定跌倒防范计划，落实防范措施及教育

长期照护机构或其他医疗机构的护理团队在基于对失智症患者跌倒全面评估的基础上制订跌倒防范的护理计划，促进失智症患者在保持活动能力情况下同时也保证其安全，避免跌倒，或将跌倒所致的受伤风险降至最小。当失智症患者的跌倒模式随着病程发展而发生改变时，需要及时更新护理计划。制订失智症患者护理计划时需要家属、照顾者、护理团队成员共同参加，让每个与照护患者相关的人员均理解知晓患者发生的变化。

1. 失智症患者跌倒防范护理计划要点

（1）根据失智症患者个案的需求，制订防范跌倒的个体化的干预措施。

（2）确保失智症患者在需要活动、穿衣、如厕时得到护理人员的帮助。需保证护理服务的连续性，促进照护人员与被照顾患者之间建立信任关系。

（3）减少身体约束，除非需要进行紧急的医学治疗。

（4）让患者穿着防滑和支撑性好的鞋子，选择舒适安全的衣服。

（5）合理使用辅具。

（6）帮助失智症患者营造良好的睡眠环境，并养成有规律的睡眠习惯。

（7）尽量保持失智症患者尚存的活动能力、自理能力，鼓励进行适当的活动。

（8）一旦失智症患者发生跌倒，护理人员必须立即处理后第一时间上报，护理团队需要对跌倒事故进行评估，确认跌倒原因，改善计划。

2. 跌倒的预防措施

（1）加强身体锻炼，合理运动，量力而行。失智症患者及照顾者要了解患者的活动能力，根据患者身体情况合理安排其每天的运动，不能因为害怕发生跌倒、走失等就减少或停止患者的活动。活动前做好充分的评估和计划，包括失智症患者活动能力、当时的精神状态、辅具选择、活动环境的安全性，活动方式、活动时间控制等。活动时全程陪伴，注意节奏感，焦虑、紧张、忙乱、注意力分散均可能是导致跌倒的原因。

（2）通过康复锻炼改善失智症患者肌肉力量，改善平衡功能及提高步态稳定性是针对跌倒主要危险因素从根本上防范跌倒发生的措施。锻炼前做好充分评估，选择合适的鞋子和辅助工具，锻炼时必须有专业人员在旁。锻炼的类型可分为耐力运动、力量运动、平衡和协助性锻炼、灵活和柔韧性锻炼。近年有众多研究和荟萃分析提示太极拳可能对改善平衡能力及降低跌倒有用，可能适合早期失智症早期患者的选择。

（3）合理膳食，补充适量的蛋白质、钙、维生素 D，可防治肌肉萎缩，增加肌力，防治骨质疏松，从而降低跌倒风险，及减轻跌倒所致伤害。

（4）及时发现并治疗可能引起跌倒隐患的疾患，如眼部疾患、足部疾病、肌肉骨骼系统疾病、外周神经系统疾病、直立性低血压、前庭功能退化、脑疾患、精神疾患、发作性眩晕、严重心理疾患等。照顾者关心失智症日常生活作息、言行习惯等，及时发现精神行为症状及时干预不安全行为。骨质疏松是跌倒后发生骨折最主要和最常见的原因，预防和治疗骨质疏松是降低骨折风险的关键。

（5）规范安全用药。失智症患者用药必须由照顾者或护士确保服药到口。凡是能够引起跌倒的药物失智症患者尽量不用或慎用。根据老年人生理特点尽可能减少药物的使用剂量。定期由专业医师对其使用药物进行综合评估，优先选择对中枢神经系统副作用较少和不会引起直立性低血压的药物。对于抗精神病类药物更应慎用，尽量使用非药物治疗缓解失智症患者的精神行为症状。对必须使用的可能引起跌倒隐患的药物，照护者要了解药物特性，采用合理作息避免负面影响，如夜间服用安眠镇静药前先协助完成睡前洗漱，夜间如厕尽量使用床边坐便器，未完全清醒前不要活动；服用降压药后在血药浓度高峰期尽量卧床，减少活动等。

（6）反复强化一些生活中的防跌倒的小技巧，使之逐渐形成习惯。比如夜间上床后才服安眠药；饮酒适度不过量；上下楼梯要用扶手，转身转头动作要慢；如厕使用坐厕，晚上使用床边坐便器；电话、电源开关、手杖等常用生活品放置在方便取用的地方。

（7）设置适于失智症患者生活的安全、舒适、具有支持性的居住环境。失智症患者居住的区域设计既要考虑最大限度的维持其剩余能力，又要最大限度地减少和消除安全隐患。所以，长期照护机构的设计必须坚持安全的通行无障碍的原则，如注意地面的防滑处理、避免细小高差、在重点部位安装扶手，保证失智症患者的起居及活动安全；在楼梯边缘、转角、分层等需要患者小心注意的地方用醒目的提醒物加以强调；患者居室环境家具应精简并固定位置，家具及建筑物转角均改成圆钝角或安装防撞护角；将床高度调整到最低；居室内安装夜灯便于夜间起夜如厕。

（8）指导或协助失智症患者选择使用合适的减少跌倒的辅助工具或助行器，如拐杖、助行器、助行台、轮椅，并指导正确使用。

（9）帮助失智症患者选择合适的眼镜，避免因眼镜不合适导致跌倒；根据老年人足部结构特点选择合脚、保暖性好、透气性好、防滑性好、轻便柔软的鞋子，避免患者在行走时穿拖鞋、高跟鞋、鞋底过于柔软或易滑的鞋。老年人选鞋的原则包括较高的鞋帮，对足踝有支持和包裹作用有助于预防足踝扭伤；适当的鞋后跟（1.5~2cm）增加行走的稳定性；倾斜的后跟（约10°）增加与地面接触面积；锥形并能防滑的鞋底；较硬的鞋底夹层。

（10）充分的社会支持，包括对失智症患者充分的综合评估、个体化预防跌倒的指导、组织和跌倒相关的主题演讲、开展社会心理关怀活动、居住、活动、出行的环境的防跌倒措施的设施等。社会和家庭的支持是失智症患者减少跌倒等安全事件的最大保障。

（11）做好失智症患者、照护者、家属的防跌倒教育，并定期评价他们对防跌倒措施的认识情况及落实执行情况。失智症患者尤其是中晚期失智症患者认知、记忆、判断等各种能力逐渐缺失，需要照护者全面安排患者活动、生活，此时，照护者的防跌倒知识掌握和依从就尤为重要。

（三）建立机构护理团队完善的跌倒管理监控系统，持续改进跌倒风险防范。

1. 定期长期的对护理团队进行跌倒防范、跌倒处理、跌倒质量控制要求的培训。

2. 完善失智症患者跌倒后事件上报流程，护理团队及时进行跌倒事件的分析讨论及整改。

3. 定期对跌倒防范措施的落实情况进行自评、机构评价，对不足及时持续质量改进。

4. 建立完善跌倒数据收集系统，完成机构内跌倒数据的综合分析。

四、减轻跌倒后损伤与跌倒后处理

（一）在失智症患者早期认知情况尚好时，应指导其学会正确的跌倒方式，经常练习如何"跌倒"。跌倒在一定范围内可预防，但不是完全可以避免，所以应该让患者知晓跌倒不可避免时如何最大程度地减轻损伤。原则是要避开关节、头部等重要部位，并且尽量减少支撑的企图。跌倒发生时立即放松全身肌肉，主动屈曲四肢关节，弓腰低头，双手护在头部，双肘屈于胸前，团身、顺势倒下，最重要的是尽量做到以一侧身体着地，前倾或后倾时一定要旋转身体达到这一目的。

（二）指导失智症者及照护者跌倒后的正确处理

1. 跌倒后应正确判断伤情（表8-1-7）并及时呼救，避免二次损伤。机构中失智症患者跌倒后，陪护人员应暂时不搬动患者并及时通知医务人员判断伤情，同时安慰患者，避免烦躁、恐惧的心理导致其擅自起身活动。机构应建立跌倒处理流程，每个失智症患者的陪护人员均应该接受培训并按要求严格执行（见图8-1-1）。

表8-1-7　跌倒伤情程度分类

严重度	特征	处理
1级	擦伤、挫伤、不需缝合的皮肤小撕裂伤	不需要或只需稍微治疗与观察伤情程度
2级	扭伤、大或深的撕裂伤	需要冰敷、包扎、缝合或夹板等医疗或护理的处置或观察伤害程度
3级	骨折、意识丧失、精神或身体状态改变等	需要医疗处置及会诊的伤害程度

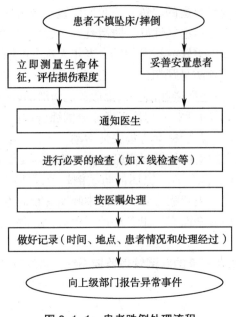

图 8-1-1　患者跌倒处理流程

2. 跌倒后如评估患者无明显机体损伤，陪护人员应根据跌倒导致的不同姿势，协助其采用正确起身方法。

3. 跌倒后的现场急救原则上不要急于扶起患者，而应根据具体情况采取相应措施，尽量避免跌倒后的继发损伤。

（1）如患者意识不清，应立即呼救机构的医务人员，同时做好一些必要的急救措施，外伤出血者尝试止血、包扎；有呕吐者协助其把头偏向一侧，清理口鼻呕吐物，保证呼吸道通畅；患者如有抽搐，将其移至平整地方，防止碰伤、擦伤，必要时牙间垫较硬物，防止舌咬伤，不要强力按压抽搐肢体，防止骨折；如患者心跳呼吸停止，立即给予心脏按压等急救措施；如需要搬动患者，搬运过程需保证平稳，尽量使其平卧。

（2）如患者意识清醒者，询问其跌倒情况及跌倒过程，有无头痛等，暂时不搬动患者，呼叫机构医务人员检查后，根据损伤情况给予处置，尤其判断可能存在骨折的情况下，不要搬动患者，由专业人员来移动。

（3）跌倒后如患者无明显不适、疼痛，可协助患者慢慢起立，坐、卧休息，并进行观察，确认无损伤后方可恢复活动。

4. 跌倒后不管失智症患者有无损伤，均需要详细了解跌倒前后的情况、跌倒过程，评估跌倒发生原因，再次进行综合评估跌倒风险，修改、制定相应的跌倒防范计划。

5. 跌倒致损伤者应在康复医师和治疗师指导下尽早进行康复训练，恢复肢体功能。

第二节　失智症患者走失防范

失智症患者的走失行为是指在日常生活中患者不能确认自己的位置，不能找到目的地或起始地点的位置，而迷途不返或下落不明。许多家庭和很多养老机构都发生过失智症患者因不安全游荡而走失的事故，一旦走失，患者可能面临受伤、跌倒、死亡等严重后果。

一、失智症患者走失的危害

失智症患者因走失导致一系列严重后果，包括躯体功能性的伤害，心理障碍，社会及家庭的经济负担心理负担等。一项历时5年的研究指出，40%的社区失智症患者发生走失，并需要第三方帮助寻找回家。而我国台湾地区的研究显示约有71%的轻重度失智症患者发生走失行为，60%的照顾者声称其所照顾者有寻路困难。由于失智症患者的认知功能受损，在记忆力、判断力、定向能力等各方面均存在障碍，走失后长时间无法被找到，不安全的游荡可能导致交通事故、溺水等意外发生，体能严重下降后致跌倒、受凉、虚弱、脱水甚至死亡。Robert等分析了弗吉尼亚州87例10年以上的走失患者数据，27%的走失患者死亡。Rowe等研究发现，30%的患者因走失经历了29起事故，其中26起跌倒，38%的失智症因走失导致住院。Koester调查发现失智患者走失死亡发生率为21%，死亡原因为冻伤、脱水和溺死。

二、失智症患者走失的危险因素

（一）疾病生物学因素

走失的根本原因在于失智症患者不安全的游荡行为。事实上60%左右的失智症患者都会发生游荡，很多还会反复出现这种情况。虽然关于失智症患者走失行为的机制尚未完全清楚，但普遍认为大脑功能的损害导致失智症患者空间记忆、视空间定向、导航能力以及其他执行性行为功能的衰退，这些功能障碍可能造成走失。失智症患者走失行为发生的频率与病程、疾病严重程度、年龄和性别等因素有关。在疾病早期，患者会在不熟悉的环境中存在定向障碍，随着疾病的发展，即使在熟悉的环境中也会发生走失。我国台湾地区的一项研究调查显示大多数失智症患者在发病后2年内逐渐开始出现走失行为，Rowe等的研究报道，失智症患者走失发生的平均年龄为75岁。

（二）环境因素

当失智症患者身处吵闹或拥挤的环境中，会感觉不舒服，想离开这个嘈杂的环境，从而容易发生走失。据国外研究调查发现失智症走失最后发现场所不是护理院或住宅最多，而是公共区域（生存者）或偏僻地区（死亡者）。Kwok等通过电话访谈社区251名失智患者照顾者，并对69位走失地点进行统计，其走失地点为街道23.9%，家中17.9%，购物中心14.9%，交通工具11.9%，诊断医院4.5%，社区中心3%，公园1.5%，其他7.5%。

如果患者到了一个新的环境，见到不认识的人，会感觉陌生、无所适从甚至害怕，因而想离开这个地方，回到让自己感到熟悉和安全的地方，也容易发生走失。据美国统计数据：45%的走失事件发生在失智症患者新入驻养老机构后的48小时内。

另外所处环境的建筑设计也是引起患者走失的因素。失智症患者经常是仅仅因为看到了门或者某个出口，想出去看看，于是就一个人出门游荡了。

（三）身体及心理需求因素

失智症患者的心理需求是导致外出走失的主要原因之一。有些患者因为无聊、孤立或者精神压抑而离家出走；有些患者是为了寻找认同感和安全感而外出。另外有时候患者因为身体需求如需要食物、饮水、如厕等，因而外出去满足自己的需求。有些患者需要呼吸新鲜空气、感受阳光、观看花草树木，也会一个人外出游荡导致走失；有些患者则是因为身体不舒服如疼痛、尿失禁、感染等引起意识混乱、焦躁，想离开当下所处的环境，而发生外出游荡走失的情况。此外，有些患者走失是有目的或目标的游荡导致，比如想到今天是单位发工资的日子，一个人往单位去；想到要锻炼，去以前经常去的某个锻炼场所；希望自己为子女分担家庭责任，一个人去学校接孩子；想念某个经年不见得老友，单独外出希望探望亲友而走失等等。

（四）社会因素

失智症患者的走失行为与医院、患者院、健康服务中心等机构的特征有一定的关系，根据澳大利亚一项研究，不合理的建筑设计、超负荷和资源有限的工作系统、工作人员有限的知识和对失智症的不正确理解是机构患者走失的重要因素。另外一项研究认为不专业的护理、有效防护措施的缺乏以及报警系统的不恰当应用等，是失智症患者走失的常见原因。看护不到位是走失行为的主要危险因素之一。很多失智症者会在缺乏看护措施、照顾者睡眠时或暂时离开、照顾者在其他房间从事活动的情况下擅自离开。

（五）其他因素

大多数失智症患者走失行为发生在吃早饭之前的凌晨以及晚饭之后与睡觉之前这段时间；天气和气候对失智症患者走失行为的发生频率也有影响，在温暖的天气中走失发生率可能会增加，而寒冷的天气能导致较高走失死亡率。

三、失智症患者走失的防范

（一）通过评估，确定失智症患者不安全游荡的风险等级

准确评估失智症患者走失的风险因素，及时采取相关干预措施，对预防走失行为的发生具有不可估量的意义。对于机构而言，在失智症患者进入机构之前，先从患者的家庭成员或之前转出的医疗机构或养老机构了解患者的历史，既往有无走失，有无游荡现象，以及家庭成员用来预防不安全游荡、走失的方法。评估每位失智症患者走动的愿望与能力，以及不安全游荡的风险等级，包括患者的游荡是否需要护理人员的时刻陪同？哪些区域、哪些时段对患者的游荡行为而言相对安全等。评估患者的居住环境是否能够满足失智症患者安全游荡的需求，并且禁止不安全游荡。目前，国内外对失智症患者走失风险因素的评估主要采取问卷、量表、现实场景和虚拟技术等工具。常用的问卷和量表有失智症患者日常空间定向问卷，寻路效能量表等。

（二）制定护理计划，组织全员学习培训，做好走失防护措施的落实

1. 根据失智症患者个体情况制定个体化护理计划，计划根据患者病程发展、游荡模式改变、陪护人员的变化等及时更新修正计划。计划制定应让家庭成员、相关陪护人员、护士等参与，有助于大家及时了解患者情况并满足需求。

2. 组织员工学习，正确认识失智症患者游荡行为，对患者的游荡行为发生原因、失智症患者心理状态学习了解，能区分有益的游荡和不安全的游荡行为，能避免不安全游荡发生，防止走失出现。对日常陪护中容易忽略的生活细节导致的失智症患者单独游荡走失的原因进行罗列学习，指导避免防范，降低走失风险；学习发现患者走失时应采取的措施。

3. 制定防范和应对失智症患者走失的应急预案，并定期组织常规性的搜寻演练。

4. 机构护理团队经常保持与家属的沟通交流，告知失智症患者的游荡行为，并了解患者的生活经历、游荡模式，探讨如何在确保安全前提下鼓励和支持患者的活动。一旦发生走失情况，及时通知家庭成员，积极沟通，共同寻找。

5. 落实失智症患者走失防范措施，主要包括环境的设计改正，行为干预，提供路标标识，提高寻路能力等。

（1）为失智症患者指派相对固定的护理人员，为患者建立起熟悉和安全的感觉。

（2）鼓励并支持失智症患者的安全有益的游荡行为，并且确保游荡处于护理人员的监管之下。安全有益的游荡应该能够锻炼患者行走及移动能力，为患者带来更多的社交互动，有益于患者感到愉悦，减少因不良情绪导致的精神行为症状及不安全的游荡。陪护人员可以选择患者熟悉的活动区域、路线陪伴其散步、锻炼、晒太阳，可提高其寻路能力；也可以在患者身体许可下鼓励参与家务活动，避免患者整日无所事事导致的游荡。

（3）对于不安全游荡风险等级高的患者，护理人员应采取相应方法，降低不安全游荡的概率。在日常生活中护理人员了解并确保满足患者的基本生活需求如吃饭、饮水、如厕、休息可降低患者因这些需求而游荡的概率；注意及时了解到患者身体上的不舒服，如疼痛、发热等及时处理，可以减少不安全的游荡。

（4）患者对环境的不熟悉会增加走失概率，故对新入机构的失智症患者必须密切关注，尤其是新入机构48小时内。护理人员必须时刻陪同患者活动，帮助熟悉环境，熟悉其他入住的患者、工作人员等，帮助适应新的环境。

（5）利用环境的设计和改造来降低患者出走的风险，可以采用下列措施加强环境安全防范。

1）利用帘幕、绿植等装饰遮挡出入口或通往不安全区域的通道口，尽可能地减少可能导致患者出走的视觉提示。

2）采用安全警报系统，即刻通知护理人员有失智症患者企图离开安全区域。

3）为患者配备GPS定位装置并保证患者随时携带，保证在万一患者走失的情况下能够尽快地找到患者的方位，以缩小搜救范围。

4）在大门粘贴标识，告诉来访者，某些患者可能会试图离开机构，请大家帮助留意等。

（6）做好失智症患者的走失防范工作。

1）让失智症患者随身携带身份识别牌，注明患者姓名、紧急联系电话，以便万一走失，好心路人可以及时了解情况，尽快联系护理人员，送回机构。

2）有条件者可以让患者佩戴有GPS定位功能的手表或其他装置，以便万一患者走失，可定位大概位置，缩小搜寻范围。

3）有充足的家庭人员或护理人员陪同，避免不能顾及导致走失。

4）公共场所如医院、公园、餐厅等人多拥挤处，往往有多个出入口，照顾者必须紧握患者的手，以免走失。

5）公共厕所是容易被忽略、但极易发生走失的场所，最好陪同人员一起进厕所，如果因性别原因不能进入，陪同人员需要观察清楚公厕出入口情况，避免患者单独如厕出来看不见照顾者引起着急，四处寻找而致走失。

（三）建立机构护理团队完善的走失监控系统，有防范和应对走失的应急预案

1. 严格交接，尤其是特殊时段特殊场合，经常清点人数，比如在就餐和换岗时。

2. 家庭成员或其他探视者如要带患者离开，需要有到访和离开的签字记录。

3. 准备好患者的近照和其入院前的居住地址，以便在患者从机构出走后提供给相关搜救人员。

4. 一旦发现患者走失，应立即通知管理部门、家庭人员、派出所等，并要确保相关人员收到患者的近照、家庭住址、衣着描述和其他信息。其他可以联络求助的机构包括电视台、电台、报纸和互联网媒体。

5. 患者失踪后要立即对养老机构内部和附近区域进行有组织的搜寻计划。搜寻人员需要明白，失智症患者不一定会对别人叫自己的名字而做出反应。

6. 当搜寻范围扩大到机构以外，需要联系附近的公共车站、火车站或出租车公司。保留这些单位的有效电话号码是非常重要的。

7. 建立描述患者如何走失的报告，组织机构所有工作人员学习，可以从中吸取教训，并纳入服务质量提高项目。

8. 每年组织常规性的搜寻训练。

案例

王××，61岁，退休后一年因记忆力下降来院门诊，被确诊为阿尔茨海默病，平时在家由老伴陪护。某日老伴到楼下倒垃圾，因很快就可返家，就没有将房门上锁。回家后发现房门已开，老伴已不在室内，立即让小区保安人员协助查找无果后报警，9小时后在离家较远的派出所被找到。

迷路和走失是失智症患者常见的表现，案例中该老人认知功能障碍、定向力受损，老人看到老伴外出后，随后也跟着外出，却因为定向障碍而走错方向，幸好被路人发现送到派出所，而没发生意外。对于这些老人，照顾者要加强看护，避免患者独处，做好外出期间失智患者的走失防范工作，如给患者佩戴身份标志联系卡，注明姓名、紧急联系电话，方便万一老人走失，可以及时了解情况，尽快联系到照料人员；有条件者可以让老人佩戴有GPS定位功能的手表或其他装置，以便万一患者走失，可定位大概位置，缩小搜寻范围。

（宋中伟）

失智症照护环境的规划与设计

失智症患者在早期、中期、晚期均有不同的照护需求，其日常照护及居住环境的规划与设计已受到社会各界的广泛关注。如 Bicket 等人提出养老机构良好的照护环境可减轻失智症患者的神经系统症状、提升其生活质量、降低跌倒风险等。也有研究证实，环境方面的压力，如噪音等刺激都会加重失智症患者的行为和心理症状；良好的生活环境既可以满足失智症老人生理及心理上的需求，又可以让失智症老人过着有尊严、安全且有品质的生活，而且还有助于延缓失智程度。

第一节　失智症与环境

从古至今，环境与人类都有着不可分割的关系，美好的环境能给人们带来愉悦的心情，而恶劣的环境却会给我们的身心健康带来巨大的影响。环境不仅能提供生理上的安全，也能直接影响老年人社会心理层面的满足。人之所以能与环境产生互动，大多有赖于感官的功能；老年人在老化的过程中，视觉、听觉、触觉、嗅觉等感官功能逐渐退化，所以各方面都需要重新适应，才能与周围的环境再次达成和谐的状态。而失智症患者由于定向障碍和辨别能力的下降，对环境改变往往适应困难，如果一再变化环境，容易发生走失、迷路，甚至导致精神行为症状的加重和恶化，所以对于环境的适应上，失智症患者可能需要更多的时间和更多的协助。

一、环境的概念

环境是指围绕着人群的空间及其中可以直接、间接影响人类生活和发展的各种自然因数、社会因数的总体。一般来说，环境可分为内环境和外环境，内环境是指人体细胞所处的环境，包括生理、心理两方面；外环境是指人的机体所处的环境，即环绕于人类周围的自然环境和社会环境。外环境又可以分为小环境和大环境。小环境一般指与我们密切相关的四周环境，例如：壁纸、灯光、室温等；大环境则是指自然界中的一些元素，其可影响一群人，甚至全人类，例如：气候、污染、交通及自然灾害等。大环境的改变，不是小部分人努力所能达成的，需要政府部门或更大的组织来完成；而小环境则可以借助个人的力量而获得改变，因此本章节以小环境的改善与控制为主要的讨论重点。

二、失智症与环境

失智症老人随着年龄的增大，身体的各项机能都在退化，主要表现为视力下降、听力下降、记忆减退、运动感觉功能减退、尿频、夜尿增多等；此外，失智症老人由于认知障碍，往往缺乏方向感，会发生失认和失用现象，也容易导致走失、迷路、跌倒等危险的发生。在生活中可能存在很大的安全隐患。因此，如何协助失智症患者获得原有生活的延续，并又能得到专业照护服务的支持，已成为一个重要的课题。随着病程的进展，失智老人对地点的方向感渐失，很多失智老人有空间认识障碍，换一个地方可能会完全不认得，这时老人就会特别紧张焦虑，病情往往随之加重，所以，若让老人留在自己熟悉的环境中可避免因陌生环境而导致的混乱不安和睡眠异常。目前大部分的文献均支持最适合老人居住的环境是"家"，尤其是对失智老人而言，若环境中能提供较少的阻碍、较多的辅助及足够的刺激，对失智症老人的生活品质会有很大的帮助。

根据瑞典的一项研究发现，把"团体家屋"或者"照护机构"布置成像家的感觉，对失智症老人的身心状态有较多正面的影响。由于失智症老人近期记忆力的丧失及远期记忆力的保留，对于上述最熟悉环境的定义，不一定是失智老人目前居住的家或其婚后所建立的家，反而是那个伴随其成长的由他父母亲建立的那个家。也正因如此，欧美国家常常把失智症老人的照护机构或团体家屋布置成"年代的样式"，或者设置一个充满古老回忆的记忆巷子，借此用来勾起并保留老人早年的生活经验及记忆。失智症老人自己的房间可以按其自己的喜好及习惯来布置，如自己珍藏的旧海报、一生中对自己有特别意义的物品等，使其在回忆中能感受到自我认同，可以充分满足失智症老人的心理需求。

第二节　失智症治疗性环境的需求与规划

对于失智症患者来说，长期照护的提供并非只有照护服务的提供，还需要一个安全、舒适、熟悉、温馨的环境支持，才能让患者有获得最大自理能力的机会。我国台湾地区有学者提出了治疗性环境的概念，治疗性环境强调用合适的环境来照顾患者，使患者能减轻病症以恢复或维持正常生活，进而达到治疗的目的。对于失智症患者来说，治疗性环境必须要能协助失智症患者克服或减轻认知障碍所造成的各种症状，最大限度地保存现有的自理能力，并延续以往的生活习惯和社会关系，尽可能减缓认知功能的丧失，进而获得安全、安心与安定的生活目标。

一、治疗性环境的需求

（一）失智症患者的需求

人口老龄化所致的失智症患者人数不断增加已成为必然的趋势，因此，如何提供一个让失智症患者幸福安享晚年的长期照护环境，提升失智症患者的照护质量，更加成为一个重要的议题。大多数失智症患者随着病程的进展，其认知功能会逐渐下降，但由于失智症患者个体的成长背景及生活经历不一样，所以在生活照护服务需求上存在差异。故在照护环境的设计和提供上，既要考虑到失智症患者基本的生活需求，亦要考虑到个性化的需求成分。提供符合失智症个性化需求的环境，可以帮助患者在熟悉的环境中生活，促进其发挥残存的功能，以避免或减少精神行为问题的发生，延缓病程的进展。

（二）照护者的需求

失智症照护者在长期照护的过程中，往往会面对失智老人发生的各种精神行为问题，进而产生照护压力与负担，因此，如何能借助环境的设计，帮助照护者掌握失智症患者的生活习惯并提升失智老人的自理能力，减少精神行为问题的发生，是照护者最为迫切的需求。由于失智症的生活照护环境必须要对失智症患者的认知与生活行为有更细致的帮助，所以，一个良好的失智症照护环境的规划设计必须既能让失智症老人获得生活的帮助与支持，也能让照护者感觉安全和舒适。所以，给失智症患者一个像家一般的环境，已经成为世界各国对失智症患者照护的趋势。对照护者来说，首先需要认识到物理环境或人文环境对失智症患者的影响，并学会运用各种方式进行环境调整。

二、治疗性环境的规划与调整

治疗性环境的规划包括物理环境的调整和人文环境的调整。对于不同的失智症患者来说，对环境的需求都是不一样的，所以，为使失智症患者能获得最大的自理能力，降低失智症精神行为问题发生的机会，针对每一个个体，都需要照护者用心去观察失智症患者对环境的反应和表现，进行个性化的环境规划。

（一）物理环境的规划与调整

1. 建筑物外貌须有醒目标识　由于失智症患者对于环境的认知能力会随着病程进展而逐渐减弱，甚至对于长期居住的家亦会有陌生的环境，导致无法顺利回到自己的家，甚至到了家门口还不认识。所以，对于失智症患者所居住的家，从外观的设计上最好有让失智症患者轻易辨识的物件或形态，如门口有醒目的招牌或种植有不同形态易于辨识的树木等，或者在建筑物外面涂上明显不同于周遭环境的颜色或造型等，均有助于发挥失智症患者对形状、色彩的辨别能力，进而顺利回到自己的家。同时也有助于邻近社区的居民在遇到失智症患者独自外出找不到家时，协助其顺利回家。

2. 简化环境　减少不必要的凌乱，失智症患者对于空间较难有抽象性的理解，一般的家庭装修设计会对空间分隔，如餐厅与厨房之间可能会有一个门加以区隔，然而对于失智症患者来说，这样的空间区隔可能造成照护者不易随时掌握失智老人的动态，如照护者如果在厨房进行备餐时，失智老人可能在客厅里因为有如厕需求而得不到及时帮助，甚至跌倒没被及时发现而发生危险。所以，在有失智症患者的家庭空间设计上，最好是简化易懂与可视性佳的空间环境，空间内的物品定位放置，尽量减少位置的改变，以避免失智症患者找不到东西而导致精神行为问题的发生。

3. 提供安全与合适的生活空间　失智症患者本身对环境的认知能力逐渐下降，为确保失智症患者平时生活中的安全，以及避免在日常生活中受到意外伤害，在居家环境安全方面，应避免使用可能让患者分心的摆设，如镜子等，容易导致患者混乱；对能进出的门或上下的电梯与楼梯进行适当的管控，以避免失智症老人随意外出或不当操作。此外，营造具备提示作用的环境如挂日历、闹钟等，创造舒适缓和的环境氛围，灯光柔和不刺眼，阴雨天时增强居室的照明以强化失智症患者对于时间、空间的辨别与掌握能力。另一方面，洗澡时提供温水，经常使用的浴室须加设扶手以免造成跌倒的发生。

4. 善用以往熟悉的物品设施　在规划设计上应妥善运用在失智老人生命历程中占有重要意义的物品。如挂家人的照片、摆放患者感兴趣的书籍和电影海报等，使失智者借助熟悉的物品而找到以往的回忆。

5. 创造可诱导失智症者发挥自理能力的空间　失智患者在病程进展的过程中特别是轻度与轻中度的阶段仍保留许多的自理能力，所以在环境的规划设计上必须要有适当的场所设施使患者有机会发挥其自理能力，甚至可以借助良好的空间设计和气氛营造诱导失智症患者有意愿发挥自理能力。如在可及的范围之内按使用先后顺序摆设经常使用的物品，提高其使用的便捷性，可减少其找不到用物的焦虑与不安，进而能延续以往日常的生活能力；此外，还可以在患者的柜子上做好内容物的标识，让患者能自行取物；设立开放式厨房使失智症患者有意愿参与简单的炊煮工作，发挥其原有的家务能力；设计厕所时门口的标识要明显，最好是贴有马桶的图片，让失智老人能很轻易地明白这里是厕所，从而自行如厕，进而减少大小便失禁的情形发生等；上述设计既可使失智老人在生活中发挥既有的自理能力，又能减轻照顾人员的负担和困扰。

6. 避免失智症患者接触到危险物品　失智症患者对事物的判断能力日益薄弱甚至发生错误，为确保失智症患者在居住生活上的安全，规划设计者与照顾者应将生活上可能会造成失智症患者危险的物品加以管理，如家用的清洁剂和锐利的刀具等需要加以收藏及上锁，以避免失智症患者取到误食或误用，楼梯转角的空间最好要有防跌倒丝网加以保护，以避免意外的发生。

（二）人文环境的调整

1. 照护者的耐心与支持　在患者活动时照护者给予陪伴，及时给予鼓励、支持和包容，避免患者挫败感、压力感。

2. 尽量维持失智症患者的残存功能　照护者切勿过度的协助，剥夺患者的操作机会，尽可能让患者做一些力所能及的事情，以锻炼和保护其残存的功能。

3. 照护者与患者互动时需要注意不要与患者起争执，多给予患者耐心和理解，多给予患者鼓励和支持，与患者沟通时多问是非题而不是开放式问题，避免患者不理解而导致挫败感。

4. 巧妙利用宠物的功能　如果失智症患者喜欢宠物，可以为其创造与宠物互动的生活空间，不但有助于唤起失智老人记忆中对于宠物的互动经验，也往往能在现实生活中提供良好的陪伴与乐趣，如宠物狗，宠物猫等。

第三节　失智症居家环境设计要求

失智症患者在自己熟悉的环境中较易产生安全感，所以居家环境适当与否常对其影响深远。因此了解失智症患者的生活方式、个人特性及特殊需要等，将有助于营造理想的居住环境，使其获得安全感。

一、居家环境安全的评估

由于居家环境危险因素很多，但评估起来较难，在失智老人居家环境中，卫生间的安全隐患最多，容易发生跌倒。其次是厨房，容易发生火灾、燃气泄漏等事故。所以，失智老人的居住环境，应以防止意外事件的发生为最低标准，以确保安全的基本需要。环境评估的范围应以失智老人的活动范围为主，无障碍环境是基本的要求，例如：地板、门、窗、电梯、浴室及厕所等，而水电的安全性也是不可忽略的。除了建筑物的设计外，室内的用物摆设也需做仔细的评估，甚至辅助用具的使用也应做评估。目前在各种评估工具的发展中，已有针对不同的问题或群体所发展出来的评估工具。老年人居住环境安全评估要素表（表9-3-1）也可用于失智症老人的居家环境评估。

表 9-3-1　老年人居住环境安全评估要素

场所	评估内容	评估要素	评估结果
一般居室	光线	光线是否充足	是□否□
	温度	是否适宜	是□否□
	地面	是否平整、干燥、无障碍物	是□否□
	地毯	是否平整、不滑动	是□否□
	家具	放置是否稳定、固定有序、有无妨碍通道	是□否□
	床	高度是否在老人膝下、与其小腿长度基本相等	是□否□
	电线	安置如何，是否远离火源、热源	是□否□
	取暖设备	设置是否妥当	是□否□
	电话	紧急电话号码是否放在易见、易取的地方	是□否□
厨房	地板	有无防滑措施	是□否□
	燃气	"开""关"的按钮标志是否醒目	是□否□
浴室	浴室门	门锁是否内外均可打开	是□否□
	地板	有无防滑措施	是□否□
	便器	高低是否合适，有无扶手	是□否□
	浴盆	高度是否合适、盆底是否有防滑胶垫	是□否□
楼梯	光线	光线是否充足	是□否□
	台阶	是否平整无破损、高度是否合适、台阶之间色彩差异是否明显	是□否□
	扶手	有无扶手，扶手是否牢固	是□否□

二、失智症居家环境的设计

失智症老人由于认知功能的退化，越来越无法照顾自己，作为家庭照护者必须根据老人在行为与身体功能上的变化，尽快调整照护方式。特别是在居家环境的设计上，最好能提供失智症患者功能的代偿，适度的刺激和足够的活动空间，让失智者在居家环境中能感到自在与安定，将失智者仍存有的功能发挥到最大，降低依赖性，就可进一步减少问题行为的发生，提升照护质量。

（一）居家环境设计原则

1. 熟悉的环境 失智症患者在越熟悉的地方，其独立能力越强。当改变环境时，失智症患者的生活能力会明显下降，而且需要比一般人更长的时间才能适应。熟悉的家具、熟悉的空间规划，都有利于失智症患者的情绪及病情稳定。因此，如果要将失智症患者接到新的环境里居住，可以酌情将患者的旧家具及生活物品搬到新的环境，或将他的房间布置成他原来的样子。

2. 支持性的环境 应详细了解失智症患者认知功能的障碍程度，以便根据其认知功能的情况安排个性化的环境设计。例如，失智患者常发生找不到厕所而尿湿裤子的情况，就可在厕所门上贴图文标识等各种方式帮助他们随时无困难地找到厕所。个性化的环境安排能帮助失智症患者维持尚存的生活功能，同时还能维护其自尊及生活质量。此外，可在失智症患者经常往来的空间，提供具有人、时、地定向感的指示，如清楚且字体大的日历、家人的照片、大时钟、可看见户外景观的窗户等，让失智症患者容易理解当下的时空环境。

3. 安全的环境 对于失智症患者来说，很难预测下一步会发生什么意外状况，若能未雨绸缪地留意居家的环境安全，将有助于减少意外情况的发生。安全、无障碍的环境可令失智症患者觉得比较自在，同时比较愿意自由移动（详见本章第二节失智症治疗性环境的需求与规划）。

4. 适度刺激的环境 失智症患者在平时生活中主动性较差，故需要在环境中安排适度的刺激，以增加其活动度及生活参与度。如可在家中播放老歌，让失智老人跟着哼唱；或老人以前喜欢看电影的，照护者可在墙上贴一些老电影的海报或和老人相关的老照片等，让其随时观赏回味，在帮助老人怀旧的同时还能增进患者的愉悦情绪。

（二）居家环境要求

1. 客厅的环境 确保室内光源足够，但不能太刺眼，也不能有反光现象。屋内的亮度应基本一致，避免差距太大。客厅的墙壁和地面装修避免采用复杂或令人眼花缭乱的图样。尽量不使用玻璃门或落地窗，以免让失智老人误认为是一个开着的门而误闯，或可粘贴单纯图案的玻璃贴纸以利于区分。家中物品摆放整齐，家具需稳固，四周尖锐的角用软防护条包裹，以防止老人碰撞；移除阻碍行走的茶几、椅子，尽量让走道空旷，并移除地上的小块地毯。桌上最好不要放易倒、易碎的物品，例如桌灯、花瓶等。将危险及贵重物品收纳到失智老人看不到或拿不到的位置，必要时予以上锁。避免使用延长的电线，若必须使用时，应将延长线固定好，避免老人绊倒。所有未使用的电源插座，须用儿童安全插头盖住。

2. 卧室的环境 卧室尽量安排在1楼，若住在高层的患者，应特别注意窗户、阳台等处需加高安全护栏，或在窗框处加装活动锁，使窗户只能打开小部分，以避免老人意外坠落。夜里可使用小夜灯，特别是在通往厕所的通道上；厕所上的标识应醒目，尽可能明确易到达。对于上下床较不方便的失智老人，可将床靠墙或将床垫放在地板上，并在床旁放置稳重的家具以方便老人夜间起床时的扶持，且可有效避免上下床跌倒的事件。使用电热毯、电暖器等物品时严格控制温度，避免烫伤。

3. 厨房的环境 可安装具有安全开关的煤气灶，以及煤气外漏的监测器等。定期检查灭火器及监测器是否正常运作。冰箱应随时清理，丢弃过期及腐败的食物。必要时冰箱可加装安全锁，避免失智老人打开冰箱却忘记关上，造成困扰，或一次吃下过多的东西。尖锐的器具如菜刀、剪刀等应放在有安全锁的橱柜中，清洁剂也要收好。滚烫的食物放在安全处，避免失智老人因缺乏判断力而导致意外烫伤。地板要注意防滑，必要时可将厨房门加锁或用屏风遮蔽，避免失智老人进入。

4. 浴室和厕所的环境　在厕所外贴上"厕所"两个大字，或者贴一张马桶的图片，另外随时把厕所的门打开，可以让失智老人很容易找到厕所。保持浴室地板干燥，或贴上止滑条，以免滑到。避免让失智者单独留在浴室。在浴缸或淋浴间贴上止滑条，在浴缸和马桶旁设置扶手，且扶手颜色应醒目，最好和墙壁形成鲜明的对比，使其明显易见。使用冷、热水合一的水龙头，同时将热水调整在适当温度，避免烫伤，使用定温水龙头最为理想。使用夜灯，让失智老人晚上容易找到厕所。

5. 出入口的环境　避免使用小地毯，以防失智老人绊倒。出入口可使用粗质的止滑板或贴上止滑条，避免滑到。出入口的通道避免堆积杂物，以营造无障碍的出入通道。同时入口应容易辨认，如标示姓名或放上失智者熟悉的装饰。对于有走失隐患的失智老人，可以用屏风或大型挂图、壁画、海报将大门遮起来，让失智老人不容易找到出口，避免失智老人趁家人不注意时自行出门。门口最好需安装门警示器，门被打开就会发出声音（如音乐，或进出商店的招呼语等）。

6. 楼梯的环境　注意楼梯间的照明亮度，避免太暗看不清台阶，或太亮造成反光。台阶要注意防滑，以防老人失足滑到。可在楼梯靠墙边加装扶手、每个台阶上粘贴明显的止滑条。楼梯间不要堆积杂物，保持通道畅通，以利失智老人通行。

7. 庭院的环境　庭院植物应不具毒性，也不要带刺，避免失智老人误食或受伤。使用和庭院绿化相称的围墙和篱笆，避免失智老人直接看到户外而有想往外走的行动。庭院可设置回路供患者游走，沿路可设置吸引失智老人兴趣的物品及可供休息的桌椅。种植失智老人喜欢的花卉、蔬菜，或者养家畜、宠物等，平时工作人员可和老人们一起照顾这些花草动物，增加其活动及功能，同时亦可以促进失智老人与照护者之间的关系。因为每位失智者的失智程度、主要症状及生活习惯都会不尽相同，且随着病程发展，需要持续评估及调整。必要时，可寻求专业人员的咨询建议。

三、失智症无障碍环境设计

无障碍环境的设计是目前失智症患者居住环境的必要规划，避免因跌倒、滑倒、不当操作等而发生意外。为了延长失智老人独立生活功能的时间，在居家空间的设计上应充分考虑老年人现有的体力与限制，可运用辅助器或特殊的设计，以保持或提升老人功能性的独立；如老人需要使用轮椅时，则家中常用的电源开关，以及用物放置等都需在老人所能可及之处，否则失智老人自我照顾的程度也将大为降低。此外，有关居家的空间、用具形式及尺寸等的调整也尤为重要。

（一）地面

1. 地面需平坦，禁止高低的变化，若确实需要有高低变化的地方，可采用斜坡处理。
2. 设置防滑材料，使地面无论干湿均可止滑。
3. 选择地毯也需注意安全。地毯让人有较温暖的感觉，但地毯的使用对老年人的健康可能造成不利的情况；而安全上，尤其是长毛的地毯在使用一段时间后容易卷曲，反而增加老年人绊倒的机会，对于使用轮椅者活动移位时更是费力而且不易。

4. 鼓励老年人多活动 室内各空间的地板最好都在同一平面，避免有高低落差的情形，这样有利于轮椅使用者的活动，对于助行器或拐杖使用者也能减少障碍。如果是旧建筑的改造，无法改变地面的高低差距，可改为斜坡道。

（二）楼梯

1. 楼梯尽量直而短，注意坡度不可太陡，每一级台阶高度在 10~15cm 间，不可大于 15cm，深度应在 27~35cm 之间最为合适；同一处楼梯，阶梯与阶深的尺寸应保持一致，以免大小不一，造成老年人跌倒。楼梯踏面禁止使用坚硬光滑的材质，必须采用颜色鲜明的防滑条；防滑条高度在 0.5cm 以内。当台阶超过 10 阶者需要加设平台；家中楼梯的净宽一般为 90cm，如果是公共场所的楼梯净宽可设置为 120cm。

2. 楼梯、坡道等有高度差的起点尽可能在高处和低处的延伸段平面设置警示标识，警示标识的色彩宜明亮鲜艳。

3. 楼梯两侧均需设扶手，扶手上下两端的收头需长于台阶起止处 30cm；墙壁与扶手间的间隔在 3cm 以上，最好能有 5~6cm 的距离。若在空间上宽度不够使用时，也可采用内凹式将扶手设于墙壁的凹入部位以节省空间。

4. 扶手高度在 70~85cm 之间，最适合高度为 75cm；扶手宽度 3.2~6.0cm，若为握的形式则最适合为 3.8cm，若为支撑形式，则最适合为 6.5cm；扶手形状宜轻易、方便握持，避免使用冰冷或易滑材质（如不锈钢）。扶手和墙壁的固定得牢固不可摇晃。扶手末端收尾，需向墙侧弯入，以免勾绊老人衣物。扶手连接或固定部位，不可有凹凸、尖锐角，以免造成伤害。扶手应保持连续，例如：走廊的扶手应与楼梯、斜坡道扶手相连接，柱旁、墙角、转角等地方皆应设置相连续的扶手。

5. 利用文字、符号、数字或不同色彩以区别不同楼层；楼梯最好设置夜间照明，以方便老人行走。需使用不会产生灯光或反光的灯具，灯具位置不可造成阴影。

（三）门与走道

1. 一般门的有效开口宽度必须能容许轮椅进出，即宽度必须在 90cm 以上；另外，出入口应避免有高低差或门槛，尽量以斜坡取代（坡度在 1/12 以下），或以明显的颜色做区分。门应避免太重，尽量避免推拉门或自动门。若为推拉门，则采取 D 型把手，门把手的最佳高度为 87~92cm 之间，门把旋转臂长大于 10cm。

2. 走道也必须考虑轮椅回转的空间（最好能在 150cm 以上，或考虑轮椅的大小）；在通道上也应避免堆积杂物，以免妨碍通行或造成意外。在走道的两旁需设置扶手以利老年人使用，需考虑到老年人夜间上厕所的需要而加强夜间照明设备。

（四）盥洗设备

1. 浴室是最易发生跌倒意外的场所之一，所以，浴室的设计上尤其要重视安全。浴室内的门最好采用外开式，避免内推式，防止浴室内发生意外时能有足够的空间进行急救；浴室门的净宽应在 85cm 以上，且不可有高低差或门槛。浴室的地面需平坦，应有防滑措施。建议老年人尽量不用浴缸，可采用淋浴方式，在浴室内加装椅子，让老年人可以坐着淋浴，以减少跌倒的机会，并降低老年人因沐浴所产生的疲惫感。

2. 浴室内应设置紧急呼叫系统，方便意外时能及时联系家人或医护人员；呼叫铃的拉线以天花板垂至地面为宜，末端离地面应小于 10cm，以方便老人跌倒时仍可使用。

3. 马桶的高度以 42~45cm 为宜，最好还能配合轮椅的高度，以方便轮椅使用者。对于非常瘦弱的老年人，可在马桶上加一垫子以免发生不舒服情形。视需要可加高马桶高度，马桶旁也可加装扶手设备，或为了方便如厕后站起，可以考虑手吊环的设计作为辅助工具。其他如放置卫生纸的地方应选择使用者伸手可及之处，或加装在扶手上，以方便老人取用。

4. 水龙头

（1）水龙头的开关形式应为手腕、肘部或手臂等均能方便开关者，故宜采用压力式水龙头或感应式水龙头为好，若为旋转式，最好为长臂杠杆式。

（2）用不同颜色区别冷、热水龙头（红：热水；蓝：冷水）。

（五）家具

1. 床的高度以双脚能着地，以 45~50cm 为宜。床旁至少有两边不靠墙，以方便老人上下床。

2. 桌椅应是日常生活中使用频率最高的家具之一，为了让使用轮椅者更方便地使用桌椅，应注意到桌面的高度，以便使用轮椅者能够将轮椅充分地嵌入桌面下，而能方便地取用桌上的物品，尤其是应仔细评估有抽屉的桌子。对于使用拐杖者，考虑到其使用的桌椅的方便性，就应该格外注意桌椅是否有滑动的情形。其他家具的安排，如电视放置的位置，应考虑观赏者是坐在何种椅子上或轮椅上等。衣架挂钩高度宜为 140~150cm。

3. 家具的把手必须能用一只手握住（D 型为佳），凡突出于水平面的把手均需有圆滑的角。橱柜前至少有 90cm 的活动深度。

4. 家具最好能选择容易清洗的材质。

（六）厨房设备

1. 厨房的地板需平坦，并采用防滑材质，并需维持充分的照明，以减少操作时因视线不佳而发生意外；厨房的各种工作台高度以 75~85cm 为宜，最佳深度为 50cm，不应超过 60cm。

2. 为让老人坐着或方便坐轮椅者使用，厨房的工作台下应留有空间，高度不得小于 60cm，若无法预留空间，则可考虑安装拉出式的活动工作台。

3. 工作台应排列平整不应有突出部分。

4. 工作台前需设有 120cm 深的回转空间，若轮椅使用者则需 150cm。

5. 为避免工作台上方厨具的门打开时碰到老人头部，工作台上方的厨具深度宜在工作台 1/2 深度以内（约 25~30cm）。

6. 失智症老人反应及嗅觉较差，使用煤气灶或电器均应设安全装置且家属和医护人员应做好指导和落实。

（七）电器及照明

1. 电器开关机插座不宜设于角落，以距墙角 100cm 以上为宜。

2. 老人蹲下站起不易，所以电源开关机插座的高度应距地面 85~125cm 之间为宜，最好 95cm 高，可让老人站着或坐着轮椅者均可使用。

3. 老人举手不易，灯及空调的开关高度不宜超过 135cm。为避免老人混淆，同一开关中的两个开关不宜太近。开关上可做醒目标识，以利于辨别。

4. 寝室、起居室及餐厅的灯光应可调节亮度。

四、失智症照护机构环境设计

虽然，失智症患者最好的居住场所是家，但我国目前正处社会转型期，家庭结构、代际关系发生了巨大变化，尤其是"4-2-1"家庭结构的产生，以及空巢家庭的日益增多使得家庭养老功能弱化。很多的失智症患者都被送入机构进行照护。如何把照护机构打造成失智症患者的另外一个家，从而提升患者的生活品质，是机构的管理者应该考虑的重要问题。

（一）照护环境规划原则

美国环境设计研究学会（简称 EDRA）在多年的讨论会中亦提出失智症照护环境的规划需要遵循以下八条原则：

1. 提供无毒物、尖锐物、喧哗、惊吓的安全环境，以保证患者的安全。

2. 营造"家"的情境，让患者有家的感觉。

3. 设置怀旧元素或物件，允许患者携带自己的家具及装饰自己的居住空间，以建立患者熟悉的环境。

4. 透过职能治疗活动与场所的安排，减缓患者能力退化。

5. 建立清晰的路径、有系统的线索与标记以及可看到户外自然景观，协助患者对方向与时间季节的辨识。

6. 运用适度的纹理、色彩、有趣物件的环境刺激，激发患者的兴趣与好奇。

7. 提供患者可互动的场所、可近距离观看活动的空间，促进患者社交的媒介。

8. 避免容易产生幻觉的视、听觉环境，以减少患者攻击性。

从上述八条原则可以看出，失智症患者的照护环境设计的前提是安全，只有在保证安全的情况下才能够实现舒适性、开放性等功能。

（二）机构照护环境整体设计要求

1. 相对封闭的建筑设计　失智症患者由于定向能力、认知能力下降，常常会走失，而且很多老人初到机构时，因为环境的陌生，会有逃跑的倾向。所以，针对机构来说，相对封闭的建筑设计能够避免这种风险也便于护理人员的管理。如果建筑过于开敞，护理人员就得时刻陪护以免老人走失，反而剥夺了老人的自由和隐私。所以，相对封闭的建筑空间不是限制老人的自由而是给予老人自由和安全。

2. 通道的设计　因为失智症患者容易迷路，所以在老人通道路径的设计上应力求简单明了，并且最好是首尾相连的环形路径，避免分岔路的出现。

3. 公共景观庭院的设计　应尽量可视并且易达，便于发现；窗外良好的景观和易达的活动场所能够鼓励老人参与活动从而延缓病情的发展。很多研究已经证实自然环境对人健康有积极作用，而且良好的景观环境对于患者的恢复也起到促进作用。让老人多进行户外活动，呼吸新鲜空气有助于老人认知能力的提高，而且一些芳香类的植物对老人也有积极作用。尽量处理好室内温湿度、日照度、噪音、气味等要素，让老人的视觉、听觉、嗅觉、触觉都能够在一个相对舒适的感觉上，有助于稳定老人的情绪。由于失智症患者对温度的变化不敏感，所以保证良好的室内热环境可以减少老人感冒的几率。让失智症患者能有机会外出散步或休息，感受植物的绿意与花香，鸟叫虫鸣的陪伴，不但有助于稳定老人的情绪，亦可舒缓照顾者的压力。

4. 时间的强化　在机构中，很多老人仿佛与外界隔绝，有时候甚至不知道身在何处和生活在什么年代。国外 Reilly 等报道恶劣的生活环境将引发失智症患者照护质量下降且不断恶性循环。所以根据失智症患者的身心特点，在照护环境设计中应注意时间和空间的强化，增强失智症患者对时间的认识。失智症老人很容易把时间搞混，也时常会发生昼夜颠倒的情况，常常晚上起来吵闹，白天却睡觉，这样黑白颠倒是他们的常事，所以在环境的设计中应让老人对白天和夜晚区分清楚，从而引导适当的行为。比如在白天，就必须让老人起床去活动，因此起居厅等生活空间要有很好的采光，引导老人白天在这里活动；而晚上，老人应当回到自己的房间睡觉，睡眠空间就要保持较暗的光线环境。提醒老人昼夜的转换，也是营造良好睡眠环境的小技巧。失智症患者对时间的认知障碍也表现为对今天星期几、是几月几号比较模糊，每天过得很糊涂，因此需要在老人容易看到的地方放上容易识别的时钟，强调日期和时间。也可在墙上挂字体非常大的日历，老人出门时可让老人把时间记录在日历上，强化老人对时间的认知。

5. 空间的强化设置　能够眺望自然的空间，方便老人感受到庭院景观的四季变化。另外，还应增强对空间的认识：从安全性的角度出发，环境空间的识别性对于失智症老人非常重要，在台阶的起步、坡道、转弯、安全出入口等位置都需要有醒目的标记引导方向，突出应当注意的门，比如居室的出入口、庭院出入口、厕所的门等，帮助老人认知、把握空间。失智患者经常无法区分男女厕所，因此除了在标志上区别，还需要在地面色彩、入口的帘子等各方面进行区分，帮助老人通过自主判断做出选择。同时要注意遮蔽可能会给老人带来危险的出入口，窗和大片玻璃应该有防撞提示或用植物遮挡起来。

6. 提供隐私与独处的空间　随着病程进展，失智症患者的认知能力逐渐消失，但内心对他人的互动和对环境是否良好的感觉仍然存在，为保护失智症患者生活的尊严，照护机构应要能提供具有个人隐私的场所。因此，失智症照护机构居住的场所最好以单人房为主，除了可保护老人的隐私外，还可以让失智症老人尝试自己布置房间，并放置与生活经验有关的物品，家具等，以稳定基本生活节奏，也可以减少失智症患者在精神行为问题发生时干扰到别人。即使是双人房，也应当有适当的区隔，以确保个人的隐私不受到侵犯。公共活动场所最好也有能让失智症老人独处的空间，因为对失智症者而言，未必每个人都喜欢直接进入互动频繁的场所，部分失智症者有时也喜欢以旁观者的角色来进行参与，因此亦需提供消极参与的座位或场所。

（三）居住单元设计要求

在居住单元的设计上，着重注意以下几点：

1. 居住单元的门可以做成分体门。关上门的下半部分，上半部分是敞开的状态，这样方便照护员在照护的过程中保持视线的通畅和快速定位护理老人。

（1）安置装饰架，架子上可以放置个性化的艺术品增加个性化，另外可以安置挂钩方便挂置一些衣物。一般安装在离地面 1.8m 的地方，位于墙上并可从走廊里看见。

（2）设置靠窗口的座位，座位可以是内嵌式的，这样还具有收纳功能，也可以提供给拜访者交谈的地方，同样也可以增加房间的个性化。

（3）厨房的使用程度会随着老人年龄的增大而减小。在厨房设计中，可以设置一个集中式厨房和餐厅，因为这样可以鼓励失智老人通过感官的刺激找寻食物。多个组团组合的机构中，食物可以在中央食堂供应，在每个组团内均设置餐厅，这样员工更容易照顾那些选择用餐时间和根据自己吃饭节奏选择的老人。

（4）除了设置餐桌外，还可以设置一个大桌子，主要是开展一些烹饪课程或者在餐厅开展活动。

（5）通过窗子的设计，可以使老人和室外景观有视线上的交流。

（6）失智老人养老机构一般由 3 至 5 个组团组成，可容纳 30 至 50 位老人。公共服务区是把各组团联系在一起的功能空间：

1）入口门厅的设计：以失智护理为主的养老机构的门厅不同于其他类型机构的设计。因为患病的原因老人不适合经常来来往往地在门厅活动，设计时要把入口和老人活动的区域有所隔离。门厅入口主要是为访问者、老人家人和工作人员设计的。门厅的设计应该让人感到是受到欢迎的，安心和舒适的。

2）多功能房设计：主要功能是用于大型的集体活动，如音乐、舞蹈、运动或者和家人团聚用餐的时候，同时这个房间还有时用作员工培训和志愿者会议。要考虑家人与老人用餐或独处的私人空间，为他们提供一个一起喝茶或者一起聊天的场所，这个房间同时也可以作为员工会议的房间。所以，在机构中，多功能房的设计非常重要且很有必要。

3）客厅是一个组团的核心：要把客厅营造成老人熟悉的环境，包括家具。这个空间应该类似于住宅的客厅，家具的布置和摆放应留有老人活动的空间。

2. 增加老人户外的活动可以减少他们的焦虑或者沮丧，机构通过提供散步空间可以使老人整体改善身体健康。几乎所有的照护机构都会有方便老人进出的花园。这个花园的设计必须安全舒适，即使老人在无家庭成员或护理人员的陪伴下仍然可以感觉到舒适。

1）在花园散步行走时的路径要连续并可以容纳两个人并排走，而且可以回到入口点。材料的选择要慎重，防止行人绊倒。

2）周边要有安全照明，防止夜间的老人散步发生危险。

3）在花园舒适的区域布置可以让老人坐下来的座椅，创造老人偶遇的机会，方便老人之间的交流。

3. 护理员的工作区域是与老人活动区域紧密联系在一起的，但是需要提供给医疗护理人员，用于记录、问询和发药等用途的房间和行政人员用于方便讨论和协调工作的房间。

（1）护理人员需要的房间通常都属于小空间，它们需要精心策划，把基础设施的成本降到最小。

（2）要有员工职业发展区域和员工的私人空间，特别是私人空间的设置，应让员工感到舒适和放松。

（3）行政区域需要与居住区域分开，以最小化游客来减少对老人的困扰。

（4）员工的入口在视觉上是独立的。

在生活环境的创造上，尽量将失智症患者的生活环境与其以前的生活经历相联系，布置以前熟悉的生活场景，支持个性化的理念，鼓励失智症患者布置自己的房间，选择自己喜欢的床单、窗帘，以塑造一个"觉得是自己家"的照护环境。这样，老人可以在熟悉环境中，减少环境压力。在养老机构里的生活实质上是集体生活，大家性格不同，对老人来说，是一件有压力的事情。另外，老人也可能有时想和大家一起热闹，有时想要在一旁静静观看，公共空间如果太集中和单调，那么老人很难有选择和调整情绪的空间。同样大小的空间，通过桌椅摆放的位置，空间的分割等技巧，可以让老人有自己可以放松的角落，尤其对失智老人情绪的稳定是有益的。另外，失智症照护环境的空间颜色如能合理设置，会大大提升空间的感染力和提高场所的识别性，有利于补偿失智症相关的定向障碍和智力障碍。一般来讲，老人不喜欢刺激性太强的色彩，但是一味用淡色，整个空间会失去活力和乐趣。而且对失智老人来讲，刺激性强的红色，是在脑部退化后最后还会认得的颜色，所以在一些关键的地点小面积地使用红色（如安放沙发、椅子等）等强烈色彩，对于营造出温暖气氛，以及帮助老人分辨所在的位置，都是有帮助的。很多护理失智老人的机构在地板的用色上也很有讲究，用不同的鲜明色彩引导老人识别自己的生活环境。特别是台阶的起步、卫生间的门、桌椅、安全出入口方向等地方尽量避免或者较少使用不敏感的色彩，以加强场所的识别性，利于患者的安全辨识。在走廊的设计上，应适合失智老人的需求，不能太单调，也不能太长。虽然失智老人常常在走廊里走来走去，但是像医院一样长长的空空的走廊，会加剧老人的"徘徊"行为，对失智症的缓和是不利的。走廊最好不要一条直线拉到底，也可以在中途布置一些沙发或休息的角落。另外，如果全部都是扶手，会容易形成医院的氛围，加重老人心理的紧张感，所以有的养老机构很巧妙地在走廊中间加窗台，窗台的高度跟扶手一致，这样既可以丰富环境、增加亮度，又可以便于老人行走。

经过多年的探索与实践，欧美、日本等发达国家在失智老人养老设施空间设计方面已经总结出了一定的设计理念与方法，其主要目标都是尽可能降低失智老人发生各类风险的可能性，并增强对老人有利的身心刺激。同时，国外养老设施还十分注重空间设计与运营管理的相互配合与辅助，通过视线、动线等空间设计手段帮助护理人员更高效地为失智老人提供护理服务。这些先进理念和宝贵的实践经验值得我国借鉴学习。

案例

张爷爷今年85岁，老伴去世多年，一个人独自居住，自从2年前被诊断为失智症后，就被接到女儿家居住。最近其女儿发现张爷爷经常会莫名其妙地发脾气，尤其在餐桌上吃饭时，会突然大吼一声：抓坏人！弄得一家人经常胆战心惊；更让其女儿感到懊恼的是，最近帮张爷爷整理卧室时，她看到卧室一角的墙上有尿过的痕迹，整个房间里弥漫着一股尿味，可当女儿问张爷爷是否尿到墙角时还遭到张爷爷的一通臭骂，女儿感到非常的委屈和伤心，不得已带着张爷爷找到医院老年科的林医师，希望林医师能开些药物帮助改善张爷爷的症状。林医师针对上述情况，并没立即给予药物，他对张爷爷的居住环境进行全面评估后发现，张爷爷吃饭坐的位置刚好面对着镜子，他可能把镜子里的人看成了坏人，所以经常会在吃饭时大吼；厕所门和房间门同色，对张爷爷来说无法辨别；而其他日常生活能力尚好。因此，林医师建议张爷爷的女儿进行部分环境的改造，如把餐桌内侧的镜子给予拆除，避免引起老人幻觉；在厕所的门上贴上一个夜间能反光的抽水马桶的图案，同时在厕所的门边加装个小夜灯，保持厕所的门常开，这样张爷爷夜间起床需要上厕所时就可以很容易地找到厕所的位置，不至于尿在卧室的墙上。同时，也让女儿观察老人夜尿的频次及异常行为有无发生，结合非药物的治疗，如参加失智症的团体活动、现实导向等方法，观察对异常行为的发生是否起到改善作用。3个月后再评估时这些情况已得到改善。这个案例也提示我们，对于失智老人表现出来的一些表现，我们要去挖掘其背后的原因，有时并不需要药物，仅对物理环境做些调整也可改善老人的症状。

（刘彩霞）

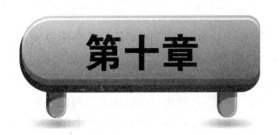

第十章

与失智症相关的伦理问题

随着社会大众对失智症的认识，以及对失智症患者长期照护的沉重负担，患者、家属与医护人员除了在诊断与治疗过程中，尊重患者自主原则与避免患者受到伤害之外，在医疗与长期照护上还面对了许多伦理议题。

第一节　护理伦理的相关概念

护理学是以关怀照顾他人为目的，关心他人、发扬人道的专业，护理学与伦理学有着内在的紧密联系；护理伦理学是医学伦理的一个组成部分，并且与其他医学科学有着紧密的联系。

一、护理伦理学的定义

护理伦理学是以护理职业道德为研究对象的科学，是运用一般伦理学原理去解决护理科学发展中，特别是护理实践中护理人员与他人、与社会之间关系的护理道德意识、规范和行为的科学。

二、护理伦理学的研究对象

护理伦理学以护理道德现象、护理道德关系及其发展规律作为自己的研究对象，其中包括：护理人员与患者的关系，护理人员与其他医务工作者关系，护理人员与护理学、医学的关系；护理人员与社会之间的关系。

三、护理伦理问题

护理人员在护理实践和护理科研中碰到的对错、好坏、该不该等方面的伦理问题，具体包括：应该做什么？什么事情有义务去做，什么事情不能去做，什么事情可以做也可以不做？应该如何做？

护理伦理问题可能因下列情况而产生：①因利益冲突而提出的伦理问题。②因道德义务冲突而引起的伦理问题。有时护理人员履行一种义务必然会影响到对另一种义务的履行。③因道德概念差异而产生的伦理问题。不同的文化、意识形态、宗教之间难免会产生不同的非曲直观和道德观。这些观念之间甚至是不兼容的，在逻辑上相互排斥的。护理伦理问题的表现有：①护理实践引发的伦理问题。②护理科研中的伦理问题。③医学高技术应用于临床时碰到的护理伦理难题。④护理人员的医德医风问题。⑤护理伦理审查。

在护理实践中，应识别护理伦理问题，借助护理伦理学原理和分析方法去分析和解决这些伦理难题。

四、护理伦理的基本原则

（一）患者利益至上原则

无论是医疗，还是护理，其服务对象都是患者。患者的利益是医护人员首先要考虑的。另外，在护理领域，护士的观念中有一个很强的理念，即生命不言放弃。在医疗决策中，医疗方面越来越出现患者放弃治疗的现象，但护理领域，即便患者放弃了治疗，但对他的护理和照料仍然是持续的。这点是医学伦理学和护理伦理学的主要区别之一。

（二）尊重原则

是指尊重患者的人格尊严及其自主做决定的原则。尊重原则是指医务人员要尊重患者及其做出的理性决定。尊重原则的具体要求：

1. 必须处理好患者自主与医师做主之间的关系　患者自主绝不意味着医师可以放弃自己的责任及医疗自主权，而必须处理好患者自主与医师做主之间的关系。尊重患者包括帮助、劝导其至限制患者进行选择。

2. 必须处理好知情同意的问题　知情同意指某人被告知而知道事实真相后，自愿同意或应允某事。患者有权享有知晓本人病情和医务人员要采取的诊断、治疗措施以及预后和费用方面的情况，并自主选择适合于自己需要和可能的治疗决策的权利。包括知情权、选择权、同意权和拒绝权。知情同意的四个条件（或称四要素）：

（1）信息的告知：①信息的提供完全是基于患者的利益；②信息的提供应充分而精确。

（2）信息的理解：充分说明和解释信息，使患者理解。

（3）同意的能力：①患者对自主决定具有充分的理解能力；②患者有同意的合法权利。

（4）自由的同意：患者有自由选择的权利。

医师帮助患者选择诊治方案，必须向患者提供正确的、易于理解的、适量的、有利于增强患者信心的信息。当充分了解和理解了自己的病情信息后，患者的选择和医师的建议往往是一致的。当患者（或其家属）的自主选择与他人或社会的利益发生冲突时，医师既要履行对他人、社会的责任，也要保证患者的损失降低到最低限度。知情同意过程中护士的职责是护士有告知义务：护士在实施护理措施的实际操作过程中，应征求患者的同意，向患者提供和补充相关医疗信息并接受咨询；也是监督者、代言人、协调和促进者。

（三）不伤害原则

指医务人员的医疗动机与效果都不应使患者的身体、心理或精神受到伤害。在伦理中

127

对护理人员的具体要求：①坚决杜绝有意和责任伤害；②尽可能防范可控的伤害；③把不可避免的伤害控制在最低限度。

（四）有利原则

是指护士始终把患者的健康利益置于首位，并将其作为选择护理行为的首要标准，多为患者做善事，做有利于患者健康利益的事。有利原则对护士的具体要求：①真诚关心患者的健康利益；②尽力提供最优的护理服务；③努力预防或减少伤害；④维护患者、他人和社会利益。有利与不伤害原则的相同点：本质都是为了患者的健康利益；不同点是有利原则要求积极采取有利行为，是道德的高标准；不伤害原则是消极采取避害行为，是道德的底线。

（五）公正原则

是指同样有护理需求的患者，应该得到相应的护理待遇。公正原则主要表现在两个方面：人际交往的公正——护士应平等对待患者，做到对每一位患者一视同仁；医疗资源分配的公正——宏观分配/微观分配：先来先得、急重症优先；处理护患纠纷实事求是。

（六）最优化原则

是不伤害原则在临床中的具体应用。最优化原则的主要内容（如何减少给患者带来伤害）：疗效最佳、损伤最小、痛苦最轻、耗费最少。

五、护理伦理的决策过程

护理人员处理面临的伦理困境时，其过程类似一般的护理程序推理及决策过程。

（一）评估

评估阶段的工作主要为收集相关资料，包括患者的基本资料、与伦理困境相关的背景资料及医疗相关资料等。

1. 人（Who）　包括所有与患者医疗决策及负担后果的相关人员。

2. 事件内容（What）　包括患者的病情、预后、可能的治疗措施、治疗与不治疗的后果、老人的价值观、认知与意愿、相关的家属与照料者、医疗机构的价值观、可能涉及的法律法规及卫生行政部门的规定等。

3. 时间（When）　事件及医疗处置所持续的时间。

4. 地点（Where）　整个事件发生的地点。

5. 原因（Why）　所有可能造成此伦理困境的相关因素。

（二）诊断

即确立伦理困境的问题，理清伦理困境对于失智症患者沟通或患者照护问题上的影响。

（三）制定目标和计划

1. 确立拟定的可行方案的目标，其目的必须是以失智症患者的意愿及最大获益为主，而且必须是符合医疗照护可接受的原则。

2. 针对目标列出解决伦理困境的可行的护理措施，并要考虑短期及长期的效果。

3. 考虑每项措施的相关伦理原则、衡量利与弊及受益者的优先顺序，并且比较各项措施的优缺点及替代措施。当医护人员遇到伦理两难困境时，常无法决定该先以何伦理原则作为优先，有学者指出可按以下顺序作为参考，其顺序为：①保护生活原则；②平等对待原则；③自主及自由原则；④最小伤害原则；⑤维持生活品质原则；⑥隐私与保密原则；⑦真诚原则。

4. 确定护理人员在此解决过程中的伦理角色。

5. 与患者、家属及相关医务人员讨论制定解决措施后，确定出最合适的实施方案。

（四）执行

选择最合适的解决方法并付诸行动，实施措施后及时评估患者及家属的反应及效果。

（五）评价

评价实行措施后的结果以及目标达成情况，将实际结果与预期结果进行比较，并取得患者、家属及其他医务人员的反馈意见，及时修正所做的决策。

六、护理伦理中护士的角色与护理重点

护理的目的是为失智症患者提供最合适的护理、减轻其痛苦和不适以提升患者的生活品质。当面对患者身处疾病的煎熬及生命受到威胁时，护理人员除了提供应执行的一般护理措施外，还需顾及患者的心理需求和信仰。当患者对医疗处置与生死的意愿与医护人员的医疗方针相互冲突的时候，则是护理人员面对伦理困境而须予以解决处理的时候。护理人员应以同理心问自己"什么才是最适合患者的？""我应该做什么？"等问题。护理人员在面对伦理困境时的角色应包括支持患者的自主权、扮演患者、家属及其他医务人员之间的沟通和协调者、预防及协助解决伦理冲突等。

处理患者伦理困境时，护理的重点包括：

1. 增进自身对患者权利、相关法规及护理伦理的专业知识。

2. 学习以客观的态度和角度评估问题。

3. 提供患者及其家属医疗处置、预后、可能的替代措施及相关法律的资讯，以帮助患者和家属做决策。

4. 尊重患者的生活和患者的决策。

5. 协助发现伦理问题及收集相关资料。

6. 适时地与其他医务人员沟通讨论，做好患者、家属及其他医务人员之间的沟通和协调，以寻求合适的解决方案及预防误会和冲突的发生。

7. 及时评估患者及家属的认知、价值观、沟通及决策的过程，必要时给予提供资讯及协助决策。

8. 成为患者的支持者，帮助患者争取福利。

9. 协助解决伦理问题和困境，在患者和家属做出合适的决定后，提供可签署文件的相关资讯。

第二节　与失智症相关的伦理问题

在失智症漫长的疾病过程中，目前对失智症预防与治疗措施的选择仍然非常有限。随着社会大众对失智症的认识，以及对失智症患者长期照护的沉重负担，患者、家属与医护人员除了在诊断与治疗过程中，尊重患者自主原则与避免患者受到伤害之外，在医疗与长期照护上还面对了许多伦理议题，如是否需要告知患者失智症的诊断？又如何告知？失智

症患者是否该接受治疗？对有精神行为症状的失智症患者是否使用精神药物以减轻症状？对失智症末期患者是否采取缓和医疗方案等仍然存在许多的争议。另外，失智症患者能否继续工作？失智症患者的财务处理能力改变，是否有民事行为能力？是否要做财产公证？也是许多患者、家属、医护人员所关心的。随着对失智症的研究与相关医学的进步，关于疾病的早期诊断、药物的治疗、新药的研发等相关的伦理问题也逐渐浮现出来，引发的伦理议题更显得多元化。

一、如何告知诊断

这主要是针对轻、中度失智症且有病耻感的患者而言，对于重度失智症患者而言，可能不了解、没有病耻感、或者听了就忘，因此医护人员一般不会对重度失智症患者告知诊断。对于轻、中度失智症患者应不应该告知其诊断，都有不同的争议和思考。我国台湾地区专家在 1991 年对台北某医院的 68 位失智症家属进行问卷调查，发现 62% 的人赞成使用"失智症"的名词，表示是"失掉智慧"而非"痴愚呆笨"，以示对失智症患者的尊重。后来，身心障碍鉴定也以失智症取代痴呆症；而在 2005 年对 150 位家属进行问卷调查，其中 74% 是失智症患者的家属，这个群体中 93% 的家属希望当自己将来有失智症时，医师能告知诊断，也有 76% 的家属希望医师能告知患者失智的诊断。但是当被问到希望医师用何名词来告知时，大部分家属（65%）都选用了"记忆退化"或"老化"，另外有 21% 选择"失智症"，4% 选择"阿尔茨海默病"，只有一位选择"痴呆症"的用语。同时，我国台湾地区通过对失智症照顾者的调查还发现，大多数家属（61%）对于极重度失智症患者希望能尽力抢救，只有 3% 选择缓和疗护，而且教育程度低的照顾者比较倾向于选择心肺复苏术。我国大陆地区尚未见此类报道，但对于用"失智症"取代"老年痴呆症"一词，已引起广泛热议，大多数人认为"失智症"的说法去除了"污名化"，更加人性化。

对于不告知诊断的理由包括：一方面，担心患者焦虑、忧虑、情绪不稳、甚至自杀，以及目前失智症无法根治，告不告知意义不大；另一方面，阿尔茨海默病目前还是临床诊断，虽然有脑脊髓液的类淀粉蛋白和 tau 蛋白浓度等生物标记可辅助诊断，但大部分的医院都没有普及，且上述生物标记目前在诊断上的敏感性和特异性也并非百分之百，目前阿尔茨海默病临床诊断的正确率约只有 80%~90%，而诊断给患者带来的冲击很大，所以不仅是家属，有些医师也会选择不告知患者诊断。

认为要告知患者失智症诊断的理由，则包括：尊重患者的自主权、知情权，可以让患者及早规划人生和财务、参与治疗计划或临床药物试验等。阿尔茨海默病目前虽然不能根治，但已有药物对某些患者可延缓病情，也许将来有一天有可能像如今对告知患者癌症诊断的演变一样，由不告知而渐渐转为告知患者失智症诊断。

当然，告不告知、如何告知，与个人、家庭和社会因素以及文化、宗教信仰等有密切关系。一般而言，医护人员最好能先询问家属，取得同意或共识，再以渐进式且温和的语气告知患者，同时要给患者存有希望。在医疗过程中"尊重患者自主"原则的主要目的，是保护患者权益，使患者不受到伤害。在临床上考虑患者或家属对失智症的了解与接受程度不一，为避免造成患者或家属负面的冲击，可能是负面大于正面，甚至于导致伤害时，可以先询问家属，建议以"记忆力明显减退"等较为中性的说法来表示有失智症的疾病，视患者或家属的反应，再决定是否要明确告知失智症诊断。

二、是否需要治疗

失智症目前仍无法治愈，1996年乙酰胆碱酯酶抑制剂在美国上市后，使部分人得到缓解，但终究还是会退化，只是延长病情而已；而且部分的缓解让失智症患者自以为仍有能力，反而带来困扰。因此到底要不要接受药物治疗，许多患者、家属以及医师都心存疑问。近年来，随着乙酰胆碱酯酶抑制剂的普遍使用，并不是所有患者对失智症的药物治疗都有预期的效果，一些患者经过一段时间后仍呈现病程恶化的现象，于是又出现了何时该停用药物的问题。而且我国各地医保政策尚不统一，部分地区治疗失智症的药物为自费药，价格昂贵，因而许多患者、家属经常会提出"是否要自费服用""要服用多久"的疑问。面对这些问题，一般而言，当认知功能持续退化或快速退化时，则考虑停用或改换成NMDA受体拮抗剂；如果经济条件许可，可以考虑两类药物并用。

另外，对于终末期的失智症患者的照料也困扰着临床的照护人员。当极重度阿尔茨海默病患者出现进食困难时，为了维持患者该有的营养，是否应该插鼻胃管、或接受胃造口术以便灌注食物？虽然国外研究显示，这样做并没有降低患者患吸入性肺炎的几率，而不建议实行插胃管或造瘘，但在临床实际工作中，不仅家属或照顾者很难接受，连医护人员也无法做到。因而建议如果决定继续进食，可以用胃造口术灌注食物，既能减少鼻胃管的不舒服感，也比较美观。

重度失智症患者还常常会有感染等并发症，或伴有老年人常见疾病如心肺衰竭、或癌症等，这时究竟该积极治疗、频繁进出医院、还是只接受安宁照护？面临这些我们需要考虑多种因素。虽然目前尚无对失智症有效的治疗药物，但全世界许多专家都全力投入研究，希望尽早研发出新的药物，现阶段让失智症患者持续接受药物或其他的治疗，能够减缓退化的速度，有机会时也可让患者与家属能有机会接触与参与新药物的试验与研发。

三、能否继续工作

大多数失智症患者在65岁以上才发病，已经从职场退休，不会涉及工作的问题。但有些早发性的阿尔茨海默失智症患者则还在职场上，甚至身居要职，或是单位的中高层主管。根据美国国家老化研究机构（National Institute of Aging）在2011年公布的轻度知能障碍（mild cognitive impairment，MCI）诊断标准中建议，将临床上有失忆型轻度知能障碍且合并有阿尔茨海默病生物标记的患者的诊断，定为因阿尔茨海默病造成轻度知能障碍（MCI due to Alzheimer's disease），更强调了其可能就是极早期阿尔茨海默病。因此，会有越来越多的轻度阿尔茨海默病患者，被诊断时还在工作岗位上，由此衍生出患者是否能继续工作的问题。有关阿尔茨海默病患者的工作议题的研究和论文不多，大多都还是个案报告或作者的看法和临床经验。继续工作不仅是为了维持家庭生计，也与个人的价值感有关。轻度阿尔茨海默病患者虽然近期记忆衰退，但仍保有长期记忆和工作所累积的经验，其他认知功能障碍并不严重，且个性大致不变，大多都没出现精神行为问题。因此，如果所从事的工作不太复杂，且为重复性的作业，则可以继续工作，但最好有具同理心且有耐心的同事从旁监测，必要时给予帮忙。如果其工作有关他人的生命安危、或公司的财务营运，如医师（尤其是外科医师）、律师、飞机或汽车驾驶、交通指挥、或公司总裁等，则应考虑调换工作、离职或退休。因此，患者被诊断后应该向其单位主管及上司坦承病情，必要时调整到工作量较少、责任较轻的工作。若继续工作，能维持多久呢？一般而言，只要患者自己觉得工作吃力、或力不从心时，就应该离职，因为工作所造成的压力也会导致病情恶化，甚至造成情绪或行为异常的症状，不要等到工作上有了严重错误，而被免职。

四、是否具备行为能力

失智症患者的认知功能会逐渐退化，但每位患者的退化速度不一，且所退化的认知功能类型也不尽相同，有的以执行力降低为主、有的以判断力缺损为主，有的则以语言表达能力受损为主。而且，就是同一位患者的某种认知能力，在不同时间点、甚至不同情境下，也都不一样；例如，中度失智患者罹患癌症时可能无法决定是否要接受手术或化疗，需要帮忙或指引，但他仍可以决定是否要买哪件衣服或裤子。又如轻度失智患者应还有能力决定，是否接受阿尔茨海默病的药物治疗，他们也可能了解临床药物试验的目的，和可能发生的不良反应等，以及决定是否要参与试验，只是可能在决定之后自己却忘记了，或者随着病情的退化，将来也不记得了。所以，失智症患者在参与临床试验时，其法定代理人也应签署同意书较为妥当，而这当然会牵涉到法定代理人是否能以患者的最大利益来着想。当失智症患者病情严重时，可以申请法院判断为需要监护。但大多数的轻、中度患者所面临的是还存有多少能力的问题，而如何评估和判断则常常是医护人员和家属所要面对的难题，即便已经慎重地进行评估，有时还是难以达到共识。

五、是否需要检测基因

基因检测分成两种。第一种是针对有家族史的阿尔茨海默病患者及其家人的检测。患者通常因家族史以及发病年龄早于 65 岁，而接受抽血检测。如果结果是目前已知三个基因变异—PS1、PS2 和 APP 之一，因为是自体显性遗传，则其子女有二分之一的机会可能会遗传到这个基因；如果检测发现没有这个基因，则将来不会因此而得到遗传性阿尔茨海默病。但如果有此基因，则将来一定会发病，只是发病时间的早晚而已。因此，遗传性阿尔茨海默病患者的子女，在决定是否接受基因检测时，都应该先接受咨询，对于检测的可能结果与所造成的影响，有较充分的考虑与了解，并且做好心理准备。第二种基因检测是与散发性（sporadic）阿尔茨海默病（患者通常大于 65 岁）有关的血脂蛋白基因多型性（apolipoprotein E，ApoE）。若带有第四型基因（ε4）则将来罹患阿尔茨海默病的几率为不具 ε4 基因的 2~3 倍，若带有两个 ε4 基因，则罹病的几率会增高到 5~8 倍，但这只是几率，并不一定会得病；因此，除非是参与研究，否则一般在临床上并不建议做 ApoE 的检测。

六、其他伦理问题

因失智症疾病所衍生出来的法律、财务、照护等的问题，如财产规划、法律定位、预立医嘱、家中照顾者的分担，以及社会资源的分配等，都是患者与家属需要去面对解决的，也是未来失智症的医疗与照护上需要去思考的议题。在失智症的诊断过程中用以评估患者病程严重程度的"临床失智评量表"（Clinical Dementia Rating，CDR）将老年人的退化分为：正常或无失智（CDR=0）、疑似或轻微失智（CDR=0.5）、轻度失智（CDR=1）、中度失智（CDR=2），以及重度失智（CDR=3）。在国外，失智症患者可以根据"临床失智评量表"所得分数，作为身心障碍等级的依据，来申请残疾人补助。

　　我国对于失智症的长期照护尚未形成体系，大多数患者的主要照护者为家属，由于照顾失智症患者是 24 小时全年无休的工作，照护者负担异常繁重。近年来随着人们意识的提高和政府的高度重视，各地区对失智症的照护做了一些有效的尝试和研究，将失智症居家服务、社区服务、机构服务整合成失智症长期照护体系，以利患者得到更好的照护，并且减轻家人的压力。期待政府相关部门将依照失智症患者的严重程度，给予不同程度的居家服务补助，以利患者得到较为完善的照顾，且减轻家属经济上的负担。

　　对于已无法有意义沟通、或按照指令做动作的患者，则可能被安排在机构中照护，包括极重度失智症患者与末期失智症患者。当病程进入极重度或末期失智时，患者可能终日卧床，吞咽困难，常因尿道感染、压疮或吸入性肺炎而多次住院治疗，或再加上其他重要器官衰竭，如尿毒症等。此时，医护人员应要考虑与家属讨论拒绝心肺复苏术（DNR）议题，由家属根据安宁缓和医疗相关规定，签署拒绝心肺复苏术同意书，当患者呼吸衰竭时不需再插管治疗，协助患者安详离世，可以减少患者的痛苦，也减少家属的悔恨抱憾。

　　总之，当失智症一旦被确诊，失智症患者、家属、照顾者以及医疗专业人员，随时都要面临各种伦理上的问题和抉择。面对失智症的患者与家属时，是否告知诊断、是否接受治疗、是否继续工作、患者是否有行为能力、是否检测基因、是否做财产规划、是否限制法律能力、是否预立医嘱等，有许多的伦理议题需要去解决。失智症患者在疾病的不同时期中，能否受到最适当的医疗、日常生活照顾，以及他人与社会支持的力度如何，都需要对失智症相关伦理议题进行系统性、整合性研究，并且需要集思广益，制订出适合社会与文化的、可供参考的指引和共识，使失智症患者、家属、照顾者与医疗专业人员在面临实际的临床实务时，能灵活地把相关伦理的考虑与原则做适当的转换、调整与运用，为需要做决定时能更好地提供参考依据。

　　案例

　　陈××，73 岁，阿尔茨海默病 7 年，大小便无法自控，以卧床为主，日常生活由老伴负责照料，二女一儿在休息时代替母亲照料老人。近 1 年来因反复肺部感染多次住院治疗，一月前因肺部感染再次入院。经抗生素、营养支持治疗后效果不佳，痰液黏稠无法吸出，长期吸氧，医师建议气管切开以度过危险期并可延长生命，对此子女意见不一。女儿认为，父亲退休后没有享受过好的生活，目前家庭条件好了，要尽一切力量挽救父亲；儿子觉得父亲患失智症多年，看着父亲的疾病慢慢发展，经历了许多的苦难，母亲不分日夜的照料也拖垮了母亲的身体，大家也都尽到了孝心，不想父亲再受折磨，希望能减少父亲的痛苦，得以善终。

　　面对这些两难情景，在临床实践中伦理的抉择是非常困难的。对于极重度失智症患者与末期失智症患者来说，此时已无法进行有意义沟通、或按照指令做动作，他们的日常生活完全依赖照料者照护，这对照料者来说压力是巨大的，他们往往成为另一群"隐形的患者"。当病程进入极重度或末期失智时，患者可能终日卧床，吞咽困难，常因尿道感染、压疮或吸入性肺炎而多次住院治疗，或再加上其他重要器官衰竭，如尿毒症等。此时，积极的治疗意义不大，医护人员应要考虑与家属讨论拒绝心肺复苏术（DNR）议题，由家属根据安宁缓和医疗相关规定，签署拒绝心肺复苏术同意书，当患者呼吸衰竭时不需再插管治疗，协助患者安详离世，可以减少患者的痛苦，也减少家属的悔恨抱憾。

（许　瑛）

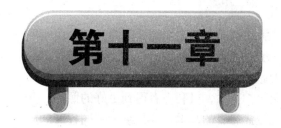

第十一章

失智症长期照护机构的行政管理

失智症长期照护机构的行政管理是让经营者以系统、文字管理的方式，通过机构全体职员的合作，完成机构内所设定的目标，并为机构中失智症老人提供优质的生活服务。机构中各项规章制度、流程的设置、建立、执行及监督、评价都是行政管理中重要的环节和组成部分。

由于机构规模的大小不同及管理方法不同，管理过程也各不相同。小型机构组织较小，可以直接拉近管理者、工作人员及被服务者之间的距离，能够将工作流程、决策方向形成系统、文字、标准化，使机构内员工有明确的工作准则、依据与努力的目标，同时促成员工们发挥所长及成长，取得入住人员、家属、员工信赖的"三赢"局面。

第一节 行政管理的内涵

行政管理是管理者设立机构的组织理念、任务、目标及展望，与员工一起共同协作、完成的过程。Gillies 说明管理过程是个系统性的步骤，经营管理的内容如下图（图 11-1-1）。

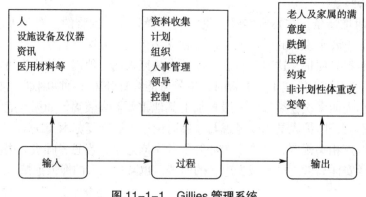

图 11-1-1 Gillies 管理系统

行政管理的目的是以合适的组织架构，有效地领导和管理机构的任务；合理地规划人力、财力、物力并加以控制，使机构整体能达到最有效的运营与服务；规范人事、财务、业务工作等各项制度，促进服务质量持续改善，使服务运营日益提升。

一、机构的宗旨、理念、目标

（一）宗旨

就是主要的思想或意图、主意。是组织成员做事的时候依据的准则；是关于企业存在的目的或对社会发展的某一方面应做出的贡献的陈述，有时也称为企业使命。企业宗旨不仅陈述了企业未来的任务，而且要阐明为什么要完成这个任务以及完成任务的行为规范是什么。虽然并不是所有的企业都有文字的宗旨，或公开发表自己的宗旨陈述，但是越来越多的企业以将企业的宗旨陈述看成是企业的战略的一个重要组成部分。各类失智症长期照护机构的设立，均来自创始人的某些想法，为使其他人员快速明了当初设立的意图和目的，可以用条例的方式简要明确说明，使工作人员、管理者取得共识，共同努力达成。如："维护失智老人的尊严，提供人性化的照护服务""尊老、爱老、为老，一切为了老人，精心服务于老人""关爱失智老人，提升照顾品质"等。

（二）理念

就是机构行事的基本原理及原则。有些人认为"长期照护的基本理念就是人道主义或人本精神"，也有人认为"长期照护工作是修行"。而不论是哪种观点，作为内部工作人员的行事准则，只要能够讲清楚，使员工们能理解，并能随时不违背此基本理念，就达到目的。书写时以简单扼要为准则。如："让失智老人拥有被尊重的机构式生活""安全、尊重、舒适，共享温馨快乐的老年生活"等。随着1994年美籍护理专家袁剑云将系统化整体护理的理念引入中国，护理哲理作为一个人的思想与行为的价值取向和信念，逐渐被大家所认识和接受，因此也有些机构按照护理哲理的方式进行书写，如：

我们相信：专业、熟练的护理技术，可以使老人身体获得良好照顾。

我们相信：每位老人都是独立，有自主性的人。

我们相信：每位老人都需要舒适安全的环境。

……

前者的表达方式明确好记，工作人员需经常讨论运用方法，机构也能把较多细节列入理念的叙述中，使工作人员于阅读时，能有更明确的方向。后者的写法内容虽较具体容易明白，其缺点是不容易记忆，也较不能涵盖所有情境，各有利弊，可自行选择或合并使用。

（三）目标

目标是机构可明确、具体的、想要达成的目的。目标可因各机构设立的宗旨不同而各有所异，如政府设置的公立机构，往往会有配合相关政策的目标；宗教团体与民营企业设立的机构，其目的也不尽相同，如下列：

1. 为老人提供24小时完善的专业照顾，以保障失智老人安全和维持健康。

2. 减少因家属知识缺乏及照顾不当，造成老人出现并发症。

3. 建立有中国特色的老年护理管理学科。

4. 总结我国老年护理院管理的经验，上升为理论，并做到理论联系实际。

5. 培养失智症长期照护机构的行政与临床照顾的专业人才。

6. 院校协作，为相关院校学生提供实习场所，以便理论与临床实际相结合。

二、组织结构及组织编制

组织中的结构，主要是将机构内各部门及人员的关系、责权划分清楚，包括：正式组织成员与各所属委员会。组织结构包括法律结构与管理结构，法律结构控制主要通过股权利益和法律权力实现，管理结构主要通过组织内部纵向控制与横向协调方案的设计来实现。因此，组织结构设计表面上看是组织结构类型的选择、职能的设计及职位的设计，实际上不仅关系到部门与人员分工协作，而且关系到组织使命的建构与组织目标的实现。组织结构设计与变革、企业战略、企业文化被视为人力资源管理的三大基本前提。编制组织架构图有多种不同方法，在编制时须考虑组织架构图的目的、对象、需要传达的数据，一般最常见的组织架构会用图列出机构内不同职能部门的相互关系。

大型机构组织（图11-1-2）中以院长为领导，可细分护理、医疗、人事、总务、财务等职能科室，既保证了机构管理体系的集中统一，又可以在各级行政负责人的领导下，充分发挥各专业管理部门的作用。其缺点是职能部门之间的协作和配合性较差，职能部门的许多工作要直接向上层领导报告请示才能处理，这一方面加重了上层领导的工作负担；另一方面也造成办事效率低。为了克服这些缺点，可以设立各种综合委员会，或建立各种会议制度，以协调各方面的工作，起到沟通作用，帮助高层领导出谋划策。如机构规模较小（图11-1-3），则无须设立太多部门，可采用最简单的直线组织结构，但各部门或个人分别负担的责任范围需划分清楚，组织中各种职位均按垂直系统直线排列，上下级和同级之间关系明确，组织的领导人员对其所管辖的范围及其下属拥有完全的直接职权，一切指挥与管理职能基本上都有自己执行，或仅有少数职能人员协助其工作；这种结构的优点是机构简单，权利集中，命令统一，决策迅速，工作效率较高。缺点是要求领导人员通晓多方面知识和具有较强的工作能力，发生高层主观专断，而且不利于组织内部人员发挥主动性和创造性。直线型结构组织适用于护理站、日间护理中心，老年公寓等组织规模较小，管理层次较简单的小型组织。图11-1-4为我国台湾地区某失智症老人照护中心的组织架构，供同行们参考。

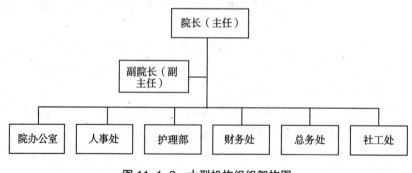

图 11-1-2　大型机构组织架构图

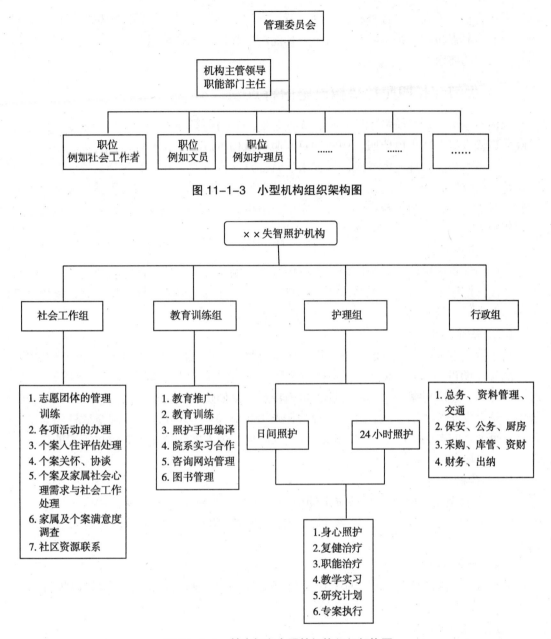

图 11-1-3　小型机构组织架构图

图 11-1-4　某失智老人照护机构组织架构图

第二节　失智症长期照护机构设施及人员配置

我国尚未建立连续性的照护体系，长久以来，失智症患者大多数住在家中由家属照护。近年来随着长期照护的发展，国家除了强调"在地老化"的原则与"社区照护为主、机构照护为辅"的政策方针外，还鼓励民营资本进入市场，建立长期照护机构，包括日间照料中心、养老机构、护理院等。由于失智症的特殊性，无论是照护人力还是与机构设施均有其独特的要求。

一、失智症长期照护机构设施的特点

国内对于失智症的研究发展较晚，无论是照护人力还是与机构设施均严重缺乏，亦无明确的机构设置办法可以依照。国外的日间照料机构可以是独立设置，也可以附属于养老机构、宗教组织、护理之家或医院形式来运营，且运作方式多样，有社会模式、医疗模式或精神科留院模式等。因此，在建设失智症长期照护机构时，可以结合国情，参考学习国外的一些优秀做法，为失智症老人提供安全、卫生、合适的环境及完善设备。一般应注意下列原则：

（一）实用原则

设置的地点应选择交通便捷之处，各项设施应顾及失智者使用的方便及需要，空间及设施的设计应顾及失智者的无障碍环境及特殊需要，并应与当地社区环境融合，使用时宜兼顾多元化、实用的原则。

（二）安全原则

从失智症老人的安全方面考虑是设计的首要目标。机构内应设置符合消防安全及预防灾害的必需的设施，除了满足现有的无障碍设计规范以外，如无障碍坡道、无障碍电梯、墙面扶手等，还应根据老年人的心理、生理特点增设如防烫、防滑、高位马桶按钮等安全措施。结合安全管理的要求，建筑外窗应限制开窗宽度在 15cm 以内，凌空栏杆的高度应加高，增加夜间离床感应器、卫生间红外线探测仪、老人携带智能化定位仪等智能化的设施设备，以保障失智症老人的安全。

（三）保健原则

建筑物的采光、通风等设备应定期清洁、除尘，注意坚固、美观；住宿区房间需兼顾患者平时的生活习惯，营造家庭生活氛围；经常使用的区域宜有清洗水龙头、厕所等设施。

（四）专业原则

失智症长期照护服务机构的工作人员应遴选相关专业人员或专业顾问以提升服务品质。

（五）发展原则

失智症长期照护服务机构的设施应与社会经济及科技进步相结合，随时充实、调整各项设备，朝着服务多元化、社区化的方向发展。

令人欣喜的是，近年来逐步涌现出来了一些失智症老人照料中心，它们借鉴国外的一些经验，设置了家庭式照料区，重症护理区，康复活动区，失智症老人记忆恢复训练区，多功能声、光、电、嗅觉功能康复室等，并设有图书室、小型超市、美容室等，功能繁多，并以家庭化照料的理念为失智失能老人提供照料服务，着重突出对失智老人的人文关怀及心理疏导等服务功能，对失智老人进行心身功能的康复训练，有效提高老人的认知功能，为失智失能老人创造温馨的生活环境。

二、失智症长期照护服务机构人力资源管理

（一）人力资源与护理人力资源的概念

1. 资源　资源是指组织或者社会用来进行价值增值的财富，包括自然资源和人力资源。

2. 人力资源　人力资源又称劳动力资源，是依附于个体的经济资源，用以反映人所拥有的劳动能力，对组织的效益和发展具有积极作用的劳动力总和。

3. 护理人力资源　是以促进疾病康复，提高全体人民的健康水平，延长寿命为目标的国家卫生计划所需要的一种人力资源。

4. 失智症长期照护机构人力资源管理　就是对护理人员有效选用、配备、调配、培训、考核和开发，使其达到岗位和组织要求的工作过程。

（二）人员配备的概念

1. 人员配备是对各种人员进行恰当有效的选择、培训、考评。目的是为了配备合适的人员去充实组织机构所规定的各项职务，保证组织工作的正常进行，进而实现组织的既定目标。

2. 失智症长期照护服务机构人力资源配备可根据组织计划、工作目标和职能机构确定。

（三）失智症长期照护服务机构人员的岗位分类

岗位分类既是一种人事管理方法，又是一种管理思想，即以人为中心，强调对人的管理，其核心是对工作人员进行评价，并实施分类管理。

失智症长期照护服务机构人力资源人员的岗位大体可分为：

1. 护理人员　应具有大、专院校护理专业毕业证书、取得国家护士执业资格考试合格证书，并经卫计委执业注册后，方可按照注册的执业地点从事护理工作。

2. 社会工作人员　具有社会工作师证书。

3. 护理员　具有初中及以上学历，持有护理员上岗证书，并应取得失智症相关培训证书。

4. 兼职人员　如医师、康复治疗师等，应按国家规定持有相应执业证书。

5. 其他工勤人员　可按机构要求由人力资源部门制定相应的要求。

（四）失智症长期照护机构的人员编制

随着我国人口老龄化进程的加快，养老服务需求迅速释放，各地养老机构得到快速发展。近年来，我国养老服务业快速发展，以居家为基础、社区为依托、机构为支撑的养老服务体系初步建立，政府加强了养老机构的规范管理，国家和地方政府出台了许多相应的机构建设基本规范的国家标准和地方标准，在标准中着重强调了建筑、设施等硬件建设的规范，但对机构中的人员配置提及较少，仅有少部分规范和标准中提及"应配备一定数量的符合卫生行政部门规定资格条件的医务人员"。而实际上护士配备是否合理，直接关系到机构的工作质量，更直接影响到护理质量及老年患者安全。

目前我国对失智症长期照护机构护理人力资源配置的研究处于萌芽状态，尚无明确的范本和标准。在《GB/T 9353-01 养老机构基本规范》中规定了养老机构的基本要求、人员要求，但对什么样的人群应配备多少的人力没有明确的说明，针对失智症老人照护的人

力资源配置方法也未提及；在《养老机构达标建设具体标准》中，人员配置方面强调护理员与三级护理（自理）老人比例为 1 :（5~10）；护理员与二级护理（半自理）老人比例为 1 :（3.5~5）；护理员与一级护理（不能自理）老人比例为 1 :（2.5~3.5）；护理员与专护（完全不能自理和瘫痪）老人的比例为 1 :（1.5~2.5）。

原卫生部在《护理院基本标准（2011 版）》中规定：护理院住院床位总数 50 张以上的，全院至少 1 名具有副主任医师以上专业技术职称的医师，至少有 3 名具有 5 年以上工作经验的医师。每床至少配备 0.8 名护理人员。其中，注册护士与护理人员之比为 1 :（2~2.5），每 10 张床或每病区至少配备 1 名具有主管护师以上专业技术职称的护士。每病区设护士长 1 名。

国家卫计委于 2014 年印发了《养老机构医务室基本标准（试行）》和《养老机构护理站基本标准（试行）》，对 20 年前的配置标准进行了细化。对于养老机构医务室，文件中明确规定至少有一名医师取得执业医师资格，经注册后在医疗、保健机构中执业满 5 年。同时，在养老机构护理站标准要求中，至少有 2 名具有护士以上职称的注册护士，其中有 1 名具有主管护师以上职称。还应至少有 1 名康复治疗人员。这两个修订的标准性文件考虑到老年人的身体状况和医疗护理需求，规定了整体设计要满足无障碍设计要求，保证基本的执业医师配置，适当增加注册护士和护理员的人力配备。

因此，失智症长期照护机构在编制人员时，除按原卫生部规定的"护士数量每床至少配备 0.8 名护理人员，其中注册护士与护理人员之比为 1.2~2.5 配备标准"外，同时也要充分考虑老年护理的工作特点和失智老人照护工作量，适当增加护理人员数量，以满足老年护理工作需求。表 11-2-1 所示为老年护理院护理人员编制要求。

表 11-2-1　老年护理院护理人员编制

床位基数 / 张	护理人员数	注册护士数	护理员人数
50	40	12~13	27~28
100	80	23~26	54~57
200	160	46~53	107~114
300	240	70~79	161~170
400	320	93~106	214~227
500	400	116~132	268~284
600	480	139~158	322~341
700	560	162~185	375~398
800	640	186~211	429~454
900	720	209~238	482~511

失智症患者由于疾病的特点，其人力资源的配置较一般养老机构要多得多，对于人员的资质也有相应的要求。我国台湾地区的老年长期照护经过二十多年的发展，已形成了较为完善的失智老人长期照护体系，服务的形式也呈现多样化，下面介绍我国台湾地区老年养护机构的人力资源配置情况，供大家学习和参考（表 11-2-2~11-2-4）。

表 11-2-2　我国台湾地区长期照顾机构之服务人力配比

机构类型	长期照护型	养护型	失智照顾型
社工人员（人）	1：100	公立、财团法人：1：100	财团法人：专任或特约1：100
护理人员（人）	1：15	1：20	1：20
照顾服务员（人）	日间：1：15	日间：1：8 夜间：1：25	日间：1：3 夜间：1：15
主任/院长	专职	专职	专职

表 11-2-3　我国台湾地区机构式日间照顾服务人力配置

服务类型	长期照护型	养护型	失智照顾型
专业人员	兼任（由原机构主任）	兼任（由原机构主任）	兼任（由原机构主任）
护理人员	1：20	1：25	1：25
社工人员	专任或特约（注）	专任或特约（注）	专任或特约（注）
照顾服务员	1：5	1：8	1：3
物理治疗师	专任或特约	专任或特约	专任或特约
职能治疗师	专任或特约	专任或特约	专任或特约
营养师	专任或特约	专任或特约	专任或特约
医师	专任或特约	专任或特约	专任或特约

注：1.长期照护型机构的护理人员：设有日间照顾者，每提供20人的服务量，应增设一人
2.参考长期照护型机构护理人力的设置标准，建议养护型及失智照顾型之护理人力采用1：25之人力配置
3.社工人员采用专任或特约方式办理，其中采用特约方式办理者，每周至少应提供2天以上之服务

表 11-2-4　我国台湾日间照顾中心专业人员资格

职位	任用资格（符合下列条件之一）	证照
护理人员	应经护理人员考试及格，并领有中央卫生主管机关核发之护理师证书或护士证书	□毕业证书 □护士执照 □执业登记
社会工作人员	①领有社会工作师证照；②高等考试或相当高等考试之特种考试以上社会行政职系考试及格；③普通考试或相当普通考试之特种考试社会行政职系考试及格，并领有照顾服务员结业证明书；④具有专门职业及技术人员高等考试社会工作师考试应考资者	□毕业证书 □社工师证书 □执业登记
护理员	①领有照顾服务员训练结业证明书；②领有照顾服务员职类技术士证；③高中（职）以上学校护理、照顾相关科（组）毕业；④老人长期照顾失智照顾型机构照顾服务员除应具有前项资格外，并应取得失智症相关训练证明文件	□毕业证书 □护理员上岗证书 □养老护理员证书

续表

职位	任用资格（符合下列条件之一）	证照
司机（可兼职）	按照各服务单位人事制度规定	□毕业证书 □驾照
厨师（可兼职）	按照各服务单位人事制度规定	□毕业证书 □烹饪技术证书
物理治疗师	具物理治疗师执业登记	□毕业证书 □技术职称证书
职能治疗师	具职能治疗师执业登记	□毕业证书 □技术职称证书
营养师	具营养师执业登记	□毕业证书 □营养师证书

三、失智症长期照护机构工作人员岗位职责

岗位职责既可作为工作人员的作业准则，亦可作为机构主管对员工工作要求及考核的准则。下面罗列部分工作人员职责，供大家参考。

（一）失智症照护机构负责人工作职责

1. 在上级主管部门 / 委员会的领导下，全面主持机构的行政、医疗、经营管理工作，贯彻执行党和国家的各项路线、方针、政策、法律、法规和上级的指示，确保机构各项工作的完成。

2. 主持院长办公会议，确定机构的办院方针，主持机构发展规划和年度工作计划的制定并组织实施；制定机构改革目标与方案并组织实施。

3. 实行科学管理，健全机构质量管理的措施，建立并执行各项规章制度，不断提高照料技术质量和服务水平。

4. 负责机构的行政管理工作，依据有关规定和要求做好员工的聘任、考核、业务培训、晋升、奖惩等工作，对各行政、养老、经营管理科室责任目标完成情况进行考核。

5. 负责机构物资、设备、资金的分配和使用，负责机构行政、养老、经营管理科室的建设和管理。

6. 加强机构经营管理，组织制定各项经济指标并负责督促完成。调动广大职工的积极性、创造性，增强机构的自我改造和发展能力，杜绝浪费，提高经济效益，维护广大职工的合法权益。

7. 按照干部选拔任用管理的有关规定，根据工作需要，提出各医疗、护理等业务科室、行政科室、后勤科室科级干部拟用人选名单。

（二）护理主管工作职责

1. 负责领导所属的照护团队工作人员，执行长期照护业务。

2. 编制年度预算、拟订及执行年度计划。

3. 负责部门相关业务的协调与联系。

4. 督导工作人员的护理成效与评价各项照护措施。

5. 定期进行工作人员的评价与考核。

6. 计划并评价机构工作人员教育训练。

7. 鼓励并参与研究计划，以改善照护品质。

8. 制定各项照护作业程序；预防及处理机构内的突发异常事件。

9. 负责单元环境的整理与安全；监测及评价机构内的照护品质。

10. 参与收案评估及个案讨论会；督导交接班，确实掌握照护动态。

11. 申领、检查、监测及有效利用设施设备。

12. 与院校教师配合并协助辅导各相关院校学生及进修人员的教学。

（三）护理人员工作职责

护理人员为长期照护机构内护理专业服务的提供者，除接受机构负责人及护理主管之督导外，最重要的是拟定失智症老人护理照护计划，以提供专业的护理服务；并与其他工作人员提供完整的及连续性的照护服务。主要工作职责：

1. 受机构负责人的指挥与督导。

2. 参与失智症老人收案评估及入住安排。

3. 拟定失智症老人个性化的照护计划。评估及计划失智症老人个别日常生活及照护计划并执行、评价照护措施。执行常规护理：如给药、换药、鼻胃管灌食、导管护理、翻身、雾化治疗、吸痰、测量生命体征（体温、呼吸、脉搏、血压）等。

4. 参与并协助医师定期巡诊服务。了解失智症老人的情况及需要，维持老人残余功能及心理支持；执行医嘱及协助处理相关治疗。

5. 参与支持并记录个案讨论会。

6. 参与个案转介 / 注销服务。

7. 与家属及其他工作人员的沟通协调。

8. 提供照护咨询及实施照护指导；给予正确卫生宣传教育，并指导出院后可供咨询的场所。

9. 预防意外事件的发生，发生意外事件时及时有效处理。

10. 依照护理技术标准执行各项护理技术。

11. 指导和督促新进人员的工作。

12. 督查护理员的工作执行情况。

13. 按规范做好护理记录。

14. 定期接受机构内外的相关教育培训。

15. 负责实习、进修人员的带教工作。

16. 配合个案整体活动治疗照护计划的落实，参与并带领团体活动或个别活动。

17. 执行照护品质改善及相关照护研究计划。

18. 参与、主持、记录单位内的相关会议。

（四）护理员工作职责

机构的护理员是第一线服务提供者，最能了解老人的需要，其角色相当重要。主要工作职责是配合护理计划，提供老人日常生活照护。

1. 遵从护理主管及护理人员及其他专业人员的指导与监督，执行失智症老人生活照顾。

2. 提供老人基本生理需求的照顾，执行个案对日常生活依赖性的需要事项，给予协助：如喂食、进食、洗澡、如厕、身体清洁，更换尿布、翻身、姿势体位改变的活动（如协助上下床、坐轮椅）等。

3. 随时告知护理人员有关老人照护有关的信息，发现个案任何异常情况，需报告护理人员处理。

4. 维护环境清洁、安全，维护老人的安全，保持与家属的沟通。

5. 参与个案讨论。

6. 参与并协助带领老人团体或个别活动。

7. 参加本科室的会议与相关课程。

8. 执行临时交办事项。

（五）医师工作职责

医师在长期照护机构中的角色，主要是通过特定的协议关系，支援养老机构的医疗服务，并提供医疗的咨询。对所收案的服务对象，应由医师予以诊察，并应依患者病情需要，至少每个月由医师再予诊察一次。而长期照护机构应按照医师指示提供个案护理服务。因此，长期照护机构的特约医师应与该机构的工作团队合作，并取得家属的配合，履行医师的职责。医师的职责基本上可包括：

1. 对老人入住时的身体状况进行评估，对入住的老人，指定诊断与治疗计划。

2. 对已收案的老人一般于四十八小时内需完成诊察及评估工作。

3. 指导机构提供预防医疗服务（如预防个案营养不良、忧郁症、脱水、感冒或感染等现象）。

4. 提供必要的急、慢性医疗服务，确保医嘱确实被执行，并评估其治疗成果。

5. 至少每月巡诊并重整医嘱一次。

6. 与机构其他专业人员配合，提供以失智老人为中心的医疗照护服务；并视需要参与个案讨论会。

7. 与家属及工作人员保持良好沟通关系，提供机构内工作人员与家属相关医疗咨询服务。

8. 参与失智老人照料个案讨论，对转介、转诊及销案提供服务。

（六）社会工作人员

主要负责老人、社会与家庭需求的评估；协助（或联络）入住的安排；为老人及家属寻求社会资源；协助解决老人家庭可能面临的社会及财务困难；同时，了解老人在机构内的适应情形，从旁协助。其工作职责范围：

1. 秉承长期照护机构主管或负责人的督导，执行相关职责。

2. 制定长期照护、社工作业标准。

3. 参与老人的照护方案研讨，拟定老人整体性的照护计划，执行及记录。如安排及参与个案入住评估；整理个案记录（开案、接案、结案及转介记录）；维护单身或特殊个案的权益；协助个案入住后的环境适应及意见反映；协助反映及处理家属的意见；协助家属满意度调查；协助个案转介事宜等。

4. 参与制定机构的业务计划、并推广与执行。协助机构个案团体活动的进行；参与团体活动的规划与讨论；规划机构内的家属团体活动，负责家属团体成员的联系与关怀。

5. 参与专业团体，接受院内、外在职教育，提升工作职能及自我成长。

6. 负责志愿者的管理；辅导学生实习；参与长期业务之研究与发展。

7. 负责社区资源的开发：进行邻近社区资源的联系与统整，联络活动所需共同办理的社区资源，负责机构所需的特殊社区资源的开发。

8. 紧急与特殊事件的处理；其他临时交办事项。

（七）物理治疗师

失智老人照护机构应视业务需要，设（或外聘）物理治疗师。其职责在于：评估老人生理心理功能、提供运动治疗、训练老人日常生活功能及维护。其工作职责：

1. 身体功能评估并制定个体化物理治疗计划。

2. 维持老人日常生活的功能；提供老人积极性治疗服务，使老人能更自主与独立。

3. 增进老人恢复最大的动作功能程度，减少身体功能损伤，预防次发性损害。

4. 执行及指导老人、家属等人员从事简易康复运动；进行摆位、移位、转位、站立、行走、进食训练等日常功能训练。

5. 提供老人与家属及其他医疗团队成员之物理治疗教育与咨询。辅具需求评估、提供辅具使用相关咨询。

6. 按时书写物理治疗评估记录及存放病历记录（包括：评估、治疗项目、进展报告、停止治疗记录等）。

7. 员工在职教育训练。

8. 参与研究、教学计划；协助辅助医护及相关院校学生实习。

9. 其他临时交办事项。

（八）职能治疗师

职能治疗人员在长期照护机构中的职责包括：

1. 评估老人身心功能、职能治疗需求，提供以老人为中心的职能治疗计划与服务。

2. 设计及执行适合失智老人的康复治疗（个别活动和团体活动），训练老人日常生活功能能力，提供卧床老人床边职能治疗服务，以及提供必要相关运动治疗服务。

3. 视需要参与个案讨论会；参与老人转介 / 销案的照护服务。

4. 记录职能治疗计划与成果。

5. 提供员工职能治疗教育训练课程，教导其他照护工作人员（如：护理人员、护理员）在日常生活服务时的相关照顾技巧。

6. 其他临时交办事项。

（九）营养师

营养师的主要工作职责包括：

1. 秉承各护理机构主管及负责人督导执行其职责。

2. 为机构老人提供营养评估、营养设计与督导饮食制作及配置。参与老人的照护研讨，拟定老人整体性的照护计划（含增、减重）、执行与记录。

3. 制定营养评估及膳食供应作业标准；制定饮食手册。

4. 参与各护理机构业务发展计划、推广与执行。

5. 参与专业团体，接受院内、外在职教育，提升专业角色及自我成长。

6. 参与长期照护相关的教学研究；辅导学生实习。

7. 紧急或特殊事件的处理。

8. 其他临时交办事项。

（十）药师

长期照护机构中的老人，往往同时服用不同系统不同疾病的药物，因此，定期评估老人服药情形、针对混合服药产生交互作用的预防，都需由专业药师进行处理。但由于机构经营者对药师的专业重要性了解不足，以及成本负担的考虑，因此国内药师很少有机会参与到长期照护领域中，机构负责人应认识到聘用兼职药师协助工作的必要性。药师工作职责：

1. 定期评估老人使用药物有关事项恰当性，并作改善建议与记录。

2. 参与老人讨论，配合照护计划提供个案药物使用的建议。

3. 制定药物管理的规范。

4. 协助整合老人药物使用种类，以避免重复用药出现不良反应。

（十一）后勤总务人员

其工作职责主要为：

1. 固定资产管理，请领及借用；物品的采购、维修、维护。

2. 洗涤、环境卫生工作管理。

3. 接待来宾服务。

4. 定期检查维护各种生活设施、设备的性能并做好相关的记录。

5. 重大灾害管理。

在机构中，人员的角色非常多元，失智症长期照护机构可结合营运成本及其需要，增加如心理治疗师、文秘人员等，并相应地制定各类人员的工作职责，本文不再一一例举。

四、失智症长期照护机构人员在职教育与培训

随着我国老龄化进程的不断发展，国家出台了一系列有关养老体系建设及医养护结合的政策，长期照护机构在社区化、小型化的发展趋势下，如何加强团队成员的协作，形成专业合作的服务模式，都需要接受长期照护的专业训练及继续教育，积极参与和配合相关政策的实施，才能创造满足失智老人身、心、社会需求及运营成功的长期照护机构。

（一）护理人员在职教育

护理人员在失智症长期照护机构中扮演着重要且多元化的角色，如：机构经营与管理者、健康服务的协调者、照护计划的制订与执行者、健康照护的咨询者及日常生活照顾的辅导者等。因而护理人员须具备护理学、老年护理学、康复护理学、社会心理学及其他相关学科的专业知识和技能，与医疗团队中其他人员形成专业合作的服务模式，才能扮演好多元化的服务角色。长期照护机构的护理服务为护理人员运用评估、诊断（拟定正确的护理问题）、计划、执行及评价的护理过程，以维护失智老人健康、协助老人适应机构的生活，提升日常生活活动功能，预防合并症的发生。护理人员在职教育包括护理人员及护理员两方面。

1. 新进人员培训计划　新进护理人员及护理员的培训计划，一般需 2~3 个月，可以

使用评价表格进行评价（表11-2-5），课程至少需涵盖以下项目：

（1）护理人员

1）环境安全与感染控制相关知识。

2）相关疾病与用药的相关知识，例如：老年综合征、高血压、糖尿病、冠心病、帕金森病、脑卒中、失智症等。

3）心理学相关知识与沟通技巧，对老人入住情绪进行护理指导等。

4）护理道德与伦理。

5）机构中常见护理技术，例如：鼻胃管、造瘘管、气切管、导尿管的护理；伤口护理、压疮护理；被动运动；CPR等。

6）机构失智老人综合评估技巧。

（2）护理员

1）环境安全与感染控制相关知识。

2）基本简易护理技术。例如：体温测量、洗头、洗澡、口腔清洁、会阴清洗、协助穿衣、喂食、灌食、翻身、移位、被动移动等。

3）简易心肺复苏术的演练。

2. 在职继续教育培训计划　在职继续教育一般每个月一次，课程设置可以包括：

1）相关专业的新理论、新知识、新进展。

2）相关伦理学知识、死亡理论、临终关怀，了解人生发展及生命的意义，为老人提供关怀照顾服务。

3）机构中老人意外事件的处置。

4）工作人员职业伤害的防范。

5）情绪管理与压力的调适。

6）职业生涯规划。

7）医疗纠纷及法律问题。

8）重大灾难的处置与演练。

3. 失智症相关课程　失智症相关理论知识和照护技能的缺乏是护理员重要的压力源之一，应加强培训，使护理员能了解失智症的相关表现，减少压力（表11-2-6）。

除了加强培训和教育以外，护理主管及带教老师应经常关心下属学习成长情况，定期考核，了解下属知识掌握的情况，及时调整方案。考核时可采用"查检表"，方便实用，又一目了然（表11-2-7~11-2-9）。

表11-2-5　长期照护机构新进人员岗前培训课程表

序号	课程名称	内容	时数	上课日期	主讲人	授课形式
1	单位介绍	机构及主管介绍、机构特点、规章制度、单位福利介绍等	2	年－月－日－时	许××	PPT讲授、观看单位影片
2	护理伦理与法规	医疗、护理法规、从业人员道德标准、及护理老人的伦理	2	年－月－日－时	杨××	PPT讲授

续表

序号	课程名称	内容	时数	上课日期	主讲人	授课形式
3	照护质量管理	机构内部质量管理介绍、服务礼仪	2	年－月－日－时	李××	PPT讲授、示范
4	老人权利与安全	老人权利与义务、标准作业标准、患者安全与意外事件的防范等	2	年－月－日－时	余××	PPT讲授
5	感染管理	感染管理基本概念介绍、手卫生、标准防护知识、废弃物种类及正确分类处理方式、锐器伤处理流程等	4	年－月－日－时	刘××	PPT讲授、演示
6	劳动生产安全	卫生法规及危害物相关知识介绍、消防安全、逃生训练等	2	年－月－日－时	许××	PPT讲授、实地演示、回馈考核
7	紧急应变	紧急应变编组、各类灾害应变措施及实地了解紧急应变处理措施	2	年－月－日－时	杨××	PPT讲授、演示
8	意外事件处理	异常、抱怨处理原则及上报流程	1	年－月－日－时	李××	PPT讲授、案例分析
9	护理记录书写	护理计划、评估及记录书写原则、老人病情（危）观察处理（身体各项系统评估）及报告流程等	2	年－月－日－时	余××	PPT讲授
10	导管护理	导尿管、鼻饲管等导管护理要点与注意事项等	2	年－月－日－时	刘××	示范
11	CPR	急救车操作、常用急救药物、CPR操作训练	4	年－月－日－时	许××	演示、回复演示
12	出入院处理	老人出入机构及转介流程介绍与老人相关福利及各项资源联接、处理方法		年－月－日－时	杨××	PPT讲授
13	情绪管理	老人情绪评估及预防自杀处理原则	1	年－月－日－时	李××	PPT讲授、案例分析
		机构内角色适应及压力纾解方式	2	年－月－日－时	余××	PPT讲授、情景模拟
	合计		28			

表11-2-6 护理员/家属失智症理论培训课程

授课内容	授课老师	小时数	教学方法
认识失智症	汤××	2	PPT面授
失智症的预防方法	许××	2	PPT面授
失智症照护理念	陈××	2	PPT面授

授课内容	授课老师	小时数	教学方法
失智症居家环境改造	刘××	2	PPT 面授
失智症常见精神行为问题的表现及处理对策	徐××	2	PPT 面授

表 11-2-7 护理员岗前培训查核表

周次	考核项目（于三个月内完成以下项目）	第一个月				第二个月				第三个月			
		自评		带教者		自评		带教者		自评		带教者	
		合格	不合格	合格	不合格	合格	不合格	合格	不合格	合格	不合格	合格	不合格
第一周	熟悉机构、单元环境及人员 护理站功能												
	沐浴准备室												
	库房												
	更衣室												
	被服放置												
	配膳室												
	安全电梯												
	老人单元												
	康复室												
	认识单位人员												
	认识团队人员												
	规章制度 考勤制度、着装要求												
第二至五周	工作流程 了解病历的制作												
	熟悉各项常规及服务时间												
	熟悉衣物送洗流程												
	熟悉物品申领和借用方法												
	熟悉常规领药工作流程												
	熟悉排班、请假流程												

续表

周次	考核项目（于三个月内完成以下项目）		第一个月				第二个月				第三个月			
			自评		带教者		自评		带教者		自评		带教者	
			合格	不合格	合格	不合格	合格	不合格	合格	不合格	合格	不合格	合格	不合格
第二至五周	工作流程	熟悉各班流程和内容												
		熟悉老人病情变化紧急处理流程												
		熟悉记录的方法及内容												
		熟悉交班流程												
		熟悉垃圾分类												
		了解预防交叉感染的原则及内容，熟练洗手												
		了解消防用具用法及老人疏散方向												
		了解考核办法及内容												
第五至八周	特殊设备使用与操作	视听设备的使用												
		空调使用												
		搅拌机使用												
		果汁机使用												
		步行器使用												
		轮椅使用												
		洗澡机使用												
		移位机使用												
		烘干机使用												
第一至第十二周	职业操守	仪容整齐，精力充沛												
		态度谦虚，工作积极负责												

续表

周次	考核项目（于三个月内完成以下项目）		第一个月				第二个月				第三个月			
			自评		带教者		自评		带教者		自评		带教者	
			合格	不合格	合格	不合格	合格	不合格	合格	不合格	合格	不合格	合格	不合格
第一至第十二周	人际关系	与团队组员和睦相处												
		能接受前辈指导												
		与老人、家属相处融洽												
	慎独	处事诚实												
		工作完整无遗漏												
	守时	不迟到、早退；请假调班次数按制度执行												
	爱护公物	爱惜公物不浪费												
		主动整理保养物品仪器												
		主动维持环境清洁												

表 11-2-8　护理员岗前培训评价表

姓名：　　　　　　　　职称：　　　　　　　　带教老师：

培训时间：　年　月　日至　年　月　日

第一个月	第二个月	第三个月
考核结果：	考核结果：	考核结果：
通过率　　　　%	通过率　　　　%	通过率　　　　%
□达到标准继续任用	□达到标准继续任用	□达到标准继续任用
□不达标准不予任用	□不达标准不予任用	□不达标准不予任用
说明：	说明：	说明：
带教老师签名：	带教老师签名：	带教老师签名：
单位负责人签名：	单位负责人签名：	单位负责人签名：

注：结合护理员岗前培训查核表中内容进行考核，要求第一个月须通过60%的项目；第二个月需通过80%的项目；第三个月需通过90%以上的项目

表 11-2-9 新进护理员岗前培训操作考核表

序号	操作项目	操作记录						考核结果			
		第一次/		第二次/		第三次		自评		带教老师	
	（一）一般技术	日期	带教者签名	日期	带教者签名	日期	带教者签名	合格	不合格	合格	不合格
1	铺床法										
2	洗手法										
3	更换体位法										
4	床上更衣										
5	指（趾）甲护理										
6	协助老人上、下床										
7	床上使用便盆										
8	叩背法										
9	床上沐浴										
10	沐浴										
11	床上洗头										
12	会阴消毒										
13	口腔护理										
14	喂食法										
15	鼻胃管护理										
16	导尿管护理										
17	尿不湿使用										
18	尿套使用										
19	挖便										
20	甘油灌肠										
21	测体温										
	（二）特殊仪器										
22	洗澡浴缸的操作										
23	沐浴推床的操作										
24	移位机操作										
25	轮椅的操作										

（二）社工人员

1. 新进人员培训计划，课程至少需涵盖以下项目：

（1）失智老人身心变化的相关知识。

（2）长期照护机构环境认识与熟悉。

（3）相关福利资源、政策的熟悉及运用。

（4）接案、沟通技巧的训练。

2. 社工人员在职教育

（1）参与院内团队中各项相关课程训练。

（2）参加院外相关研究及课程或参观活动。

第三节　失智症长期照护机构环境
维护与感染控制

失智症长期照护机构应提供清洁、卫生、舒适的环境，预防各类感染的发生和扩散。机构必须将院内感染控制作为养老服务机构质量管理的重要组成部分，纳入到失智症长期照护机构管理工作中去。

养老服务机构应有专人负责执行感染控制的相关管理工作，对养老机构常见的院内感染控制、老年疾病的感染控制、院内感染监测、感染控制专业培训和废弃物管理，要有明确的管理标准。机构可以参照《医院隔离技术规范》《医院感染监测规范》《医务人员手卫生规范》《医疗机构消毒技术规范》《医院感染暴发报告及处置管理规范》及北京市地方标准《养老服务机构院内感染控制规范》和中华人民共和国国家卫生和计划生育委员会于 2016 年 8 月 2 日发布、2017 年 1 月 15 日正式实施的中华人民共和国卫生行业标准《医院感染暴发控制指南》等文件要求，结合本单位实际，制定感染控制方案。

机构还应建立医院感染暴发报告责任制，明确法定代表人或主要负责人为第一责任人，制定并落实医院感染监测、医院感染暴发报告、调查和处置过程中的规章制度、工作程序和处置工作预案，明确机构感染管理委员会、感染管理部门及各相关部门在感染暴发报告及处置工作中的职责。建立医院感染监测工作制度和落实措施，及时发现院感散发病例、聚集性病例和院感暴发。

一、环境清洁与感染控制

失智症长期照护机构与医院不同，即使是医院附属的长期照护机构，在环境布局上与医院也不尽相同，长期照护机构更注重营造居家的温馨气氛，以提升入住老人的感受，所以在制定感染控制措施时应尽量简化，达到事半功倍的成效。

1. 环境的清洁措施及原则

（1）环境清洁：定期进行环境清洁与消毒，包括地面、家具、天花板、墙壁、窗帘、盥洗室、围帘、置物架等，宜湿式打扫。

（2）保持空气流通；保持光源充足。

（3）污物应按规定处理，定时清理污物，清洁用具，维持容器清洁，以确保无蚊虫、蟑螂与老鼠等虫害。

（4）保持用水充足，定期进行饮水卫生检验，水塔至少每六个月清洗一次。

（5）配合政府做好流行性传染病的防治工作。

2. 用物的管理

（1）布类、衣物等织物的定期清洁消毒和处理。

（2）医疗用品的清洁、消毒、灭菌的处理。

（3）废弃物的分类及处理。

（4）定期或终末消毒的措施。

二、手卫生

1. 应有充分的洗手设备：洗手池、洗手液、擦手纸。

2. 明确的洗手方法与原则。

3. 执行医疗措施时的感染控制原则：

（1）接触老人前后须洗手。

（2）执行侵入性治疗时，应依据所属医院或文献资料已制定的标准护理技术或文献资料。

三、人员的管理

1. 工作人员方面

（1）工作人员应着工作服，剪短指甲；宜短发，长发不过肩，若长发须用发套等固定；若工作服被感染性的血液、体液或引流液分泌物污染时应更换。

（2）遵守单位内的感染控制措施，以预防感染。

（3）注意手卫生，避免交叉感染，照顾每位老人前后及离开房间的前应洗手。

（4）照顾老人时工作人员应先照顾"一般老人"，再照顾需隔离措施的"传染性老人"，如多重耐药菌感染、疥疮等，并应尽量安排固定工作人员照顾"传染性老人"。

（5）定期进行健康体检，若有发烧、上呼吸道感染等传染性疾病征兆的工作人员应主动向部门主管报告，以调配工作职责。戴口罩，并采取适当的治疗及防护措施，怀疑有传染时应安排休假、治疗，至无传染性时方可恢复上班。

（6）制定员工保健和标准防护措施及意外事件处置办法（如针刺伤等职业暴露）和流程。

（7）定期演练防护装备的穿脱与污染物的处理。

2. 老人方面

（1）机构中不收具有传染性的老人。

（2）一旦个案出现传染性症状，应采取适当的隔离措施；或移至医疗机构进一步诊治，至不具传染性方可再转入。

（3）制定法定传染病的感染控制措施及报告流程。

3. 探视访客方面

（1）接触老人前后均需洗手。

（2）罹患传染性疾病者，应尽量避免探访老人；若此类家属探视老人时，应采取保护性隔离措施。

（3）访客应做好记录并保存。

机构应结合入住老人的特点，对泌尿道感染，上呼吸道感染或下呼吸道感染、皮肤和软组织的感染，眼、耳、鼻、口腔感染，肠胃系统感染应加强监控。

第四节 意外事件的防范及处理

意外是指老人在入住养老机构期间所发生的、未曾预料的突发事件，常常导致老人躯体和精神伤害，故又称之为"意外伤害"。意外伤害可以是轻微的，如轻微的皮肤擦伤、磕伤、烫伤、脚扭伤等，也可以使十分严重的，如跌倒骨折、突发疾病及死亡和自杀等。轻微的意外伤害一般不太容易引发矛盾与纠纷，较严重的意外伤害则构成意外事故，容易引发矛盾与纠纷。

一、概述

事故是指造成人员伤亡或重大财产损失的事件。一般分为意外事故和责任事故。

意外事故是指由老人个人原因（如不适当的操作或活动、个人不注意、不小心等）和其他不可抗拒的原因（如天灾人祸等），而非养老机构方面的原因所造成的事故。换句话说在整个事故发生过程，养老机构工作人员没有过失行为，纯粹是老人个人和不可抗拒的原因所造成的事故。养老机构内发生的事故多属于这种类型。由于养老机构工作人员在主观上既无故意，也无过失，所以法律上不应追究其责任。但在现实生活中，绝对的老人原因或不可抗拒的原因是比较少见的，其中或多或少地夹杂着设施不完善、不配套，员工服务不细致等情况。即使是养老机构没有过失、过错，其家属也会以种种理由追究养老机构的责任。例如，某养老院从入住老人的身心健康考虑，在院内设置了活动室，配备健康娱乐的体育器材，并且在活动室中安排专职人员指导和保护老人的活动，并规定凡是需要健身的老人必须经过登记方可入内。某老人身体不怎么好，医师禁止其进行剧烈运动，但她看到同住的老人在活动室中锻炼得很开心，就趁看护人员不注意的时候，进入活动室锻炼，结果活动中摔倒受伤。家属因此状告养老机构工作人员看管不力，要求养老机构进行赔偿。又如，某老人夜间突发心脏病，养老院在通知家属无果的情况下，采取紧急措施将老人送入医院急救，但是回天无力，经抢救无效死亡。家属赶到现场后，认为是养老院没有及时发现老人发病，致使老人送救时间迟延，要求养老院承担赔偿责任。这两起事故属于意外或意外事故，但是由于养老服务相关法律的缺失，使得双方在"责任"认定上产生分歧，把明显的意外或意外事故被判为责任事故，使养老机构蒙受巨大损失。

责任事故是指养老机构工作人员因玩忽职守、违反规章制度、操作规程等失职行为所造成的事故。例如，养老护理员在清扫老人房间或楼道时，没有按照操作规程及时将地面积水擦拭干净，也未及时提醒老人，结果造成老人行走时不慎跌倒骨折。这是比较常见的、典型的责任事故。养老护理员在事故发生过程中虽无主观故意，但存在着过失行为，理应对老人跌倒骨折承担责任。

需要指出的是意外不一定引起纠纷，如果能及时发现，妥善处理，即使是意外事故也不一定引起纠纷，否则，即使是轻微的入住意外，也可以使矛盾激化，引来纠纷。入住意外与事故不是引起纠纷的唯一原因，极少数养老机构领导和员工的服务态度、行为、处理问题的做法等也常常引来老人及其家属的不满和纠纷。如对老人的粗暴态度、存在着欺负、虐待、谩骂、克扣，甚至是殴打老人的行为，以及对入住老人提出的问题不理不睬的做法都可以成为纠纷的原因。因此，应该理性地看待养老机构老年人意外伤害纠纷，从中分析原因并寻找对策是解决问题的根本出路。

二、长期照护机构风险防范管理

（一）完善硬件、加强防范

养老机构的硬件设施是保障老人入住安全的基础，结合老人的特点，既要注重实用性，还要注意安全性。对新建、改建和扩建的养老机构一定要按照《老年人社会福利机构基本规范》进行科学规划与设计、建筑与装修，真正体现以人为本、人性化设计的理念；已建成的养老机构也要及时查找硬件设施中可能存在的安全隐患，不断完善养老机构的硬件设施，比如养老机构大门口安装监控探头、安装110联网系统，室内家具杂物不要过多，避免尖角设施，适当的照明，安装夜间地灯，在床头、厕所等处安装应急电铃，走廊等有扶手，便于老人扶持，保持地面平整，不设门槛，消除地面障碍。此外，养老机构应当配备必要的应急设施和急救药品、器械等，以应对突发事件的发生。

（二）重视教育、加强沟通

针对老年人行动能力弱，自救能力差，心理易波动的情况，加强安全的宣传教育，增强住养老人的安全意识，开展防烧烫伤、防火、防走失等意外伤害事故各种安全常识教育，向老年人及亲属讲解影响安全的危险因素、不良后果及防治措施。通过教育，使老年人及家属了解老人的健康状况和活动能力，重视安全隐患的防范，在力不能及时主动向他人求助，以减少意外的发生。养老机构除了在工作中努力提高服务质量之外，还要从精神上给老人以安慰，防止老人因为心理障碍产生厌世的念头。同时还需要加强与老人的亲属沟通，主动介绍老人健康状况、可能突发的疾病与意外，以及养老机构能够采取的防范措施，以增加入住老人亲属对养老机构工作的理解与支持。

（三）完善制度，认真评估

从自身管理的层面，养老机构要完善制度，从制度上保障入住老人的居住安全。为此，从老人踏入养老机构大门的那一刻开始，规章制度就应该跟上。这些制度包括老人入住体检管理制度、护理等级评定制度、健康管理制度、员工管理制度、岗位职责制度、服务标准、操作规范以及其他各种管理制度。任何一个服务环节、过程管理缺失或疏于管理，都有可能为入住老人日后的安全埋下隐患。养老机构可以引入律师介入指导机制，老人入住前按程序介绍机构、了解老人、评估老人健康状况，提前预测风险，定位管理，制定保险措施，签订有法律效应的《入住合同》，避免纠纷。此外，好的制度需要认真贯彻，需要加强监督，否则再好的制度只能是一种装饰、摆设，不能发挥应有的作用。

（四）提高素质、增强意识

老年人不安全因素、隐患潜藏在养老护理服务过程中，稍有不慎，就有可能使潜在的不安全因素显性化，造成意外。员工要增强安全意识，提高自身思想道德品质和专业素质，把自己培养成有爱心、同情心及强烈责任心的高素质专业技术人才。要加强培训，严格按照国家规定实行岗前培训、持证上岗，在科学化、规范化工作流程的基础上，不断加强安全服务意识，提高服务技能，增强处理突发问题的应急能力，达到在工作中能够及时发现问题及时解决问题，将安全隐患消灭在萌芽中。

（五）注意细节、加强监管

要充分认识安全管理工作的重要性，要把安全服务工作纳入工作重要目标考核内容，明确院长是安全第一责任人，对院内安全管理工作担负全责，坚决杜绝恶性事件发生。切实落实好24小时值班责任制和24小时不间断巡查、照护制度。做好每日交接班注意事项、老人服药、与老人家属的电话沟通、老人的血压等各种操作的记录。可联合公安、消防等部门组织定期开展安全专项检查活动，重点要排查电线是否老化、是否违规使用电气、是否单独使用明火烤火、是否在房间抽烟、违规使用电热毯、食物是否安全放心、外出是否落实登记制等。特别是要在防火、防水、防走失、防盗、防漏电、防食物中毒等方面进行深入细致、全面彻底的排查。对在检查中存在的问题，要及时整改，并对整改情况进行抽查。

老人意外风险的发生具有一定的可认知性与可控性，通过加强风险防范管理，完全可能有效规避一些风险或将风险的负面影响降低到最低限度。

三、意外事故及纠纷的处理

（一）注意查看老人入住协议和补充协议

老人入住时都会与养老机构签署入住协议，入住时间长、健康状况发生变化时，为规避服务风险，养老机构还会与老人和亲属签署一些补充协议。这些协议是处理意外事故纠纷的有力法律依据，它明确了老人入住期间可能发生的意外、处理方法以及免责条款。只要养老机构认真履行了服务协议，无过错，就应当据理力争，维护自己的合法权益，反之，如果在服务过程中确实存在一些疏忽、过失，则应勇敢地承担起相应的法律责任，以维护老人的合法权益。

（二）做好来访接待工作

来访接待是处理意外事故纠纷的一项重要工作。老人及家属来访反映的问题，应按照归口原则，指定一个部门负责接待，并坚持文明接待。由于意外事故引发的纠纷问题比较复杂，处理时科学性和政策性比较强，因此，负责接待人员应具有较高的政治素质，掌握相关政策法规，有一定的医学、社会学、伦理学和心理学知识，对问题有较强的分析能力，善于通过交谈，掌握来访者的真实动机和要求，因地制宜地做好疏导工作，争取把问题解决在来访之中。

养老机构意外事故引发的纠纷有一定的特点和规律，应认真研究总结，例如，养老机构较常出现的纠纷是跌倒骨折、突发疾病死亡和自杀事件，由于家属没有思想准备，事故发生后，来访者往往表现为情绪激动，个别人甚至是粗鲁、谩骂，要求养老机构尽快答复老人受伤、死亡的原因，并承认"过错"。接待这类人员要沉着、冷静，态度热情、诚恳，对来访者表示深切慰问的同时，要宣传有关政策，解释老人受伤、死亡的内在原因，并指明解决问题的途径。对突然死亡的老人，如果调解不成，应建议亲属进行尸体解剖检验，讲清尸检的重要性。尸检一般在老人死亡后48小时内提出，应由具有尸检资格的单位进行，对于拒绝尸检的家属应签字留据，以备查证。总之，通过交谈，让来访者稳定情绪，便于向缓和方向转化。

由于意外事故纠纷错综复杂，接待工作还应注意以下几方面：

（1）比较重大的意外事故纠纷应该有当事科室负责人和院领导参加，若要求有关当事人对质应予避免。在接待处理某一起意外事故纠纷时，接待人员要相对固定，以免人员更换，情况不熟，造成前后答复解释不一致而引发新的纠纷。

（2）接待出访者要耐心倾听，让来访者把想说的话全部陈述出来，并做好详细的记录，取得来访者的信任，不要轻易打断谈话，以免对方产生"官官相护"的错觉。同时，通过来访者的陈述了解纠纷的症结所在和需要解决什么问题。如果能提供证据，更要认真查验，尽量收集与意外事故纠纷的有关材料，为进一步调查提供依据。

（3）不立即作肯定回答。对来访者提出的问题不轻易表态，需要经过调查核实后，再作解答。

（4）对于一些比较激烈的意外事故纠纷，接待者要有正面接触的勇气，以消除对方猜疑，赢得信任，缓和紧张气氛。而对极个别存有不良动机、失去理智、聚众吵闹，有冲砸养老机构、殴打工作人员可能的亲属，应有所防范。要协调保卫部门配合。适当控制来访人数，必要时，与当地公安派出所联系、配合，以避免事态恶化，造成不必要的损失。

（三）谨慎接受媒体调查

一些重大意外事故引发的纠纷常常引起媒体的关注。对于媒体的调查，养老机构应当高度重视，一方面对于他们的介入持积极肯定的态度，另一方面，在事故原因尚未查清、做出定论之前，原则上谢绝采访，以免影响正常调查。为此，要求媒体调查必须经过正规途径、履行相关手续并征得院长同意。所有接受采访调查的部门和人员要态度诚恳、实事求是、出言谨慎，不知道的不说，知道的不乱说。

（四）病历、护理记录及原始资料的保管及现场处理

病历、健康档案及护理记录有着重要的作用。病历、健康档案护理记录及相关资料应妥善保管，或移送指定部门封存保管，以避免丢失、抢夺、涂改、伪造、销毁的事件发生。亲属如需要复制病历、健康档案、护理记录等相关资料应按照正规程序办理复印手续。

（五）现场维护及物证保管

对老人抢救的现场、死亡后的尸体，如条件允许应尽量让死者亲属目睹现场，由有关人员做好现场整理和记录后，将尸体移送殡仪馆保存。对于住院期间发生的自伤、自杀、他杀，医护人员一旦发现后，如有抢救希望，应立即组织现场抢救，此时，移动老人并非是破坏现场，这种行为是合法的。若老人无救治的可能，则不应移动，可通过公安部门勘察现场。对可能导致老人致伤、致残、致死的物品要妥善保管，残留药液、血液、呕吐排泄液要留样备查。

四、常见意外事件的预防

机构内常发生的意外事故可能包括火灾、跌伤、烫伤、误用药物、意外感染、走失等。为避免不必要的事故发生，防患于未然，机构内应有相关预防及处理原则，意外事件记录单等。

（一）火灾的预防

1. 机构内全面禁烟。

2. 不可在机构内自行使用电器或使用明火蚊香等以烟熏蚊虫。

3. 安全门、楼梯应保持通畅，不得任意封闭、加锁或堵塞。

4. 易燃、易爆物品应单独存放，不可混合储存在仓库。

5. 机房、厨房等地方不可堆积物品，以免引起火灾。

6. 使用氧气时，挂上《严禁烟火》警示。

7. 定时检查并记录消防设施的状态，保持消防设施设备功能良好，处于备用状态；每半年组织员工进行火灾演习、灾难逃生演练并存留档案与照片。

（二）跌倒的预防

1. 评估老人有无高危跌倒风险，对于高危老人，应重点加强宣教，防范跌倒的发生。

2. 地面保持清洁、干燥，无积水；室内光线明亮，走道上应保持通畅，无杂物，以免绊倒。

3. 扶老人上下床、坐轮椅或床旁椅时，如老人气力不足，或行动不稳时，护理员应随时在旁协助；若一人无法扶持时，应当请他人协助。

4. 老人坐轮椅时，应当系上安全带。避免老人坐床旁、轮椅或椅子上打瞌睡。

5. 老人穿着合宜鞋子，避免穿着松脱鞋子或拖鞋。

6. 对高危跌倒/坠床风险的老人，应加强看护，随时注意失智老人的行动，及时给予帮助；夜间也可利用离床报警器等装备，及时提醒和警示，以免因老人精神状况不佳或身体平衡度不良而跌倒。

（三）烫伤的预防

1. 老人应完全避免使用热水袋。

2. 为老人洗澡时，应注意水温的调节，洗澡时水应先准备好，若为调好水温的淋浴，应先经工作人员的手再接触老人，以免突发的水温变化，造成老人烫伤。

3. 就餐喂食时，应注意温度适中，以免烫伤。若用微波炉加温的食物，可先搅拌再喂食，以防内部温度过高或温度不均造成烫伤。

（四）走失的预防

由于失智老人的记忆力、尤其是近期记忆明显减退，常常无法辨认时间、地点、人物，其定向力发生障碍，出现判断错误，易发生迷失方向和走失现象。走失事件的发生，不仅给老人造成身心伤害，也给家庭带来极大的压力和负担，老年人走失已经成为社会关注的问题。2016年民政部下属研究机构中民社会救助研究院发布的《中国老年人走失状况调查报告》显示，每年全国走失老人约有50万人，平均每天走失约1 370人。失智是发达国家老人走失主要原因，养老机构员工应加强失智老人的管理，采取有效预防措施，防止老人走失。

1. 入住时对老人进行详细体检，准确、动态地评估老人的认知能力，了解有无走失史，并认真记录，有异常情况时严格签订入住协议，对病情不适宜在机构入住的，应坚决劝退。

2. 加强员工素质教育，坚持"以人为本"的服务理念，使老人得到良好的照料。护理上加强巡视，密切观察失智老人异常变化，让爱游走的老人总是在自己的工作视线范围内。

3. 对易走失老人，不能单独外出，制定相应措施，营造良好的、舒适、温馨、安全的居住环境，提高护理技巧，组织老人感兴趣的活动，使老人安心休养。

4. 发挥团队协作精神，共同关心、参与和管理，加强老人与家属间的沟通与交流，制定完整的易走失老人的管理办法。

5. 加强门卫管理　①门卫设施、设备完善、确保安全。②必须由专人管理，定岗、定人、定制度。岗位不空人、不离人。③建立健全门卫出入登记管理制度，并认真实施。④制定严格的老人外出制度，自理老人外出或非自理老人家属陪伴外出均应进行详细登记。

第五节　失智老人长期照护机构病历管理制度

完整病历有助于机构了解及追踪老人的需要，以适时提供服务；使机构能及时评价照护及治疗效果，是改进照护质量的依据。机构内应有专人管理、记录老人病历，并定期接受专业训练以提高病历管理质量。

机构应建立完整与科学化的病历作业系统，并明确借阅政策的制度与程序，建立病历索引，有条件的可采取病历信息化管理，以利查询。病历表格的格式，按照行政机关的要求及失智老人的情况而定，记录的病历资料须由记录者签名并注明日期，工作人员须严格做好老人病历资料的保密工作。机构内应有适当空间置放病历，妥善保存病历，防止病历遗失、损坏或任意取用；如长期照护机构为医院附属的，为减低机构成本，病历可经约定由所属医院病案室统一管理。

病历内容应详实，有系统地记载老人从入住机构到转介和结案的全部过程，其内容可包括：

1. 入住综合评估表　包括老人基本资料、社会经历、家庭情况、生活能力的资料、医疗护理需求评估。

2. 入住体检表。

3. 转诊/转介资料　如主治医师诊断证明、诊疗过程、药物及饮食建议等；相关检验报告；转诊单。

4. 治疗、照护计划及效果的记录　包括护理、医疗、康复、营养、及其他专业医务人员的治疗计划、过程及成效。

5. 医师诊察资料及医嘱；各类诊断及检查报告；药物使用记录。

6. 服务过程及老人的反应和成效；其他咨询内容。

7. 相关签约资料：如入住同意书 / 契约书、委托护理同意书、中止请求同意书、生前预嘱等；以及转介、死亡记录单、结案资料等。

（许　瑛）

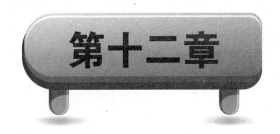

案例分析

案例一

王××，女性，90岁，家庭妇女，丧偶。近一个月来记忆力下降明显，主要对近期的事容易遗忘，远期记忆尚可，偶有心情郁闷，有时间定向障碍。一直居住在大儿子家，平时由大儿子照顾起居。因子女年事已高，感觉照顾老人力不从心，故送老人入住福利中心，希望能够得到更专业的照护。

步骤一：综合评估

作为机构护理人员，应结合老人的情况，从生理、心理、功能、社会与家庭支持及精神等方面综合、详尽地进行评估，找出患者存在的问题，从而采取相应的护理措施。评估可以结合机构的情况，设计相应的表格逐项评估，以免遗漏。下列表单形式供学习者参考。

失智老人评估及照护计划表

评估日期：2017 年 3 月 21 日　数据提供者 / 关系：老人的大儿子

一、一般资料	
患者姓名　　王××　性别　女　年龄　90 岁　是否退休　☑是　□否	
职业：　　　□工人　□农民　□商人　□教师　□公务员　□医护人员　☑其他	
教育与学历：　□文盲　☑仅识字　□小学　□初中　□高中　□大专　□本科及以上	
婚姻状况：　　□未婚　□已婚　□同居　□分居　□离婚　☑丧偶	

二、健康评估
CDR：　1 分　MMSE：9/30 分　　NPI-Q：严重度 1/36；困扰度 2/60　　ADL-Q47%（依赖程度）

三、既往疾病史　　□无　☑高血压　□糖尿病　□冠心病　□脑卒中　□前列腺肥大
□退行性关节炎　□肿瘤　□其他，具体说明：平时有高血压，服用 2 种降压药，每个月由大儿子带去医院门诊复查和调整用药

续表

四、居住环境概况

安　　全：行走动线畅通平坦　　☑是　□否

家具稳固无尖锐边缘　☑是　□否

有适当支撑扶手　　☑是　□否

桌椅高度适中　　☑是　□否

光　　线：亮度足够　　☑是　□否

无眩光　　☑是　□否

有适当夜间照明　☑是　□否

现实导向：房门及住房周围有适当标记　　☑是　□否

放置有大字标示的钟及日月历　　□是　☑否

日用品置于明显辨识之固定处　　☑是　□否

个 性 化：如有符合患者兴趣 / 爱好 / 能力的要求或安排、布置，请简单描述。

老人平时喜欢看、听越剧，家属希望能定期安排；平时每日陪伴老人定时散步

五、认知功能与精神问题行为评估

定向感：人物（□可 / ☑否）　时间（☑可 / □否）　地点（☑可 / □否）

注意力：□集中　☑涣散

记忆力：□远期记忆　☑近期记忆

判断能力：□正常　☑引导　□部分协助　□完全协助

理解（语言 / 文字）：□长句子　☑短句子　□抽象词语　□完全无法理解

（情境理解）：□能正确辨认物品用途　☑能做出符合场所　□完全无法理解

（表达能力）：□正常　□口齿不清　□文不对题　□语意不清　☑其他：使用短句缓慢表达需求。

情绪表现：☑平稳　□焦虑　□忧郁　□其他

精神行为症状：□妄想　□错认　□幻觉　□攻击行为　□睡眠障碍　☑定向障碍　□漫游

□重复现象　□异常饮食行为　□病态收集　□其他

六、进食评估

进食方式：☑自行进食　□协助喂食

餐具使用：□筷子　□汤匙　☑筷子汤匙皆可

食物型态：□普食　☑软食　□剁碎　□打泥　□流质　□营养素

饮食喜好：☑无特殊　□有

饮食禁忌：☑无　□有

吞咽功能：☑正常　□含着不吞　□呛咳

服药型态：☑药丸　□磨粉　□磨粉加入食物内　□其他

七、口腔情况评估

口腔卫生：□正常　□牙龈红肿（上 / 下　左 / 右）　□缺牙　□活动假牙（上 / 下）

☑固定假牙（上 / 下）　□部分活动假牙（上 / 下）

口腔清洁：□自理　☑引导　□部分协助　□只会漱口　□无法清洁

清洁器具：☑牙刷　□口腔棉棒　□只会漱口　□其他

八、穿衣

□自理　☑部分协助　□完全协助

穿衣打扮（喜好与习惯）：平素爱清洁，衣着朴素

续表

九、行走	

九、行走

步态：□正常 ☑缓慢 □碎步 □跛行 □步态不稳

其他辅具：□无 ☑拐杖 □义肢 □助行器 □轮椅 □其他

移位：☑正常 □起身困难 □行走脚交叉 □其他

跌倒史：☑无 □有，最近一次跌倒（日期、受伤程度）

走失：☑无 □有，描述特殊状况：

十、如厕

小便：☑正常 □频尿 □排尿时间长 □来不及如厕 □解在尿片上

　　频率：<u>1</u>天<u>5~6</u>次

大便：☑正常 □便秘 □腹泻 频率：<u>2</u>天<u>1</u>次

便秘辅助方式：□软便剂 □塞剂 □灌肠 □挖便 □其他

尿片：☑无 □替换式尿片 □纸尿裤 □其他

使用时段：□全天 □夜间 □其他

　　如厕需协助事宜（具体说明）：需要定时督促老人如厕；需要协助提供手擦纸和清理坐便器；协助老人清洗会阴部。

十一、沐浴

方式：☑淋浴 □盆浴 □其他

协助方式：□自理 □部分协助 ☑完全协助 频率：<u>3</u>天<u>1</u>次

抗拒：☑无 □脱衣物时 □冲洗时 □全程

注意事项：洗澡需要提醒，提前沟通

十二、家庭情况及社会支持系统

　　老人有六个子女（二子、四女，年龄60~70岁），均健在，之前和大儿子一家住在一起；其余子女每月会来探望1~2次；子女平均负担老人入住机构费用，并表示愿意和能够承受目前的费用，没有经济压力；因子女年纪偏大，照顾母亲有些力不从心，送老人入住养老机构，是希望老人能够得到机构的专业照顾

十三、其他情况说明

1. 老人由子女护送入住；入住机构后希望有护理员照护

2. 老人籍贯：江苏，常住地：××市××区

3. 平素性格温和、与人为善、好相处、懂得退让，不会主动与人起争执；信仰佛教；活动爱好：打麻将、听越剧、散步

步骤二、照护问题

结合以上评估资料，可以看出患者高龄，原有疾病较稳定，对于到机构养老能接受，并已做好准备。目前主要的问题是：

1. 老人日常生活自理能力下降，虽尚存一些生活自理能力，如就餐、如厕等需要一定的协助，但洗头、沐浴等需要完全协助。

2. 老人记忆力下降，CDR为1分，存在认知功能障碍，且定向力障碍，有走失的可能，应引起关注。

3. 老人刚入住机构，在能否适应机构生活、有无精神行为症状及心理反应等方面应予以关注，一个月以后需要再进行全面评估。

步骤三、照护计划及措施

结合照护问题提出相应措施。

（一）日常生活自理能力下降

照护目标：日常生活得到良好的照料，老人合理生活需求得到满足。

照护措施：

1. 制定老人个性化的照料计划，根据计划内容安排老人每日活动。

2. 日常生活照护给予协助，满足老人需求。

王奶奶日常生活照护安排：

内容	照护需求	照护方案
进食	1. 需要提醒洗手、围上围裙 2. 协助准备餐具 3. 提醒清洁餐具和桌面	1. 进餐前提醒老人洗手，提供围裙，提醒围围裙 2. 提供餐具，提醒老人摆好餐具 3. 协助老人自己进食 4. 提醒并协助老人清洁餐具，整理餐桌
洗头	1. 需要督促并协助准备用物 2. 协助准备水温合适的水 3. 帮助洗头，并吹干头发	1. 准备洗头用品 2. 准备合适水温的水，试好水温 3. 洗头动作每一步事先口头提示 4. 帮助洗头并吹干头发
洗澡	1. 要协助准备用物 2. 需要口头引导、督促和洗澡过程的协助 3. 洗澡后擦干和穿衣需要协助 4. 鼓励个案自己穿脱衣服，有错时，照顾护理员再协助	1. 协助准备洗浴用品、洗头和洗浴可二合一 2. 洗澡前检查洗浴环境的安全性，并试好水温 3. 给老人时间，一起完成洗澡，过程中不催促老人 4. 洗澡过程中一步一步口头提示老人洗澡的动作，协助清洁老人身体的背部 5. 每个护理动作前，告诉老人自己要做什么。避免老人出现困惑 6. 老人完成洗澡后，协助擦干身体，并检查身体皮肤有无皮损、皮炎等 7. 协助老人穿上衣服，并夸赞老人身体清爽、干净
洗脚	1. 洗脚前物品准备 2. 老人能够独立完成洗脚	1. 帮助老人准备好洗脚水和擦脚布，并试水温 2. 洗脚后，协助擦脚并适当足部按摩
大小便及如厕	1. 可控制大小便，引导下能找到厕所并排便 2. 需要协助擦净和清理坐便器	1. 协助老人如厕，并在老人如厕后协助擦净 2. 确保老人会阴处清洁，检查老人的裤子是否清洁？是否需要更换？ 3. 老人如厕后提醒冲水 4. 清理坐便器
移动和行走	行走时需要在旁边跟从，有时需要提供拐杖	1. 平地行走时需要陪伴和少量搀扶；配合老人，保持其行走功能，配合老人的步速，注意安全 2. 使用无障碍电梯．尽量不要走楼梯 3. 当老人从座位站起移动时，要在旁边监护，并注意步态不稳的情况

（二）有走失的可能：记忆力下降、认知功能障碍。

照护目标：维持原有认知功能，延缓记忆力下降

照护措施：

1. 安排老人参加团体活动项目，可以选择肢体团体康复活动、认知怀旧活动，定期参加聊天、娱乐活动（打麻将、戏曲欣赏）等，详见附表。

2. 安排老人每日做一些锻炼下肢功能的活动 30 分钟，如抬腿、散步。

3. 居室环境做些改善，如房门及床头贴上老人喜欢或熟悉的图标，方便老人辨识；将日历或电子钟等放置在老人床头柜上，照顾护理员每天进行现实导向训练，如询问患者今天是几号？在什么地方？什么区？国家领导人是谁等。

4. 建议家属探视时带老人去晒太阳，和他一起回忆过去的事情；一起看老照片等，通过怀旧使老人延缓功能退化。

5. 将老人的信息写在纸上，并随身携带，避免走失时可以快速找到联系人。

6. 建议家属带来老人平时喜欢的佛教音乐、越剧及书籍供老人平时欣赏和阅读，以帮助保存残存的功能。

王奶奶团体活动安排：

团体活动安排表		
日期	活动内容和时间安排	地点
周一	上午 9：00—10：00：认知训练	9 号楼 3 楼活动室
	下午 15：00—16：00：肢体团体康复活动	9 号楼 7 楼大厅阳光房
周二	上午 9：00—10：00：戏曲欣赏	9 号楼 1 楼大会议室
	下午：洗澡、室内自由活动、聊天	
周三	上午 9：00—10：00：晒太阳	9 号楼、8 号楼之间的绿地
	下午 15：00—16：00：打麻将	9 号楼 2 楼棋牌室
周四	上午 9：00—10：00：认知怀旧活动、识字	9 号楼 3 楼活动室
	下午 15：00—16：00：肢体团体康复活动	9 号楼 7 楼大厅阳光房
周五	上午 9：00—10：30：怀旧电影	9 号楼 1 楼大会议室
	下午：15：00—16：00：室内自由活动、聊天	
周六	上午：听讲座（邀请家属参加）	9 号楼 1 楼大会议室
	下午：洗澡、家属互动	
周日	上午 9：00—10：00：晒太阳、院内散步	院内 6、7、8、9 号楼回廊
	下午：家属互动	

步骤四、评价与小结

该案例属于轻度失智症。虽然个案高龄，但仍保有一定的生活自理能力。她的主要照料问题是高龄，生活自理能力部分缺陷，在活动时存在跌倒的风险；以及老人入住机构后适应性需要进一步评估。针对该案例，在照护措施上，照料者要给予充分的关注，发挥老人残存的自理能力的同时，要适当地进行协助而不是替代。另外，结合老人平时的爱好制定个体活动和团体活动，以维持王奶奶原有的功能，而不至于入住机构后把老人困在床上或房间里，这样会使得老人的功能急剧下降。一月后再评估，老人情绪稳定，适应机构生活，与同室老人相处和谐；日常生活在照顾下完成，能听从和配合护理员的照顾，身体清洁；定时按计划参加团体活动，喜欢和其他老人一起散步、做团体康复活动，对识字活动有时会感到力不从心，喜欢听越剧、打麻将；喜欢和隔壁李奶奶一起聊天；走路步速慢，比入住前步态稳，不用拐杖；仍旧有时间、地点、人物的定向障碍但无精神行为症状。继续按原照护计划进行，在以后的认知训练的识字活动中，给老人一些字体简单、图文并茂的画册进行训练，减慢识字进度，多给予鼓励，增加老人识字的兴趣和信心；结合老人会说的特点，今后在团体康复活动中可以将其安排在相对被动的老人旁，或让其担任组长角色，在其带领下活跃其他老人。

案例二

患者刘 ××，男性，72 岁，因"失智症 2 年，出现精神行为症状 3 天"入院。患者 2 年前无明显诱因出现走路不稳，晨起症状重，伴有认知功能障碍，表现为记忆力下降，近事遗忘，时间、空间定向障碍，于 2016 年 6 月在北京 ×× 医院诊断为"失智症"，给予"盐酸多奈哌齐 10mg 口服 1 次 / 日"至今。 周前山现幻觉，常常表现为看到熟悉的人。3 天前出现攻击行为，尤其在洗澡前出现打人现象。为进一步诊治，由侄儿护送入院。查体：T 36.6℃，P 60 次 /min，R 19 次 /min，BP 159/74mmHg，神志清，精神软，查体欠配合。面部表情减少，面具脸，记忆力下降，时间、空间定向障碍，反应稍迟钝，对答尚切题，四肢肌张力不高，心肺无殊。自发病以来，体重无明显变化。予多奈哌齐 10mg 口服 1 次 / 日、美金刚 10mg 口服 1 次 / 日改善认知功能，以及对症支持治疗，落实相关护理措施。经过治疗和护理，患者生命体征稳定，记忆力仍下降，仍有时间、空间定向障碍，最近 2 周未出现幻觉及攻击行为，予以办理出院手续，定期随访。

步骤一：综合评估

失智老人评估及照护计划表

评估日期：2016 年 8 月 9 日 数据提供者 / 关系：老人的侄儿

壹、评估
一、一般资料：
患者姓名 刘 ×× 性别 男 年龄 72 岁 是否退休 ☑是 □否
职业 □工人 □农民 □商人 ☑教师 □公务员 □医护人员 □其他
教育与学历： □文盲 □仅识字 □小学 □初中 □高中 □大专 ☑本科及以上
婚姻状况：☑未婚 □已婚 □同居 □分居 □离婚 □丧偶
二、健康评估：
CDR：2 MMSE：17/30 NPI-Q：严重度 4/36；困扰度 7/60 ADL-Q56%（依赖程度）
三、既往疾病史 □无 □高血压 □糖尿病 □冠心病 □脑卒中 □前列腺肥大 □退行性关节炎 □肿瘤 ☑其他，具体说明：平时体健，参加每年一次学校组织的体检；2016 年 6 月 24 日北京 ×× 医院诊断为"路易体痴呆可能"；予多奈哌齐 10mgpoqd，患者配合服药
四、居住环境概况
安全：行走动线畅通平坦 ☑是 □否
家具稳固无尖锐边缘 ☑是 □否
有适当支撑扶手 ☑是 □否
桌椅高度适中 ☑是 □否
光线：亮度足够 ☑是 □否 无眩光 √是 □否
有适当夜间照明 ☑是 □否
现实导向：房门及住房周围有适当标记 ☑是 □否
放置有大字标示的钟及日月历 □是 ☑否
日用品置于明显辨识之固定处 ☑是 □否
个性化：如有符合患者兴趣 / 爱好 / 能力的要求或安排、布置，请简单描述
无

五、认知功能与精神问题行为评估

定向感：人物（☑可 /□否） 时间（□可 /☑否） 地点（□可 /☑否）

注意力：□集中 ☑涣散

记忆力：☑远期记忆 ☑近期记忆

判断能力：□正常 □引导 ☑部分协助 □完全协助

理解（语言 / 文字）：□长句子 ☑短句子 □抽象词语 □完全无法理解

（情境理解）：□能正确辨认物品用途 ☑能做出，符合场所
□完全无法理解

（表达能力）：□正常 □口齿不清 □文不对题 ☑语意不清
☑其他：使用短句缓慢表达需求。

情绪表现：□平稳 ☑焦虑 □忧郁 □其他

精神行为症状：□妄想 □错认 ☑幻觉 □攻击行为 □睡眠碍障 ☑定向障碍 □漫游 □重复 现象
□异常饮食行为 □病态收集 □其他

六、进食评估

进食方式：☑自行进食 □协助喂食

餐具使用：□筷子 □汤匙 ☑筷子汤匙皆可

食物型态：□普食 ☑软食 □剁碎 □打泥 □流质 □营养素

饮食喜好：☑无特殊 □有

饮食禁忌：☑无 □有

吞咽功能：☑正常 □含着不吞 □呛咳

服药型态：☑药丸 □磨粉 □磨粉加入食物内 □其他

七、口腔情况评估

口腔卫生：☑正常 □牙龈红肿（上 / 下 左 / 右） □缺牙 □活动假牙（上 / 下） □固定假牙（上 / 下）
□部分活动假牙（上 / 下）

口腔清洁：□自理 ☑引导 □部分协助 □只会漱口 □无法清洁

清洁器具：☑牙刷 □口腔棉棒 □只会漱口 □其他

八、穿衣

□自理 ☑部分协助 □完全协助

穿衣打扮（喜好与习惯）：平时对仪表仪容不太讲究

九、行走

步态：□正常 □缓慢 □碎步 □跛行 ☑步态不稳

其他辅具：□无 ☑拐杖 □义肢 □助行器 □轮椅 □其他

移位：☑正常 □起身困难 □行走脚交叉 □其他

跌倒史：☑无 □有，最近一次跌倒（日期、受伤程度）

走失：☑无 □有，描述特殊状况：

十、如厕

小便：☑正常 □频尿 □排尿时间长 □来不及如厕 □解在尿片上 频率：天 次

大便：☑正常 □便秘 □腹泻 频率： 天 次

便秘辅助方式： □软便剂 □塞剂 □灌肠 □挖便 □其他

尿片：☑无 □替换式尿片 □纸尿裤 □其他 使用时段：□全天 □夜间 □其他

如厕需协助事宜（具体说明）：需要定时督促老人如厕；需要协助提供手擦纸和清理坐便器；协助老人清洗会阴部

十一、沐浴

方式：☑淋浴 □盆浴 □其他

协助方式：□自理 □部分协助 ☑完全协助 频率：7天1次

抗拒：□无 ☑脱衣物时 ☑冲洗时 □全程

注意事项：洗澡

十二、家庭情况及社会支持系统

患者独身，无子女；兄弟姐妹4人，均体健；独居，平时在家由61岁的侄儿提供生活照顾，侄儿表示自己也是男性老人，平时照顾患者的生活起居、饮食等，以陪伴为主，缺乏专业的照护知识，此次住院外聘女性陪护一人，出院后想把陪护带回家继续照料老人，不忍把老人送入机构养老。患者出现幻觉、攻击行为时，侄儿与陪护不知道如何处理，认为患者是患病的长辈，偶尔的被打骂可以原谅的。其他亲属关心患者；患者退休后生活上无经济负担，有退休工资，住院有医疗保险，能够自己承担住院自费部分的费用

十三、其他情况说明

1. 籍贯：浙江，常住地：××县××镇

2. 患者为数学老师，平素性格要强，与他人相处好；无宗教信仰；发病前活动爱好：书法、打篮球，发病后活动喜欢看电视、散步

3. 一直由61岁的侄儿照顾；侄儿照顾意识和技能薄弱，仅仅提供生活起居照顾

步骤二、照护问题

1. 有自伤、伤人的危险。

2. 生活自理缺陷——沐浴能力丧失。

3. 有走失的危险。

4. 有跌倒的危险。

5. 照护者压力：目前已存在一定的压力，主要由于知识缺乏及患者的精神行为症状引起。

步骤三、照护计划及措施

1. 有自伤、伤人的危险：与患者有幻觉、攻击行为有关。

护理措施：

（1）按精神科专科医师会诊意见给予药物治疗多奈哌齐10mg口服1次/日、美金刚10mg口服1次/日有效，继续服用。

（2）寻找患者行为问题的直接原因和诱发因素，关注语言背后隐藏的内容；有效避免照护中引起老人攻击行为的环境和行为因素；满足患者行为需求，避免约束；理解患者，维护患者自尊，避免不耐烦、责备、厌恶；保持安全、安静的休息环境，日常生活简单化。当患者的精神行为问题发作出现攻击行为时，保持冷静，以温和的语气缓慢安抚其情绪，适时引导患者看电视，转移注意力；应该在患者旁边陪伴、观察和监控。

（3）清除患者身边和房间内可能引起自伤和伤人的锐器、绳索、带子等。

（4）鼓励亲属探望或增加陪伴时间。

（5）向陪护宣教患者存在的危险因素和防护措施。

（6）患者为退休数学教师，日常可以多多向患者请教数学应用题解题方法，提供书法画册给患者欣赏，鼓励患者多聊聊书法知识，增加患者自信，缓解老人的精神行为异常。

（7）总结幻觉、攻击行为的处理经验，记录有效的干预方法，及时调整护理干预方式。

2. 生活自理缺陷　无法独立沐浴，且沐浴时出现抗拒行为，常听到老人吼叫声："为什么要脱我的衣服？"每次要协助清洁、更换衣服就会遭到辱骂攻击。

护理措施：让侄儿和陪护了解老人抗拒沐浴背后的原因，老人认为"在他人面前脱衣是羞耻的行为"。一次侄儿邀请伯伯一起去散步运动，等回来的时候衣服都汗湿了，侄儿顺势说："伯伯，我的衣服都汗湿了，我要去洗个澡，你的衣服也湿了，我们一起去吧，顺便我们相互搓背。"在侄儿的邀请下，老人没有拒绝，到了卫生间，看到侄儿脱了衣服冲洗，他就顺利地跟着沐浴。以后每次沐浴都是侄儿来帮忙，老人没有再拒绝，成功找到了沐浴的突破口。之后就按照老人的生活习惯制定生活照护计划，做好患者的身体清洁，诱导患者更衣、洗头、洗澡。沐浴后鼓励老人"香喷喷，有为人师表的仪容仪表形象等"，树立正向的沟通，使老人乐于接受沐浴。

3. 有走失的危险　与患者认知能力下降，定向障碍有关。

护理措施：

（1）告知亲属和陪护，患者有走失风险，需要 24 小时有陪护陪伴，身边不离人；满足老人生活和活动基本需求。

（2）外出散步等应要陪同，紧紧跟随；随身携带患者身份信息和求救电话，以防走失时可以及时求助；有条件的可戴有 GPS 定位功能的手腕带、电子腕表或将芯片缝入衣物内。

（3）房间、厕所门上贴有醒目标识，可以是老人喜欢的卡通图片、熟悉的小物件等，使老人易于辨识，避免走错。

（4）室内可挂大的日历本、时钟等进行现实导向训练，维持其功能；出院后，有条件的可以参加社区日照中心的团体活动。

（5）安排一些怀旧活动，如看老照片、回忆过去上课的情境；陪护扮演学生角色，让老人担任数学老师等，通过活动让老人减少精神行为异常，减少迷失的发生。

4. 有跌倒的危险　与患者行走不稳有关。

护理措施：

（1）入院时完成跌倒风险评估，制定个性化安全与防护措施。

（2）护士每班评估患者的安全风险和措施落实情况并交班。

（3）向陪护宣教安全防护知识，指导防护技术并记录。

（4）提供拐杖；指导患者穿防滑鞋；患者床头挂"小心跌倒"警示牌。浴室内放防滑垫、厕所地面清洁无积水、使用床栏、病床调整到合理高度；移走走道上的障碍物，如：小凳子、箱子、鞋子等；患者活动时，有陪护或医护人员跟从。

5. 照护者压力　侄儿与陪护缺乏相关疾病信息与照料知识及患者的精神行为症状造成照料困扰而引发。

护理措施：

（1）对患者侄儿和陪护进行疾病相关知识和照顾技能的培训和教育，特别是患者精神行为问题发生的相关知识和处理技能；参加每周的失智症陪护人员专题教育课程；根据陪护的文化程度和接受能力，提供关于照护方面的简单易懂的图文资料。

（2）照护者目前已存在一定的压力，主要由患者的精神行为症状引起，指导陪护者自我心理调整和心理减压的方法。

（3）对陪护能够愿意照顾和陪伴患者的行为予以肯定，对侄儿的"孝心"表达欣赏和鼓励。

（4）与患者其他的亲属联系、沟通，能够提供给陪护一个喘息的机会，重视陪护的休息需求和身体健康保障。

步骤四、评价与小结

该老人属于中度失智，经药物治疗后，生命体征平稳而出院。但患者回家后主要的长期照护问题是断续出现精神行为异常而产生的攻击行为，及照料者缺乏相关疾病知识和照护技巧。此针对该案例，患者在入院时就应作出充分评估，做好出院准备计划。住院时护士了解到老人的攻击行为均是在陪护要求患者洗澡出现抗拒行为，患者有语言攻击陪护的表现，而老人抗拒沐浴背后的原因，是老人认为"在他人面前脱衣是羞耻的行为"。经过医护人员的有效引导，一次侄儿邀请伯伯一起去散步运动的"策划"，成功找到了沐浴的突破口，从而解决了日常生活照料的困扰，之后每次沐浴都是患者侄儿来帮忙，老人不再拒绝，能配合进入浴室并由侄儿帮助患者洗头、洗澡。

有时候，细致的观察和耐心地聆听就可以找到解决困扰的突破口，而正向的鼓励不仅维持了老人的自尊，也使得照料者有很大的成就感，带来精神愉悦，减少困扰。

案例三

患者刘××，68岁，工人，小学毕业，患失智症5年，MMSE15分，CDR2分，平时由老伴照顾其生活起居，3儿2女定期回家探视父母。半月前刘爷爷因严重肺部感染致呼吸衰竭住院，留置气切套管、鼻胃管、尿管留置，因肺部感染呼吸困难使用呼吸机，病情稳定后转普通病房。针对这样一位老人，如何实现医养护一体化的对接？

分析：该老人的情况复杂严重，既有失智症，又因呼吸困难而使用呼吸机，且留置鼻胃管、尿管留置，ADL评分0分，完全依赖照顾者。所以一入病房的评估，就显示老人后续照顾需求大，可能会长期失能，因此需要积极的出院准备服务。

床边护士评估：患者，68岁，小学毕业，患失智症5年，已婚育有二女三子，除最小儿子外其他子女皆已婚且居住在杭州，平时仅和妻子居住在市郊农村，家境小康，子女皆很孝顺常回家探视父母。父母对子女的成就与孝心表示很满意，民间信仰。住院期间主要照顾者白天为妻子，晚上由三兄弟轮流，老大因为事业忙碌无法承担照顾之责，故请护工协助。家庭主要决定者为儿子共同开会决定，但出院前的沟通协调与准备则由小儿子负责，决定出院后将父亲带回小儿子家自行照顾并请护工，白天时协助个案妻子。他们认为子女那么多，父亲去养老机构会遭外人嘲笑，且他们很愿意承担照顾的责任。在住院期间，床边护士持续对患者疾病治疗状况与照护需求进行评估，日常活动完全依赖，需协助翻身及预防压疮，有鼻胃管需协助鼻饲及更换鼻胃管，需协助处理大小便。住院期间大部分都是家属密切参与照顾，一般照顾事项由护士教会家属，小便可接尿套使用。同时召开多学科团队会议，与主治医师讨论，感染逐渐控制，是否稳定后可出院；与呼吸治疗师讨论：脱离呼吸机的可能性，建立脱机目标。3月1日开始会同呼吸治疗师一起试停用呼吸机，3月12日完全脱离，3月18日试停用氧气，3月27日完全脱离呼吸机且自行呼吸。此时，与家属讨论出院计划，家属可以接受出院，认为子女那么多，父亲去养老机构会遭外人嘲笑，照顾意愿和学习动机都很强，希望出院安置以居家方式照护，但担心回家换管道不方便。护士转介医院个案管理师，由其协调社区居家护理师并与家属约定3月30日来院探视老人。出院前床边责任护士再一次评估其妻与小儿子的照顾能力，并教会所有照顾技巧，协助训练护工，至出院前护工已可独立照顾老人。3月20日通知营养师指导个案妻子居家管饲饮食制作与使用并提供购买胃肠营养液配方的信息，协助家属进行居家照顾用物准备：病床、轮椅、鼻胃管、灌食器、气垫床、营养液等。准备就绪后出院，由社区签约的居家医师和护士定期上门服务。出院后随访患者小儿子，表示对护理人员出院准备的服务、医疗团队服务及居家护理都很满意，居家护理师于患者出院后2天访视一次，为促进老人早日离床，已预约社区医师及居家康复师访视，在物理治疗及职能治疗上进一步跟进，提升老人的生活品质。

启示：该案例中，其一：医院很好地借助了出院准备服务这种方式，实现与社区或养老机构之间的转介和对接，促进患者从医院照护环境顺利过渡到家庭照护环境。出院准备服务是从患者一住院开始，通过医院内多学科专业人员组成的团队，与患者及其家属共同合作，帮助患者提高自我疾病管理水平、提升家庭对患者的照护能力．促进患者从医院照护环境顺利过渡到家庭照护环境的过程。它是保证患者从一个健康机构顺利转到另一个机构或家庭的系列活动，是一个动态过程，包括对患者的评估、制订相应计划、实施计划、患者转介等过程，是一个多学科合作的过程。其二：有赖于社区资源的保障。随着国家医养结合政策的出台及社区家庭医师、居家护士签约制的逐步落实，为老人出院后得到延续照护提供了保障，使患者在家就可享受可及的医疗、护理，避免了患者因要更换导管而反复奔波医院的痛苦。其三：失智症患者的照护有其特殊性，除了一般的医疗照护以外，居家护士往往还赋予了职能治疗师的职责，在日常照护中融入怀旧、认知训练等职能康复训练，因此，需要进行失智症相关知识和技能的培训。其四：应当关注照护者的压力。随着疾病的进展，失智老人可能进一步出现精神行为异常及反复肺炎、肾衰竭等并发症，该案例后续的照护任务繁重，且长期的付出往往得不到回报，照料者往往面临巨大的压力负荷，出现抑郁、焦虑等症状，成为"隐形的患者"。因此，应持续关注照护者，给他们提供更多的资源，如成立病友会相互交流，使他们能走出家庭，适当给予喘息的机会。

（许　瑛　徐赛珠）

附录 1：北京市地方标准
《养老服务机构院内感染控制规范》

1. 范围

本标准规定了北京市养老服务机构院内感染管理、感染控制专业培训、院内感染监测、重点部门院内感染的管理、养老机构常见的院内感染控制和废弃物管理，给出了养老服务机构院内感染管理的技术指南。

适用于北京市各类养老服务机构。

2. 规范性引用文件

下列文件中的条款通过本标准的引用而成为本标准的条款。凡是注日期的引用文件，其随后所有的修改单（不包括勘误的内容）或修订版均不适用于本标准，然而，鼓励根据本标准达成协议的各方研究是否可使用这些文件的最新版本。凡是不注日期的引用文件，其最新版本适用于本标准。

GB 14934 食（饮）具消毒卫生标准

GB 15979 一次性使用卫生用品卫生标准

GB 15980 一次性使用医疗用品卫生标准

GB 15982 医院消毒卫生标准

3. 术语和定义

《医院感染管理办法》《医院消毒技术规范》确立的以及下列术语和定义适用于本标准。

3.1 院内感染（infection within elderly care facility）

入住老年人入院时不存在、也不处于潜伏期，在养老服务机构内入住期间发生的感染；在院内获得，出院后发生的感染。工作人员在院内获得的感染也属院内感染。

院内感染按其病原体来源分为内源性和外源性：内源性感染也称自身感染或难以预防感染，是指当各种因素引起人体抵抗力降低时人体内或体表的正常菌群或致病菌引起的感染。外源性感染亦称交叉感染或可预防性感染，是指来自人体外的病原体所引起的感染。

3.2 院内感染监测（control of infection within elderly care facility）

长期、系统、连续地观察、收集和分析院内感染在养老服务机构一定人群中的发生和分布及其影响因素，并将监测结果报送和反馈给有关部门和人员，为感染的预防控制和宏观管理提供科学依据。

3.3 综合性监测（comprehensive monitoring）

对养老服务机构中入住的老人和工作人员进行综合性院内感染及其相关危险因素的监测。

3.4 目标性监测（targeted monitoring）

根据院内感染管理的重点，对选定目标开展的院内感染监测。

3.5　院内感染发病率（prevalence of infections within elderly care facility）

在一定时间内在院老年人中发生院内感染新病例的频率。

注：其计算公式为：

院内感染发病率＝一定时期内院内感染新发病例数 / 同期的在院老年人总数 ×100%

3.6　院内感染暴发（epidemic of infections within elderly care facility）

在养老服务机构或部分区域内，其院内感染发病率显著超过历年散发发病率水平。

3.7　标准预防（standard prevention）

认定老人的血液、体液、分泌物、排泄物均具有传染性，应进行隔离，不论是否有明显的血迹污染或是否接触非完整的皮肤与黏膜，凡接触上述物质者，都应采取防护措施。根据传播途径采取空气隔离、飞沫和接触隔离措施。

3.8　保护性隔离措施（protective segregation）

为预防高度易感老人受到来自养老服务机构各类人员及环境中各种致病微生物的感染，而采取的隔离措施。

3.9　消毒（disinfection）

用化学、物理、生物的方法杀灭或者清除环境中的病原微生物。

3.10　消毒剂（disinfectant）

用于杀灭传播媒介上的微生物使其达到消毒或灭菌的制剂。

3.11　灭菌剂（sterilization agent）

能杀灭外环境中一切微生物（包括细菌芽孢）使其达到灭菌要求的制剂。

3.12　灭菌方法（sterilization methods）

能杀灭外环境中一切微生物的物理、化学方法。

3.13　高水平消毒（high-grade disinfection）

能杀灭各种微生物，对细菌芽孢杀灭达到消毒效果的方法。

3.14　中水平消毒（mid-grade disinfection）

能杀灭和去除细菌芽孢以外的各种致病性微生物的消毒方法。

3.15　低水平消毒（low-grade disinfection）

只能杀灭细菌繁殖体（分枝杆菌除外）和亲脂病毒的化学消毒剂和通风换气、冲洗等机械除菌法。

3.16　随时消毒（immediately-available disinfection）

疫源地内有感染源存在时进行的消毒，目的是及时杀灭或清除患者排出的病原微生物。

3.17　终末消毒（final stage sterilization）

传染源离开疫源地后进行的彻底消毒。

3.18　预防性消毒（preventive disinfection）

对可能受到病原微生物污染的物品和场所进行的消毒。

3.19　无害化处理（infectious waste disposal）

对医疗废弃物进行有效处理，以达到预防感染和保护环境的目的所采取的措施总称。

4. 院内感染管理

4.1　床位总数在200张以上、护理型或内设医疗机构的养老服务机构，应设立独立的感染管理部门和专职院内感染管理人员。其他机构应指定分管院内感染管理工作的部门并有兼职院内感染管理人员。

4.2 院内感染管理小组

应成立院内感染领导小组，由院长、护理及其他部门管理者和院内感染的专、兼职人员组成。

4.3 职责

4.3.1 院内感染管理小组职责

4.3.1.1 建立健全院内感染管理规章制度，并组织实施，采取有效措施，降低院内感染发病率。

4.3.1.2 对院内感染散发病例按要求登记报告；发现院内感染暴发趋势时应立即向主管部门报告；对法定传染病的处理应符合《中华人民共和国传染病防治法》的规定。

4.3.1.3 组织护理、照料和其他部门人员进行预防感染知识的培训。

4.3.1.4 贯彻执行院内感染管理的有关规章制度，监督检查有关人员对无菌操作、消毒、灭菌、隔离、一次性医疗用品管理等制度的执行情况。

4.3.1.5 开展预防感染健康教育，做好对入住老年人和探视者的院内感染管理及感染知识的宣传教育工作。

4.3.1.6 应对废弃物管理事项进行技术指导和监督。

4.3.2 专（兼）职人员职责

4.3.2.1 对有关预防和控制院内感染管理规章制度的落实情况进行检查和指导。

4.3.2.2 对院内感染及相关危险因素进行监测、分析和反馈，针对问题提出控制措施并指导实施。

4.3.2.3 对感染发生状况进行调查、统计分析并向管理小组或机构负责人报告。

4.3.2.4 对清洁、消毒、灭菌与隔离、无菌操作技术、医疗废弃物管理等工作提供指导。

4.3.2.5 对传染病的感染控制工作提供指导。

4.3.2.6 对有关预防感染的职业卫生安全防护工作提供指导。

4.3.2.7 对感染暴发事件进行报告和调查分析，提出控制措施，并协调组织处理。

4.3.2.8 对人员进行预防和控制感染的培训工作。

4.3.2.9 参与抗菌药物临床应用的管理工作。

4.3.2.10 对消毒药械和一次性使用的医疗器械器具等相关证明进行审核。

4.3.3 员工在院内感染管理中的职责

4.3.3.1 认真执行各项院内感染管理规章制度。

4.3.3.2 医护人员正确执行无菌技术操作规程和消毒、灭菌、隔离制度；一次性使用卫生用品卫生标准和一次性医疗用品的使用应符合 GB 15979 和 GB 15980 的规定，用后处理应符合《医疗废物管理条例》的规定。

4.3.3.3 发现感染病例或暴发时，及时报告感染管理小组，并协助调查。

4.3.3.4 参加预防院内感染知识的培训。

4.3.3.5 掌握自我防护知识，正确完成各项技术操作，预防锐器刺伤。

4.3.3.6 对服务对象进行院内感染相关知识的宣传。

5. 院内感染控制知识培训

5.1 原则

应把院内感染专业知识教育作为养老服务机构教育工作的内容，有组织、有计划地做好各类人员的培训。

5.2 实施

5.2.1 养老服务机构负责人应负责制订院内感染管理专（兼）职人员培训计划并组织实施。

5.2.2 感染管理小组的专（兼）职人员负责组织本单位各类人员（包括医师、护士、养老护理员和其他人员）感染控制专业知识的在职培训。

5.2.3 对接受院内感染知识培训的人员应建立个人培训记录，每半年进行一次考核。

5.3 基本要求

5.3.1 养老服务机构负责人应掌握院内感染相关的法律法规、相关工作规范和标准、专业技术知识。

5.3.2 院内感染管理的专（兼）职人员要全面掌握院内感染监测、控制、管理的理论、专业知识和技能，并能指导实际工作。

5.3.3 医护人员应掌握与本职工作相关的院内感染预防与控制的专业知识，承担院内感染管理和专业技术工作，落实院内感染规章制度、工作规范和要求。

5.3.4 养老护理员、后勤人员应掌握有关预防和控制院内感染基础知识、消毒技术和消毒隔离知识，并在工作中正确运用。

5.4 内容

5.4.1 基本内容

5.4.1.1 职业道德规范。

5.4.1.2 感染管理的法律法规、标准、规范性文件和规章制度等。

5.4.1.3 预防和控制院内感染的基本理论、方法、控制措施等。

5.4.1.4 废弃物管理（分类、运输、储存与处理）以及院内感染的预防。

5.4.1.5 消毒、灭菌、隔离基本知识，消毒剂的选用，洗手知识。

5.4.2 医师及护理人员还应掌握的专业内容

5.4.2.1 院内感染管理的概念与内容。

5.4.2.2 院内感染诊断标准及监测。

5.4.2.3 细菌耐药机制、抗感染药物合理应用与抗感染治疗新知识。

5.4.2.4 侵入性操作相关院内感染的预防。

5.4.2.5 无菌技术操作、消毒、灭菌、隔离知识与进展及其在院内感染预防和控制中的应用，消毒灭菌药械的合理使用。

5.4.2.6 常见院内感染的预防与控制。

5.4.2.7 一次性卫生用品和一次性医疗用品的使用管理。

6. 院内感染监测管理

6.1 院内感染监测

6.1.1 院内感染管理工作，应在开展全面综合性感染监测的基础上，掌握院内感染发病率，确定重点部门、常见感染、多发部位、高危因素，逐步根据本院院内感染的特点开展目标性监测，为院内感染预防与控制提供科学依据。

6.1.2　发生感染时，部门主管应于 24 小时的内填写《院内感染病例报告卡》，并送达感染管理小组。

6.1.3　监测方法应符合 GB 15982 的规定，监测资料应妥善保存，院内感染管理专、兼职人员应定期对监测资料进行分析，评价监测结果、提出改进措施，并及时上报主管领导向全院人员反馈。

6.1.4　对卧床及生活不能自理的老年人院内感染发病率应控制在 ≤ 15%。

6.2　院内消毒灭菌效果监测

6.2.1　使用的进入人体组织或无菌器官的医疗用品应达到灭菌要求。各种注射、穿刺、采血器具应一人一用一灭菌。凡接触皮肤黏膜的器具应达到消毒要求。

6.2.2　压力蒸汽灭菌合格率应为 100%。每包物品外应有灭菌标识（指示胶带）。灭菌包内应放置化学指示剂（卡）。

6.2.3　使用的消毒液应达到所需的浓度，应用化学指示卡监测，消毒液中的细菌量小于 100cfu/ml。

6.2.4　对洗手方法，治疗室、处置室、洗衣房和食堂等重点部门应进行环境卫生学监测。当有院内感染流行与环境卫生学因素有关时，应及时进行监测。

7. 院内感染重点事项的管理

7.1　院内感染暴发的报告与控制

7.1.1　当院内感染暴发时，应于 24 小时的内报告上级主管部门。

7.1.2　发生传染病流行时，应用网报、传真、寄卡等方式及时报告当地疾病控制部门。

7.1.3　院内感染管理的专、兼职人员应深入发生部门及时开展调查与感染控制工作。

7.1.4　及时分析流行或暴发的原因、传播途径，采取相应的消毒、隔离控制措施，停止收容新入院老人，控制感染的蔓延。

7.2　一次性使用卫生、医疗用品的管理

7.2.1　感染管理专（兼）职人员按 GB 15979、GB 15980 以及《医院感染管理办法》《医疗废物管理条例》规定，履行对本单位一次性使用卫生用品、一次性使用医疗用品的采购、使用管理及用后处理的监督检查职责。

7.2.2　所用的一次性使用卫生用品、一次性使用医疗用品应统一集中采购，不能自行购入。

7.2.3　所购一次性使用医疗用品，应从取得省级以上药品监督部门《医疗器械生产企业许可证》《工业产品生产许可证》《医疗器械产品注册证》和卫生行政部门颁发卫生许可批件的生产企业或取得《医疗器械经营企业许可证》的经营企业购进合格产品；进口的一次性导管等医疗用品应具有国务院药品监督管理部门颁发的《医疗器械产品注册证》。

7.2.4　对一次性使用卫生、医疗用品购置应进行质量验收，查验订货合同、发货地点及货款汇寄账号与生产企业 / 经营企业相一致，并查验每箱（包）产品检验合格证、生产日期、消毒或灭菌日期、标识及失效期。

7.2.5　保管部门应专人负责建立登记账册，记录每次订货与到货的时间、生产厂家、供货单位、产品名称、数量、规格、单价、产品批号、消毒或灭菌时间、失效期、出厂时间、卫生许可证、供需双方经办人姓名等。

7.2.6　物品存放于阴凉干燥、通风良好的物架上，离地面 ≥ 20cm，离墙壁 ≥ 5cm。定期检查，不应将包装破损、过期失效、霉变的产品发放至使用部门。

7.2.7　使用单位使用前应进行检查小包装有无破损、失效、不洁等。

7.2.8　使用时若发生热原反应、感染或其他异常情况时，应及时留取样本送检，详细记录并报告感染管理小组。

7.2.9　一次性使用的医疗用品用后处理应符合《医疗废物管理条例》规定，达到无害化处理。

7.2.10　发现不合格产品或质量可疑产品时，应立即停止使用，并及时报告当地药品监督管理部门，不能自行作退、换货处理。

7.3　治疗室、处置室的院内感染管理

7.3.1　布局合理，分区明确，标记清楚；无菌物品按灭菌日期依次放入专柜，逾期应重新清洗、包装、灭菌；应设有流动水洗手设备。

7.3.2　医护人员进入室内，应衣帽整洁，应执行无菌技术操作规程。

7.3.3　无菌物品应做到一人一用一灭菌。

7.3.4　抽出的药液、开启的无菌溶液应注明时间，超过 2 小时不得使用；启封抽吸的各种溶媒超过 24 小时不得使用，宜采用小包装。

7.3.5　碘酒、乙醇瓶每周更换灭菌 2 次。

7.3.6　置于无菌容器中的灭菌物品（棉球、纱布等）一经打开，保存时间超过 24 小时应予更换、重新灭菌。

7.3.7　各种治疗车上层为相对清洁区，下层为相对污染区。

7.3.8　治疗、处置按一般老人、感染老人的顺序进行；换药操作应按清洁伤口、感染伤口依次进行；感染性敷料应放在黄色塑料袋内。

7.3.9　坚持每日清洁地面湿式清扫，当污染时应及时消毒。

7.4　居室与护理单位的院内感染管理

7.4.1　应遵守院内感染管理的各项规章制度。

7.4.2　做好各项院内感染监测工作。

7.4.3　应创造良好的居室环境，保持良好的微小气候。

7.4.4　服务人员在进行操作前后应正确洗手。正确的洗手方法为去除手部饰物，用清洁剂认真揉搓掌心、指缝、手背、手指关节、指腹、指尖、拇指、腕部，时间 15~30 秒，双手下垂用流水彻底冲洗干净。

7.4.5　床铺应湿式清扫，一床一套（巾）；床头柜一桌一抹布，用后抹布需消毒。出院、转出或死亡后，床单位应消毒处理。

7.4.6　衣服、床单、被套每周更换，枕芯、棉褥、床垫应每年拆洗一次并采取日光暴晒，遇有污染须及时更换。

7.4.7　室内每天 2 次通风换气保持空气清新。

7.4.8　地面应湿式清扫，保持清洁；当有血迹、粪便、体液等污染时，应先用消毒剂处理后再清洁。治疗室、配餐室、居室、厕所等分别设置专用拖洗工具，标记明确；分开清洗、消毒后悬挂晾干备用。

7.4.9　垃圾置塑料袋内，封闭运送；医用垃圾与生活垃圾应分开；感染性垃圾置黄色塑料袋内，须进行无害化处理。

7.4.10 便器应固定使用，保持清洁，每周消毒。

7.5 餐饮工作人员的院内感染管理

7.5.1 应按《中华人民共和国食品卫生法》的规定，进行食品的采购、储存、运输、加工、制作，严防食物污染。

7.5.2 发出的食品，应做到洁净、无毒、无致病菌、无寄生虫、无腐败变质、无杂质。

7.5.3 从原料到成品实行"三不"制度。采购员不买腐烂变质的原料、库房保管员不收腐烂变质的原料、炊事人员不用腐烂变质的原料加工成品。

7.5.4 成品（食物）存放实行"四隔离"生与熟隔离、成品与半成品隔离、食品与杂物、药品隔离、食品与天然冰隔离。

7.5.5 保持餐饮部门内外环境卫生整洁，采取"四定方法"。定人、定物、定时间、定质量；划片分工包干负责；争取做到消灭苍蝇、老鼠、蟑螂和其他害虫及孳生条件。

7.5.6 餐具的消毒应符合 GB 14934 的规定。

7.5.7 注意个人卫生，做到"四勤"：勤洗手，勤剪指甲，勤洗澡、理发，勤洗衣服；每周换洗两次工作服。

7.5.8 做到穿戴好工作服及工作帽后方可进入操作间，不得穿工作服离岗去其他地方。

7.5.9 从业前应体检，有传染病人员不得在营养部门工作，建立定期检查制度。

7.6 洗衣房的院内感染管理

7.6.1 布局合理，洁污分开，通风良好。物流由污到洁，顺行通过，不得逆行。

7.6.2 指定地点收集污物，避免在老年人居住区域清点污物，做到专车、专线（人）运输。运送车辆洁污标识清晰，每日定时清洗消毒。

7.6.3 认真执行衣物清洗的规章制度，分类清洗。被血液、体液污染及患有传染病老人的衣物应封闭运输、单独清洗，清洗后热灭菌。洗涤剂的洗涤时间为 1 小时。

注：热灭菌是消毒灭菌最常用的方法，可杀灭一切微生物，一般湿热 80℃，5~10 分钟可杀死细菌繁殖体，炭疽杆菌只能耐受 80℃、3 分钟。病毒对热的抗力一般与细菌繁殖体相似。

8. 养老服务机构常见的院内感染控制

8.1 呼吸系统的感染控制

8.1.1 提高对预防呼吸系统感染的认识，熟练掌握防治环节及技术。加强感染防治知识的宣传教育和指导。

8.1.2 加强居室管理，保持室内洁净和空气新鲜，应用无污染的水进行湿式清扫。

8.1.3 对呼吸系统感染易感老人的控制

8.1.3.1 积极治疗和护理原发病，加强老人的营养，提高机体免疫力。

8.1.3.2 保持口腔清洁，预防感染等并发症，促进呼吸道分泌物的排出并鼓励戒烟。

8.1.3.3 鼻饲、吸痰时应防止误吸和异物进入呼吸道，操作应符合《临床医疗护理技术操作常规》的规定。

8.1.3.4 吸痰应戴一次性手套，对气管切开部位处理时，应双手戴无菌手套或采用

"非接触"技术；吸痰管一用一灭菌。

8.1.3.5 对有传染性疾病感染者的痰及呼吸道分泌物的处理应按《消毒技术规范》执行。

8.1.3.6 应用密封包装的无菌药物作为呼吸道给药。用于雾化器和湿润器（瓶）大包装的无菌液体，打开后 24 小时内使用，24 小时后剩余液体应弃掉。

8.1.3.7 连续使用的氧气湿化瓶应每日更换当日新煮沸的凉开水（有条件应用无菌水），用毕消毒，干燥保存。

8.2 泌尿系统的感染控制

8.2.1 导尿系统应保证密闭、引流通畅，无逆流。出现无法用药物控制的泌尿道感染、梗阻、污染、破裂、沉淀物堆积情况应尽早拔除导尿管。

8.2.2 严格执行无菌技术操作，尤其应注意洗手、手消毒及无菌器具的使用。应用无菌方式采集尿标本，在导尿管与引流接头的上端周围用 2％碘酊、75％乙醇消毒，以无菌空针及针头抽取尿液。

8.2.3 维持会阴部、尿道口的清洁和干燥，做好会阴部的护理。耻骨上膀胱造瘘的老人应注意保持伤口清洁，男性病患的老人阴茎应每日清洗一次。

8.2.4 做好尿管、尿袋的护理和管理。操作应符合《医疗护理操作技术常规》的规定。

8.2.5 对尿道插管的老人应注意医疗保护。

8.3 胃肠道系统感染的控制

8.3.1 加强养老服务机构饮食卫生管理，对入住的老人及家属进行手卫生等接触隔离的卫生宣传教育，预防肠道传染病。

8.3.2 对患有胃肠道感染的老人要做到早发现、早隔离、早治疗，切断传播途径。

8.3.3 加强老人食堂的管理，参照 7.5 执行。

8.3.4 做好卫生管理，明确划分清洁区、污染区。做好餐具、药杯的清洁与消毒；做好抹布、拖把、便器、厕所及环境的消毒。

8.3.5 发生胃肠道感染的暴发、流行时：

a）要详细了解和分析暴发流行的分布特点，进行微生物采样和检测（服务人员、环境、食物、饮水、老年人分泌物、排泄物等），尽早查清感染源；

b）针对流行情况，进行分组隔离。对确诊的老人送专科医院进行隔离治疗。

c）严格执行消毒隔离制度。加强洗手，做好环境及物品的随时消毒和终末消毒。接触感染源时使用物应采用一次性用品，防止病原微生物的扩散。

d）应按指征应用抗菌药物，选用适当的品种，根据病情、病原菌种类及抗菌药物特点制定抗菌治疗方案。

8.4 血管相关性感染的控制

8.4.1 严格掌握血管内治疗的指征。

8.4.2 应使用灭菌合格的医疗用品，严格执行无菌技术操作。

8.4.3 穿刺部位，尤其是患有糖尿病的老人，宜选择上肢动、静脉，必要时选择锁骨下静脉和颈静脉，避免选择下肢部位。穿刺部位应远离创面。

8.5 皮肤系统的感染

8.5.1 保持皮肤的清洁与卫生，避免皮肤经常受风吹和阳光暴晒。洗澡时不使用碱性肥皂，水温不超过40℃，次数不宜过勤，时间不宜过长。洗浴后，应在面部、背部、手背等容易暴露的部位涂爽身粉、润肤液。

8.5.2　加强营养，注意合理膳食，适量饮水。

8.5.3　保持老人卧具（被子、床单）的平整、干燥、舒适，老人内衣应勤洗勤换，选用棉织品。

8.5.4　对长期卧床的老人应每2小时翻身1次。

9. 废弃物管理

9.1　废弃物的分类废弃物分类包括：

a）生活废弃物：指日常生活和基建过程中产生的废物，包括生活垃圾和建筑垃圾。

b）医疗废弃物：指在养老护理及相关活动中产生的具有直接或间接感染性、毒性以及其他危害性的废物，包括感染性废物、病理性废物、损伤性废物、药物性废物及化学性废物等。

9.2　废弃物的收集

生活和医疗废弃物应严格分开，严禁混放。生活废弃物使用黑色塑料袋收集；医疗废弃物除要求回收的物品外，使用黄色塑料袋收集；不能用塑料袋收集的废弃物应采用合适的容器收集（锐器应使用防水耐刺的容器收集）。

9.3　废弃物的处理

9.3.1　废弃物应分别处理，防止污染扩散。

9.3.2　医疗废物的处理应符合《医疗废物管理条例》和《医疗废物分类目录》的规定。

附录2：我国台湾地区
《人口密集机构感染控制措施指引》

由台湾地区相关疾病防控组织 2004 年 10 月制订，并于 2004 年 11 月和 2005 年 3 月分别进行了修订。

目的：预防机构内感染并及早发现机构内发生感染群聚事件，并使工作人员能实时妥善处理及采取必要防疫措施。

对象：凡老人赡养养护、长期照护机构、老人公寓、身心障碍福利机构、儿童、少年安置及教养机构、荣民的家、矫正机关、护理的家、康复的家等人口密集机构内的住民及工作人员（含流动工作人员）。

一般原则：

一、感染监测

（一）感染监测由机构内受过感染管制训练的医师，负责侦测、诊断及治疗机构内感染的个案，由受过感染管制训练的护理人员，负责监测并采取必要的感染管制措施。

（二）办理护理人员及住民服务员感染管制相关教育训练。

（三）规划独立或隔离空间，供发烧个案或有疑似感染传染病的住民暂留观察使用。

人员管理：

一、工作人员健康管理

（一）任用前需作健康检查；不可有任何接触性或呼吸道的活动性传染性疾病，如：肺结核、疥疮等，并备有记录。

（二）每年需作胸部 X 线检查。

（三）若有发烧、上呼吸道感染等传染性疾病征兆的工作人员应主动向单位主管报告、戴口罩，并采取适当的治疗及防护措施，怀疑有传染的应安排休假、治疗，至无传染性时方可恢复上班。

二、工作规范

（一）照护住民时应着工作服；工作服有污染时应即更换送洗。

（二）遵守洗手的时机与原则，工作前后应依正确的洗手步骤，以消毒性洗手剂彻底洗手，以减少交互感染的机会。

（三）正确使用手套，不可戴手套处理文书工作、接听电话。

（四）执行各项侵入性治疗应严格遵守无菌技术。

（五）处理高危险性或毒性较强的致病微生物的前后需以消毒性洗手剂特别加强洗手。

（六）工友清洗物品时需戴上手套，除保护自己外，并可避免传播细菌。

（七）预防针扎：使用后的针头不须回套，直接置入耐穿刺的针头收集容器，以减少扎伤的机会。

（八）规划、订定集体发烧处理流程及群聚处理流程，并确认每位工作同仁熟知，并定期演练。

三、住民

（一）入住时需作健康评估，不收具有接触性或呼吸道的活动性传染性疾病的个案；入住时应有 X 线检验报告，如正在使用抗肺结核药物治疗者，则需有最近两个月内 3 次痰涂片阴性的检验报告。

（二）如患有必须隔离治疗的传染性疾病，应先转至隔离房间，必要时宜转至医院治疗至不具传染性方可再转入。

（三）必要时应请合约医疗机构定期实施胸部 X 线检查。

（四）幼童应完成各项常规疫苗的接种，成人应依卫生主管机关规定接种疫苗，如：流行性感冒；并考虑接种各种建议使用的疫苗，如：A 型肝炎、B 型肝炎、肺炎双球菌等。

（五）发现法定传染病，应主动通知辖区卫生主管机关，由医师填写传染病个案报告单，并立即采取隔离措施及作必要的采检。

（六）如有传染病住民，其具转院的必要时，办理转诊作业时应明确告知运送住民的工作人员及接受转介的医院，应实行适宜防护措施，避免交互感染发生。

（七）住民的外出应做成纪录，并将纪录保存。每周至少测量体温一次，当所属辖区小区或机构内出现群聚时，应每日测量。

四、访客

（一）限制访客探视时间。

（二）进入探视住民前后均应洗手。

（三）应避免孕妇、幼儿及罹患传染性疾住民者探访。

（四）访客应做成纪录，并将记录保存。

符合通知卫生局及社会局条件：

一、通报

通报依"人口密集机构传染病监视作业"相关规定办理。

二、发现疑似传染病群聚事件时，应立即通报辖区卫生主管机关，并办理以下处置：

（一）将疑似个案移至独立或隔离空间，启动必要的感染防护措施。

（二）对疑似受到传染性物质污染的区域及物品，采取适当的消毒措施。

（三）收集全体住民、工作人员名单（含：医护人员、呼吸治疗人员、住民服务员、清洁工及流动工作人员），实施初步的疫情调查，确认群聚的主要症状及影响的范围。

（四）依据疑似感染的部位、疑似个案的分布，采集适当的人员与环境检体送验，必要时通报卫生主管机关人员，协助采集及运送检体。

三、疑似群聚感染事件的处理

机构的处理：隔离、检体采集及消毒等相关防疫措施、配合辖区卫生局及社会局进行患者就医。

（一）实施隔离政策、动线管制。

（二）采取必要的隔离措施。

（三）对疑似受到传染性物质污染的区域及物品，采取适当的消毒、灭菌措施。

（四）收集全体住民、工作人员名单（含：医护人员、呼吸治疗人员、住民服务员、清洁工及流动工作人员），实施初步的疫情调查，确认群聚的主要症状及影响的范围。

（五）依据疑似感染的部位、疑似个案的分布，采集适当的人员与环境检体送验，必要时通报卫生主管机关人员，协助采集及运送检体。

（六）通报主管机关，配合辖区卫生局及社会局进行患者就医。

备注说明：※ 发烧个案系指耳温量测超过 38℃者（若为慢性住民或长期卧床者，则指耳温量测超过 37.5℃者）。

※ 持续咳嗽超过三周的人员，其咳嗽原因若为确定因素（如患有慢性肺疾、感冒、服用药物等），则不须通知卫生局及社会局。

※ 腹泻症状导因若为确定因素（如服用药物、管灌食、患有肠道慢性病导致腹泻及原慢性腹泻等）或经医师排除法定肠道传染病者，则不须通知卫生局及社会局。

环境：

一、地板

（一）避免以扫帚扫地扬起灰尘。

（二）每日以 100ppm 漂白水擦拭地面。

（三）若遭血液、体液、引流物污染时，应立即以 500ppm 漂白水清洁。

二、护理站

（一）桌面应保持整洁，每日以 100ppm 漂白水擦拭。

（二）遭血液或体液污染应立即以 500ppm 漂白水擦拭干净。

（三）应有足够的洗手设备、消毒性洗手剂、消毒液。

（四）护理站应规划为"清洁区"。工作人员未经脱除手套、洗手及脱除隔离衣（或罩袍）不得进入清洁区。

（五）应与更衣室、用餐地点、污物处理室作适当的区隔，降低交互感染风险。

三、公用厕所及浴室

（一）每日以 500ppm 漂白水清洗。

（二）随时保持厕所的清洁。

（三）门窗每星期擦洗一次。

四、病床及床旁桌椅

（一）每天以 100ppm 漂白水擦拭。

（二）若沾有血迹、引流物等，则以 500ppm 漂白水随时擦洗。

（三）个案转出或出院时，病床及床旁桌彻底的使用 100ppm 漂白水清洁。

五、会客室

（一）每天以清水擦拭桌椅。

（二）随时保持环境整齐清洁。

六、器械处理槽

（一）每天以 100ppm 漂白水清洗。

（二）清洗完器械后再清洗一次。

（三）随时保持处理槽周边的台面的清洁及干燥。

七、污物间

（一）每天先用清水清洗再用 100ppm 漂白水消毒。

（二）随时保持清洁及台面的干燥。

（三）污物桶应加盖并作适当的分类。

八、储藏室

（一）随时保持置物橱柜及台面的清洁干燥。

（二）储藏室应与污物室作适当的区隔。

九、洗手台

（一）每天先用清水清洗再用 100ppm 漂白水消毒。

（二）随时保持清洁及台面的干燥。

十、清洁用具

（一）擦拭污染物的抹布或是拖把与清洁用品分开。

（二）洗器械用的水桶与清洗拖把等的水桶分开。

（三）清洁用具使用后清洗干净置于固定的位置晾干。

器材及物品：

一、医疗用品

（一）无菌物品应存放于清洁干燥处并依有效日期排定使用顺序，过期未用则须重新灭菌方可使用。

（二）可重复使用的医材用后应先清洗再灭菌处理。

（三）清洁物品与污染物品应分开放置且有明显区隔。

二、换药车

（一）换药车应每日整理并检视车上无菌敷料及器械的有效期限，若过期应丢弃或重新灭菌处理。

（二）无菌敷料罐、泡镊罐应定期更换、灭菌。泡镊罐内不须放置任何消毒液。

（三）取用换药车上敷料罐内的无菌敷料须以无菌镊子夹取。

（四）换药车上的无菌物品若有污染，应即丢弃或经灭菌处理后方可使用。

（五）取出而未用完的敷料，不可再放回无菌敷料罐内。

（六）已倒出而未用完的无菌溶液，不可再倒回原溶液瓶中。

三、仪器

（一）经常检查并维持仪器表面的清洁干燥。

（二）用过的仪器或传导线应以 75% 乙醇擦拭后方可供其他住民使用。

（三）若遭血液或体液污染时应立即以消毒液擦拭。

四、衣物及布单

（一）有脏污应随时更换。

（二）污染的衣物及布单应置于污衣车内。

（三）遭传染性物质污染的衣物及布单应另行装袋、封口，并标示"感染物品"再送洗衣房。

（四）避免使用更换下的衣物、被单、包布代替拖把或抹布，擦拭地面或桌面。

五、其他器材

（一）听诊器：每次使用前以 75% 乙醇擦拭。

（二）灌食用具：不同个案间不宜共享，并应经常维持清洁干燥。灌食住民应主动监测记录个案消化及排泄状况，腹泻个案应采取立即的肠胃道感染防护措施。

（三）便盆、尿壶：不同个案间不宜共享，并应经常维持清洁干燥。用后须经消毒方可供其他患者使用。

（四）推车、推床、轮椅和点滴架：应随时保持清洁，怀疑有污染时应以消毒剂擦拭。推床用床罩、被单应定期更换，如有脏污或疑似感染个案使用后应即更换。

（五）废弃物处理：依废弃物分类处理规定办理。

注：100ppm（0.01％，市售漂白水 5.25％稀释 500 倍）

500ppm（0.05％~0.5％，市售漂白水 5.25％稀释 100 倍）

参 考 文 献

1. 卢美秀,陈静敏,张淑卿,等.长期照护护理综论[M].台北:华杏出版股份有限公司,2013.
2. 邓世雄,陈丽华.失智症整合照护[M].台北:华腾文化股份有限公司,2011.
3. 林丽婵,蔡娟秀,薛桂香,等.老年护理学[M].台北:华杏出版股份有限公司,2012.
4. 化前珍.老年护理学[M].北京:人民卫生出版社,2012.
5. 陈铮.老年综合征管理指南[M].北京:中国协和医科大学出版社,2010.
6. 洪立,王华丽.老年期痴呆专业照护机构[M].北京:北京大学医学出版社,2015.
7. 洪立,王华丽.聪明的照护者,家庭痴呆照护教练书[M].北京:北京大学医学出版社,2014.
8. 洪立,王华丽.老年期痴呆专业照护[M].北京:北京大学医学出版社,2014.
9. 施永兴,黄长富.老年护理理论与现代老年护理院实践[M].上海:上海交通大学出版社,2012.
10. Judith L.London.怎样与老年痴呆症患者沟通[M].张荣华,黎坚,译.北京:中国轻工业出版社,2011.
11. 徐晓霞.护理伦理学[M].山东:山东人民出版社,2010.
12. 田金洲.血管性痴呆[M].北京:人民卫生出版社,2003.
13. 宋岳涛.老年综合评估[M].北京:中国协和医科大学出版社,2012.
14. 彭丹涛,张占军.神经心理认知量表操作指南[M].北京:人民卫生出版社,2015.
15. 贾建平.中国痴呆与认知障碍诊治指南[M].北京:人民卫生出版社,2010.
16. Marc E.Agronin.阿尔茨海默病及其他类型痴呆临床实践指南[M].3版.王刚,任汝静,译.上海:上海交通大学出版社,2015.
17. 傅中玲,陈正生,欧阳文贞,等.失智症照护[M].台北:华杏出版机构,2016.
18. 邱铭章,汤丽玉.失智症照护指南[M].台北:原水文化出版社,2016.
19. 竹内孝仁.竹内.失智症照护指南[M].台北:原水文化出版社,2015.
20. 郭起浩,洪震.神经心理评估[M].上海:上海科学技术出版社,2016.
21. 曾思瑜,李梅英,陈柏宗.高龄者社区照顾环境规划[M].台北:华杏出版机构,2017.
22. 赵晓征.养老设施及老年居住建筑[M].北京:中国建筑工业出版社,2010.
23. Jeffrey B.Halter.哈慈德老年医学[M].李小鹰,王建业,译.北京:人民军医出版社,2015.
24. 林克能,刘秀枝,王培宁,等.失智症伦理议题——患者、家属、医疗人员共同话题[J].应用心理研究,2012,31(55):101-113.
25. 康越.日本失智老年人照护对策分析[J].北京社会科学,2014,(11):123-127.
26. 杨沛然.国外长期照护保险制度比较及其对中国的启示——以德国、日本、荷兰、美国、英国为例[J].劳动保障世界,2017,7(20):12.
27. 刘宇,刘峰.养老机构建设中痴呆照顾单元的建设[J].中国民康医学,2013,25(13):1-8.
28. 张睿,李峥.老年痴呆病人激越行为的非药物性护理干预研究进展[J].中华护理杂志,2006,41(9):553-555.
29. 陈妮,张彩华.老年痴呆患者走失行为的研究进展[J].护理学杂志,2013,28(1):88-90.
30. 周燕珉,钟琳,林婧怡.养老设施中的公共浴室设计研究[J].时代建筑,2012,(6):20-25.
31. 中华人民共和国卫生部.老年人跌倒干预技术指南[S].北京:中华人民共和国卫生部,2011.http://www.nhc.gov.cn/wjw/gfxwj/201304/729e74b51ab5434c965ec03164eca46d.shtml
32. 费腾.阿尔茨海默病患者临床疗效评估表的应用评估[J].中国民康医学,2016,28(7):19-21.

33. 傅传威,吕军,张云,等.老年期痴呆筛查评估量表分析[J].中国康复理论与实践,2010,16(6):505-508.

34. Chan KY,Wang W,Wu JJ,et al.Epidemiology of Alzheimer's disease and other forms of dementia in China,1990-2010:a systematic review and analysis [J].Lancet,2013,381(6):2016-2023.

35. 谭睿.中国台湾失智老年人长期照护策略及其借鉴意义[J].老龄科学研究,2017,5(3):61-67.

36. 柯淑芬,李红.老年痴呆照护机构生活环境评估量表的研究进展[J].中华护理杂志,2014,49(2):211-214.

37. 周燕珉,林婧怡.基于人性化理念的养老建筑设计——中、日养老设施设计实例分析[J].装饰,2012,无卷(9):.32-37

38. Hooghiemstra AM,Eggermont L,Philip Scheltens,et al.Exercise and early-onset Alzheimer's disease:theoreticalconsiderations [J].Dement Geriatr Cogn Dis,2012,2(1):132-145.

39. Groot C,Hooghiemstra AM,Raijmakers PG,et al.The effect of physical activity on cognitive function in patients with dementia:A meta-analysis of randomized control trials [J].Ageing Res Rev,2016,25(1):13-23.

40. Vallence AM,Goldsworthy MR.Can noninvasive brain stimulation enhance function in the ageing brain？ [J].J Neurophysiol,2014,52(111):1-3.

41. Nicholas Hanford,Mariana Figueiro.Light therapy and Alzheimer's disease and related dementia:past,present,and future [J].J Alzheimer Dis,2013,33(4):913-922.

42. Sung HC,Lee WL,Li TL,et al.A group music intervention using percussion instruments with familiar music to reduce anxiety and agitation of institutionalized older adults with dementia [J].International Journal of Geriatric Psychiatry,2012,27(6):621-627.

43. 许又新,吕秋云.现代心理治疗手册[M].北京:北京医科大学、中国协和医科大学联合出版社,1997.

44. 王晓松.阿尔茨海默病睡眠障碍的研究进展[J].医学综述,2013,19(8),1438-1440.

45. 何雪玲.失眠的非药物治疗研究进展[J].国际神经病学神经外科学杂志,2011,38(2):153-157.

46. 大川匡子.痴呆老人睡眠障碍和异常行为的高照度光疗法[J].治疗,1992,74(10):156-158.

47. 善澄.实用康复精神医学[M].长沙:湖南科学技术出版社,1997.

48. 王鲁青.音乐疗法在抑郁性精神病患者康复治疗中的作用[J].中国临床康复,2003,7(18):2605.

49. 张明园.老年期痴呆防治指南[M].北京:北京大学医学出版社,2008:49-53.

50. 窦祖林.作业治疗学[M].北京:人民卫生出版社,2008.

51. 高婧,冯辉,袁群,等.怀旧团体心理干预对社区老年人抑郁症状和生活满意度的影响[J].中国老年学杂志,2011,31(3):386-388.

52. Havlena WJ,Holak SL."The good old days":Observations on nostalgia and its role in consumer behavior [J].Advances in consumer Research,1991,18(1):323-329.

53. Baker SM,Kennedy PF.Death by nostalgia:A diagnosis of context-specific cases [J].Advances in Consumer Research,1994,21(1):169-174.

54. Dempsey L,Murphy K,Cooney A,et al.Reminiscence in dementia:a concept analysis [J].Dementia(London),2014,13(2):176-192.

55. Bohlmeijer E,Roemer M,Cuijpers P,et al.The effects of reminiscence on psychological well_being in older adults:a meta-analysis [J].Aging Mental Health,2007,11(3),291-300.

56. 黄晓琳,燕铁斌.康复医学[M].5版.北京:人民卫生出版社,2013.

57. 燕铁斌.康复医学与治疗技术[M].北京:人民卫生出版社,2016.

58. 闵水平,孙晓莉.作业治疗技术[M].2版.北京:人民卫生出版社,2014.